Die ersten vierzig Tage

Was junge Mütter nach der Geburt wärmt und stärkt

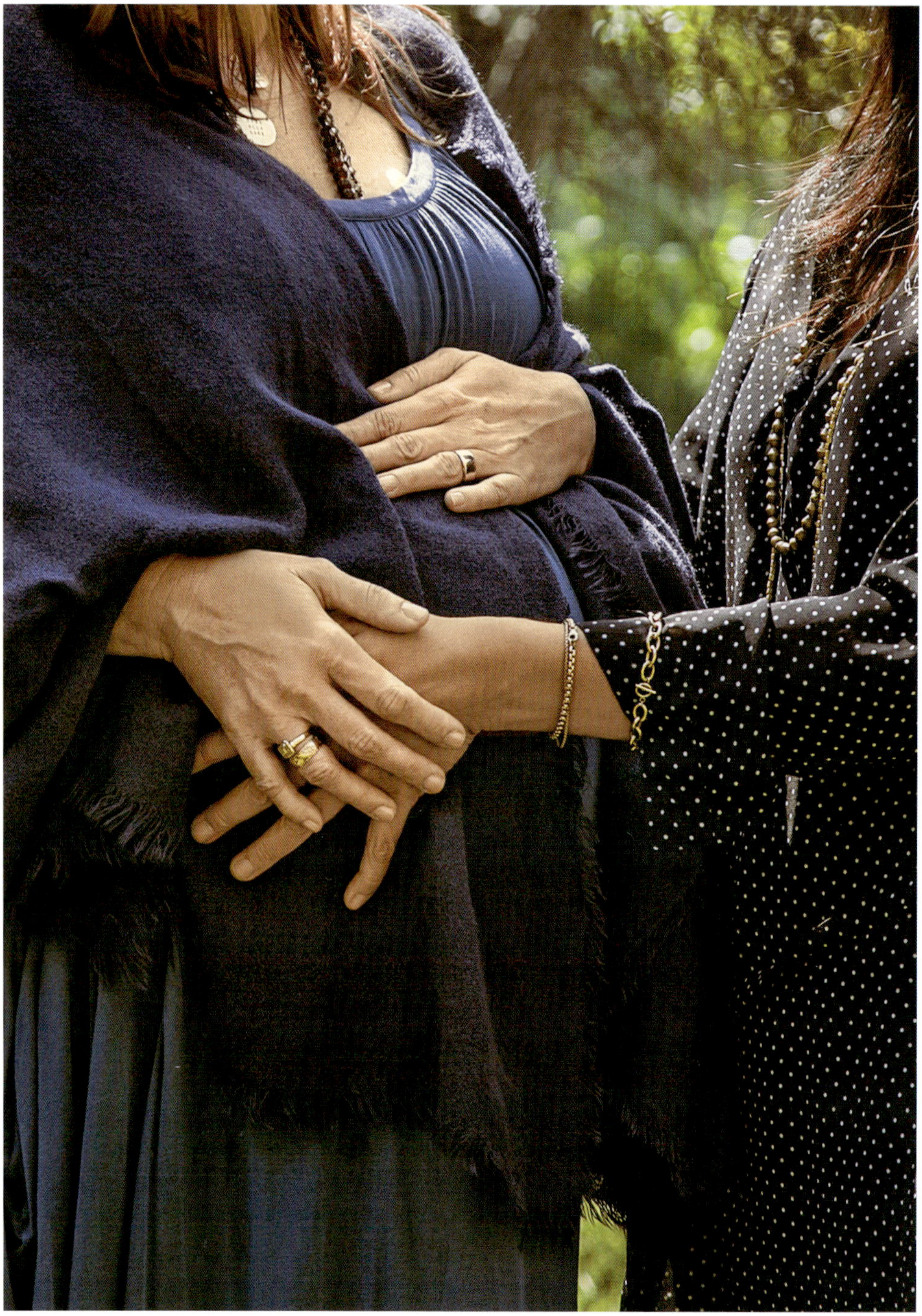

HENG OU

Die ersten vierzig Tage

Was junge Mütter nach der Geburt wärmt und stärkt

MIT AMELY GREEVEN UND MARISA BELGER
MIT FOTOGRAFIEN VON JENNY NELSON

AUS DEM ENGLISCHEN VON MAGDALENA KOTZUREK

Verlag Antje Kunstmann

Heng Ou wurde als Tochter chinesischer Einwanderer in den USA geboren. Sie studierte Grafikdesign in Pasadena und ist die Gründerin von *MotherBees*, einem Unternehmen, das junge Mütter während der ersten vierzig Tage mit Essen und Unterstützung versorgt. Heng Ou lebt mit ihren drei Kindern in Los Angeles.

Amely Greeven ist Autorin mehrerer erfolgreicher Bücher zu Wellness- und Gesundheitsthemen, Marisa Belger arbeitet als Journalistin für Magazine wie *Travel + Leisure* und *The New York Magazine*.

layout: Laura Palese
fotografie: Jenny Nelson
foodstyling: Nicole Kruzick

Die Originalausgabe erschien unter dem Titel „The First Forty Days. The Essential Art of Nourishing the New Mother“
bei Stewart, Tabori & Chang, einem Imprint von ABRAMS, New York.
Druck und Bindung: Pustet, Regensburg
ISBN 978-3-95614-209-3

MIX
Papier
FSC FSC® C014889

ICH DANKE ...

... meinen Kindern Khefri, India und Jude und ihrem Vater, der mir dabei geholfen hat, diese drei leuchtenden Sterne zur Welt zu bringen.

Meinen heldenhaften Co-Autorinnen Amely Greeven und Marisa Belger, die, inspiriert von eigenen schwierigen Erfahrungen, dieses Projekt mit mir angegangen sind – fest entschlossen, den Müttern nach ihnen einen Wegweiser an die Hand zu geben; und meinem Agenten, Marc Gerald, der uns drei zusammenbrachte. Ohne die beflügelnde Arbeit als das Trio, das aus uns geworden ist, hätten Holly Dolce, Rebecca Kaplan und der Rest des großartigen Teams bei Abrams dieses Buch niemals zu Gesicht bekommen.

Ein großes Dankeschön geht von ganzem Herzen auch an die vielen Expertinnen und Experten, die ihr Wissen mit uns geteilt haben, und an die wunderschönen Mütter, die uns an ihren ersten vierzig Tagen teilhaben ließen. Ich danke Jenny Nelson für ihren einzigartigen fotografischen Stil und ihr unbezahlbares Organisationstalent; ich danke Nicole Kruzick für ihr appetitliches Foodstyling; ich danke all meinen Begleitern und Freunden, die zusammen meine große Familie sind: Linda Costigan, Ani Compton, Jessica Janney, Stacy Sindlinger, Toni Spencer, Ian Scanlan, Joe Sturges, Rob Lam, Davi Khalsa, James Ballard, Hsuan Ou, meiner Mama, und dem Team von MotherBees.

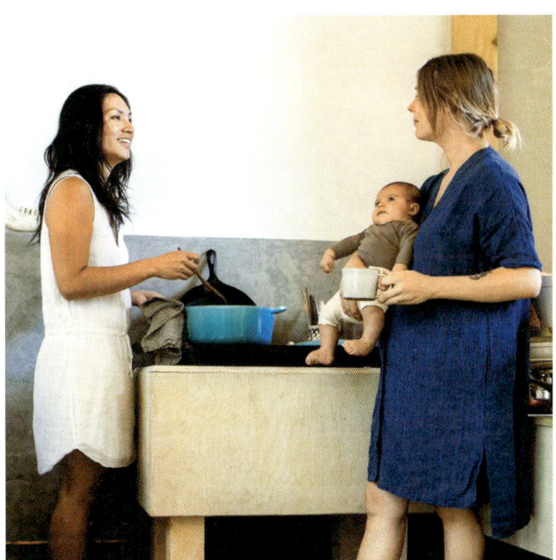

INHALT

EINLEITUNG

Die ersten vierzig Tage sind eine Zeit wie keine andere. Es ist ein kurzer Zeitabschnitt nach der Geburt deines Kindes, die sechs Wochen, die auf die vielen Wochen Schwangerschaft und die wer weiß wie vielen Stunden Entbindung folgen. Du bist dabei, dich von der Geburt zu erholen, dein Baby gewöhnt sich langsam an die helle, laute Welt, und gemeinsam macht ihr euch daran, eure Beziehung zu gestalten.

Diese Zeit ist kurz, aber unglaublich intensiv, und sie bringt massive Veränderungen mit sich.

Dein Körper verändert sich – erneut –, und dein Herz schlägt vor lauter Gefühlen so stark, wie du es niemals für möglich gehalten hättest. Die üblichen Rhythmen werden außer Kraft gesetzt, denn Tag und Nacht verschmelzen. Deine Ausdauer und Gemütsruhe werden auf die Probe gestellt – und zwar so sehr wie nie zuvor. Deine Verbindungen zur Welt, wie du sie bis dato kanntest, lockern sich, lösen sich vielleicht sogar, und dein Selbstbild wandelt und überformt sich.

Früher wurde eine Erholungs- und Gewöhnungsphase nach der Entbindung akzeptiert und regelrecht erwartet, so wie es an anderen Orten der Welt im Übrigen bis heute ist. Nach dem kräftezehrenden, anstrengenden Geburtsakt galt es als unbedingt nötig für die ganze Familie – und für die ganze Gesellschaft –, einer jungen Mutter die ersten vierzig Tage zur Erholung und Heilung zuzugestehen. Andere Menschen aus ihrer Umgebung kümmerten sich ums Kochen, pflegten sie und nahmen ihr alle Pflichten ab, während sie sich voll und ganz einer Sache widmen konnte: dem gesunden, glücklichen Übergang von der schwangeren Frau zur Mutter.

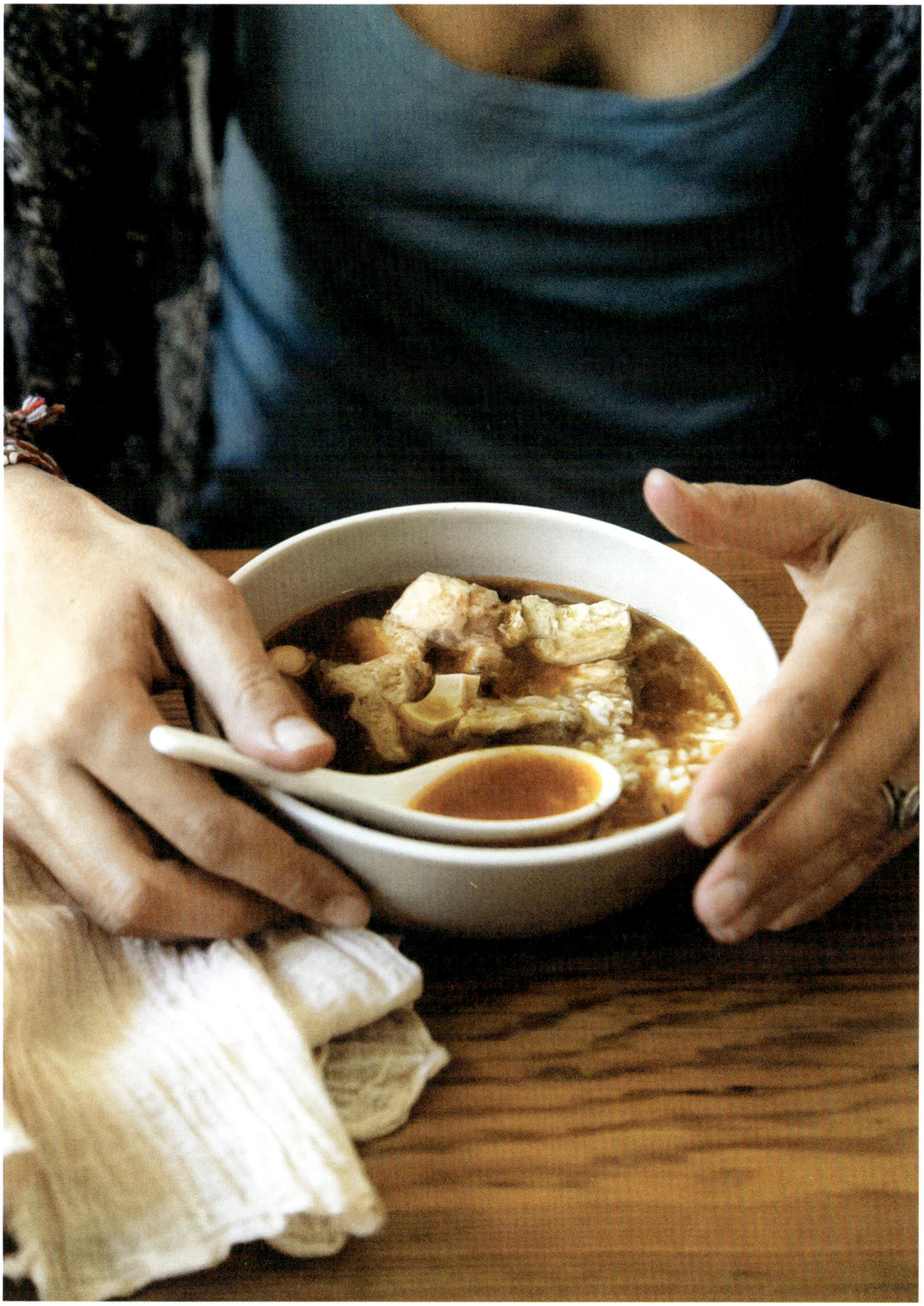

In den ersten 40 Tagen – je nach Kultur manchmal auch in den ersten 30 oder 21 Tagen – hielten sich frischgebackene Mütter vom Alltagstrubel fern und blieben mit ihrem Neugeborenen zuhause. Sie bekamen besondere Gerichte zu essen, die Energie spenden, verlorene Nährstoffe auffüllen und den Milchfluss fördern sollten. Darüber hinaus befolgten sie traditionelle Methoden, um sich auszuruhen und warm zu halten und so Erschöpfung und Abgeschlagenheit vorzubeugen.

Man ging davon aus, dass eine Mutter zu diesem Zeitpunkt noch genauso verletzlich wie ihr Neugeborenes ist und auch sie stete Aufmerksamkeit und Fürsorge benötigt. Eine bestimmte Zeit der intensiven Erholung könne dabei helfen, zukünftigen körperlichen und – was genauso wichtig ist – psychischen Erkrankungen vorzubeugen.

In der westlichen Welt wird uns derzeit immer mehr bewusst, wie wichtig es ist, das neugeborene Baby in den ersten Wochen nach der Geburt mit besonders viel Liebe und Wärme zu umsorgen. Die Erkenntnis, dass ein Neugeborenes noch nicht ganz bereit für die große Welt ist und sich in einer frühen Entwicklungsphase befindet, die inzwischen als „viertes Trimester" bezeichnet wird, hat uns die Augen dafür geöffnet, wie wichtig es ist, das Baby ein paar weitere Wochen ganz nah und geborgen bei sich zu haben, damit es sich behutsam und vorsichtig an das Leben außerhalb der Gebärmutter gewöhnen kann.

Irgendwie ist dabei jedoch die alte Weisheit in Vergessenheit geraten, dass auch die Mutter in den Genuss dieser besonderen Fürsorge kommen sollte. Einige der traditionellen Lehren sehen in den ersten vierzig Tagen – die in etwa mit den sechs Wochen übereinstimmen, welche die westliche Medizin für das sogenannte Wochenbett veranschlagt – eine großartige Gelegenheit: Zeit, um wieder aufzutanken, die eigenen Energiereserven aufzufüllen und eine solide Basis für die Anforderungen des Lebens als Mutter zu legen (ganz gleich, ob es das erste, zweite oder dritte Kind ist). Es heißt außerdem, dass eine entsprechende Pflege nach der Entbindung die gesundheitliche Basis für weitere Kinder legt und angenehmere Wechseljahre sowie ein würdevolles Altern während der kommenden Jahrzehnte ermöglicht.

Vielleicht liegt es daran, dass nur Schwangerschaft und Geburt auf Titelblättern und in Schlagzeilen zu sehen sind (wenig überraschend, denn damit lässt sich mehr Kram verkaufen), dass wir diesen letzten Teil des Kinderkriegens bislang völlig ausblenden. Schwangerschaftsratgeber widmen der Zeit nach der Entbindung vielleicht einen kurzen Absatz auf den letzten Seiten: Einen tieferen Einblick bekommen wir selten. Anstatt dazu ermuntert zu werden, sich diese Auszeit zu nehmen, spüren junge Mütter meistens eher den Druck, schnell „zurückzukommen“: Zurück zu ihrer früheren Leistungsfähigkeit, ihrem früheren Körper und ihrer früheren Stimmung.

Allerdings gibt es beim Muttersein kein Zurück. Es gibt nur ein Vorwärts. Jede Frau muss nach der Entbindung diese anfängliche Gewöhnungsphase durchschreiten. Es ist ein seltsamer und wunderschöner Schwebezustand, der sowohl anstrengend als auch aufregend ist, gleichzeitig mysteriös und monoton. Wenn eine Frau am Ende dieses Zeitabschnitts angekommen ist, wird sie höchstwahrscheinlich zuversichtlich in die Zukunft schauen und bereit sein für ihre nächsten Schritte als Mutter.

Die ersten vierzig Tage ist ein liebevoller Leitfaden für diese prägende Zeit. Die einfachen Empfehlungen für Ernährung und Unterstützung sind von Traditionen der Mutterpflege inspiriert, die auf der ganzen Welt seit Jahrtausenden existieren. Dieses Buch vermittelt praktisches Wissen über die heilenden Nahrungsmittel, die man essen, die Tees und Kräuter, die man trinken kann, und es zeigt, wie man sich in kleinen Schritten auf die Zeit nach der Entbindung vorbereiten kann. Zugleich ist es ein zeitgemäßer Ratgeber, in dem es darum geht, einer modernen Frau durch ihre ersten Wochen als Mama zu helfen – und zwar mit Genuss und viel Geschmack.

Dieser Ratgeber basiert auf meiner eigenen Erfahrung als Mutter und in den USA geborene Nachfahrin einer Familie chinesischer Heilkundiger und Ärzte. Meine Verwandten weihten mich in die als *Zuo Yuezi* bekannte chinesische Tradition der Mutterpflege ein, und diese Erfahrung brachte mich schließlich zur Gründung meines eigenen Unternehmens mit dem Ziel, Mütter mit dem rundum nährenden Essen zu versorgen, das sie nach der Geburt ihrer Kinder für ihr Wohlbefinden brauchen. Nachdem ich jede Menge Mütter in den Tagen und Wochen nach ihrer Entbindung mit Essen beliefert habe, bin ich überzeugt: Nährstofffreiche und an die besondere Situation angepasste Gerichte – am besten mit einer großzügigen Dosis guter Musik serviert – sind ganz entscheidend, wenn man junge Mütter in dieser physischen und psychischen Erholungsphase unterstützen und ihnen Vertrauen und das Gefühl von Geborgenheit einflößen möchte.

In diesem Buch sind meine Lieblingsrezepte für heilsame Suppen, regenerierende Speisen und Snacks sowie wärmende, beruhigende und den Milchfluss anregende Tees versammelt. Die Rezepte basieren auf traditionellen Kochmethoden. Es werden dafür zwar ein paar ausgefallene Zutaten verwendet, aber vor allem sollen sie eines sein: einfach. Die nährenden und wohltuenden Gerichte werden aus leicht zu beschaffenden Grundnahrungsmitteln aus dem Vorratsschrank und ein paar ansprechenden, frischen Produkten gezaubert und stehen schon nach ein paar unkomplizierten Handgriffen auf dem Tisch. Genauso wichtig: Fast jeder kann sie kochen. So können sich die Mama und ihr Partner auf viel interessantere Dinge konzentrieren – nämlich auf ihr heißgeliebtes Kind und alles, was es darüber zu erfahren gibt.

Ich selbst habe am eigenen Leib erfahren, was unserer Kultur derzeit am meisten fehlt: der angemessene Rahmen und die Zeit, die es einer Frau erlauben, in ihrem eigenen Tempo Mama „zu werden". Die spezifischen Bedürfnisse der Zeit nach der Geburt sind schwer mit den Anforderungen unserer schnelllebigen, hochproduktiven Gesellschaft vereinbar: Wie sollen wir zur Ruhe kommen und abschalten, wenn diese Welt kontinuierlich mehr von uns verlangt? Viel zu viele Frauen erleben, wie diese beiden Pole aufeinanderprallen. Bei vielen Müttern mischen sich in die Freude über die Ankunft des Babys deshalb negative Gefühle: Verlassenheit und Einsamkeit, nachdem sich die erste Woge der Begeisterung gelegt hat, eine befremdliche Müdigkeit, die davon kommt, alles gleichzeitig schaffen zu wollen, oder Ratlosigkeit und Scham, wenn das nicht gelingt.

Um diese Schieflage wieder geradezurücken, sind die Vorschläge für eine heilende Ernährung in *Die ersten vierzig Tage* in einen größeren Zusammenhang eingebettet: Es gibt Ratschläge dazu, wie man sich Hilfe holen und ein unterstützendes Netzwerk für die Zeit nach der Entbindung aufbauen kann, wie man eine optimale Umgebung zum Erholen und Stillen schafft, wie man seine Beziehung auf die bevorstehenden Veränderungen vorbereitet und wie man sich liebevoll dem eigenen Körper und Geist widmen kann. Darüber hinaus finden sich einige Tipps und inspirierende Sätze weiser Frauen – und einiger Männer –, ein Erfahrungsschatz aus mehreren Jahrhunderten. Sie übernehmen in diesem Buch die Rolle der alten Weisen, die es früher in jedem Dorf und jeder Gemeinschaft gegeben hat, und werden für dich da sein, wenn du sie brauchst – während einer langen und einsamen Nacht oder in schwierigen Momenten, wenn die Magie des Mutterseins von der Realität eingeholt wird (und das wird sie auf jeden Fall). *Die ersten vierzig Tage* ist viel mehr als nur ein Kochbuch. Es ist ein Vademecum, das dir dabei helfen soll, das Beste aus diesem wunderbar unberechenbaren Lebensabschnitt zu machen. Es ist dazu da, die Mutter in den Mittelpunkt von Aufmerksamkeit und Fürsorge zu rücken – die Person, deren Bedürfnisse in der Aufregung um ein neugeborenes Baby ziemlich schnell untergehen können.

So wie traditionell immer eine Gruppe von Frauen zusammenkam, um für die junge Mutter zu sorgen, ist *Die ersten vierzig Tage* ein kollektives Projekt. Als mir die Idee kam, dieses Buch zu schreiben, wandte ich mich an eine befreundete Autorin, Amely Greeven, und fragte sie, ob sie mir dabei helfen würde, meine Gedanken zu Papier zu bringen. Sie wiederum holte eine weitere Autorin und Freundin, Marisa Belger, mit ins Boot. Von da an arbeiteten wir zu dritt: drei Mütter von sechs Kindern im Alter von unter einem Jahr bis elf. Jede von uns hatte ganz eigene Erfahrungen mit der Zeit nach der Geburt gemacht, aber uns verband eine klare Vision und ein Ziel: Frauen in ihrer Suche nach der Unterstützung und Fürsorge zu bestärken, die sie nach der Geburt eines Kindes wirklich verdienen. Eine vierte Freundin – Jenny Nelson, Rezeptentwicklerin und Fotografin – schloss sich uns an, um jedes Rezept liebevoll nachzukochen und zu überprüfen, ob die Gerichte und Getränke genauso einfach gelangen, wie ich es mir vorgestellt hatte, und auch so schön aussahen. Wir schrieben spätnachts oder zwischen Mittagsschlaf und Schulabholzeiten, auf unseren Herden dampften riesige Töpfe Brühe neben dem Frühstück für unsere Kinder, und wir trugen die Informationen zusammen, die nun in diesem Buch versammelt sind. Während der ganzen Entstehungszeit inspirierten und motivierten wir uns gegenseitig mit wahren Geschichten aus den ersten Wochen mit unseren Kindern. Wir dachten wieder und wieder darüber nach, was diese wichtige Zeit hätte verbessern, erleichtern und versüßen können, und schrieben die Antworten danach in dieses Buch. Ich hoffe, dass du uns beim Lesen dieses Buches neben dir spüren wirst und dass dir klar werden wird, dass du mit deiner Entscheidung, dir die ersten vierzig Tage zur Heilung und Eingewöhnung an dein Leben als Mama zu geben (egal in welcher Weise und in welchem Ausmaß), in die Fußstapfen unzähliger Frauen trittst, denen es so gegangen ist wie dir.

Die ersten vierzig Tage ist kein medizinisches Fachbuch zu Schwangerschaft, Geburt und den Wochen danach. Es gibt schon viele davon. Es wird dir nicht alles erklären, „was zu erwarten ist“. Es ist die Einladung, genauso bewusst für die Grundlagen einer gesunden, glücklichen Zeit nach der Geburt zu sorgen, wie man es auch bei der Vorbereitung auf Schwangerschaft und Geburt getan hat. (Allerdings mit einer gewissen Leichtfüßigkeit und Flexibilität, da es, wie bei allem, was mit Kindern zu tun hat, nie ganz nach Plan läuft.) Es ist ein Buch, das werdende Mütter vor der Ankunft des Babys lesen können – und danach, in den kurzen Momenten zwischen dem Stillen und Wiegen des Kindes. Und es richtet sich auch – und das ist genauso wichtig – an die liebenden Personen, die Mama und Baby nahestehen und, so gut es geht, für die beiden da sein möchten.

Das Spektrum an Erfahrungen, die Frauen heutzutage nach der Geburt ihrer Kinder machen, ist riesig und reicht von Frauen mit einigen wenigen Tagen Mutterschutz bis zu solchen, die planen, nie wieder arbeiten zu gehen. Aber fast jede Frau erlebt, dass die ersten vierzig Tage unperfekt sind, voll von verwirrenden und unbeholfenen Momenten, mit chaotischen, seltsamen und manchmal sogar melancholischen Anteilen. Wenn man es schafft, den Höhen und Tiefen und auch anstrengenden Gefühlen Raum zu geben, und wenn man sich während dieser Zeit einigermaßen gut um sich selbst kümmern kann, sind das gute Voraussetzungen. Du kannst von einer sicheren, unterstützenden, heilsamen Umgebung profitieren, die sich im Moment und auch zukünftig positiv auf dich und dein Kind auswirkt, und lernen, dich selbst nicht zu verlieren, auch wenn du dich um jemand anderes kümmerst. Der Übergang in das Leben als Mutter – oder die erneute Mutterschaft – ist ein unglaublich wichtiger Lebensabschnitt, und es gibt immer eine Möglichkeit, den besonderen Zauber des Sorgetragens für ein neugeborenes Baby zu erfahren. Selbst wenn du diese Zeit bei deinem ersten oder zweiten Kind nicht besonders genießen konntest: Dieses Buch soll dabei helfen, dass dieser Zauber Teil deines Mutterseins wird.

Unsere Generation befindet sich derzeit mitten in einer Phase des Umdenkens darüber, wie wir Kinder zur Welt bringen und Mütter sein wollen. Wir teilen unsere Erfahrungen mit Schwangerschaft, Entbindung und dem Elternsein ganz offen mit anderen – in Mutter-Kind-Gruppen und auf Online-Foren – und bewegen uns in Richtung einer neuen, achtsameren und authentischeren Form des Mutterseins, die neu darüber nachdenkt, was wir und unsere Kinder wirklich brauchen. In einer Gesellschaft, in der von allen Seiten Druck gemacht wird, schneller und produktiver zu werden, schnell „wieder da" zu sein und voranzukommen, beginnen Frauen, sich gegenseitig Mut zur Entschleunigung zu machen, durchzuatmen und Entscheidungen zu treffen, die viel mehr zu ihren eigenen Bedürfnissen passen. Den ersten Wochen nach der Geburt mit Aufmerksamkeit und Fürsorge zu begegnen, ist ein wesentlicher Teil davon.

Dieses Buch soll dir in den ersten empfindlichen Wochen mit Kind ein Verbündeter sein. Wir hatten beim Schreiben immer eine große Frage im Hinterkopf: *Was benötigt eine junge Mutter, um sich unterstützt und genährt zu fühlen?* Ich möchte dich dazu ermuntern, das Wissen und die Rezepte zu nutzen, die auf den folgenden Seiten versammelt sind, und das Buch später an eine nächste werdende Mutter weiterzugeben. Du kannst sie auf die Stellen hinweisen, die dich am meisten inspiriert, dir am besten geholfen oder am leckersten geschmeckt haben. Auf diese Weise wird dieses Wissen weitergetragen, es kann mehr Frauen erreichen, und der Kreis möglicher Unterstützer wird erweitert. Es ist Zeit, etwas zu bewegen und eine neue Tradition der Mutterpflege zu etablieren, die die Vergangenheit wertschätzt und uns und unsere Kinder in eine freundlichere, glücklichere Zukunft begleitet.

1

MEINE GESCHICHTE

In meiner großen, chinesisch-amerikanischen Familie gibt es so einige legendäre Charaktere, aber nur wenige kommen an meine Tante Ou heran. Ou ist eine sehr besondere Frau: Sie ist zwar klein, hat dafür aber unglaublich viel Energie, und ihre Leidenschaft für die Kunst der traditionellen chinesischen Medizin ist ungebrochen seit den Siebzigern, als sie zu praktizieren begann. Ou kann eine Diagnose stellen, nachdem sie nur einen Blick auf die Zunge ihres Patienten geworfen und seinen Puls gefühlt hat. Ihre unprätentiöse Klinik in Oakland, Kalifornien, hat sich seit Jahrzehnten kein bisschen verändert. Das Durcheinander aus Döschen mit Gewürzen und Kräutern, Meridian-Schautafeln und medizinischen Lehrbüchern muss auch gar nicht modernisiert werden. Tante Ou ist berühmt für ihre ausgezeichnete Kenntnis von Akupunktur und Kräuterheilkunde, genauso wie meine andere Tante und mein Onkel. Es heißt, dass sie in der Lage ist, Frauen in Bezug auf jede Frage rund um Kinderwunsch und Schwangerschaft zu helfen.

Ähnlich bekannt ist, dass sie – damals lebte sie noch in China – nach der Geburt ihrer Tochter Wendy 54 Tage lang *Zuo Yuezi* vollzog. *Zuo Yuezi* (übersetzt heißt das „Monatssitzen“) ist eine alte, typisch chinesische Tradition, die Verhaltensregeln zu Gesundheit und Wohlbefinden für frischgebackene Mütter liefert und deren Anwendung direkt nach der Geburt des Kindes beginnt. Frauen befolgen sie normalerweise gute 30 Tage lang (etwa einen Mondzyklus), aber meine Tante Ou, Nachfahrin vieler chinesischer Heilkundiger, gab sich damit nicht zufrieden. Noch heute erzählt sie stolz, dass sie mit ihrer Neugeborenen zwei Monate vor Wind und Kälte geschützt zuhause verbrachte, täglich zwei Schweinenieren aß, um ihr *Jing* (die in den Nieren gespeicherte Lebensessenz) zu stärken, und gehorsam jede heilende Suppe und jeden Tee zu sich nahm, die ihre Schwiegermutter für sie zubereitete. Wie es die Tradition verlangt, verzichtete sie außerdem einen Monat darauf, zu baden oder sich die Haare zu waschen. Ou ist überzeugt davon, dass sie heute, mit Mitte sechzig, wegen dieser Zeit der Zurückgezogenheit und Disziplin in ihren Zwanzigern noch so vital und jugendlich aussieht und einen so widerstandsfähigen Körper hat. „Nach Wendys Geburt habe ich auf mich geachtet, darum bin ich bis heute so stark“, pflegt sie zu sagen und zerteilt dabei geschickt und mühelos ein Hühnchen, das gleich in den Kochtopf wandern wird. Von Arthritis keine Spur! Wie immer hat sie ein Strahlen in ihrem bemerkenswert jung gebliebenen Gesicht.

Als Kind wusste ich nichts von dieser heldenhaften Geduldsleistung der Frauen. Obwohl mein Bruder und ich während unserer Besuche in Oakland viel Zeit in den Küchen unserer Tante und Großmutter verbrachten, wir alles aufsogen, was sie uns über die heilenden Kräfte von Kräutern und Nahrungsmitteln erzählten, und uns die Geschicklichkeit faszinierte, mit der sie Zutaten in Töpfen vermischten, hörte ich Tante Ou nie von der uralten Tradition der Mutterpflege sprechen. Bis zu dem Tag, an dem mein erstes Kind zur Welt kam.

Zu diesem Zeitpunkt lebte ich ein ganz anderes Leben, nur sechs Autostunden Richtung Süden, aber eine Welt entfernt von meinen chinesischen Verwandten. Nach meinem Universitätsabschluss in Grafikdesign hatte ich angefangen, im Ausland zu arbeiten, und reiste dementsprechend viel. Später zog ich nach Los Angeles, um eine Familie zu gründen. „Traditionsbewusst" war nicht wirklich ein Wort, das mich charakterisiert hätte, „individualistisch" hätte es schon eher getroffen. Einschränkungen und Regeln sind nie mein Ding gewesen. Als Kind asiatischer Immigranten aus Mittelamerika und getrieben von Fernweh war ich immer das schwarze Schaf der Familie und, egal wo ich mich befand, eine Außenseiterin. Aber ich habe gelernt, diese Eigenschaft positiv zu sehen: Ständig auf Achse habe ich Spezialitäten auf unzähligen Hinterhofmärkten gekostet und viel Zeit damit verbracht, fremde Kulturen und das Leben der dortigen Menschen kennenzulernen. Diese Unabhängigkeit hat meine Art zu kochen und auch meine Herangehensweise an geschäftliche Unternehmungen und das Leben insgesamt geprägt. Das Erbe meiner Familie umgibt mich zwar wie die duftenden Schwaden von Räucherstäbchen – vieles, was ich entwerfe oder was ich koche, ist inspiriert von Erinnerungen daran –, aber in meinem Alltag trage ich Flipflops und gehe gern surfen.

Es war also wirklich eine Überraschung, als das alte China plötzlich vor meiner Tür stand. Einen Tag nachdem meine neugeborene Tochter Khefri und ich aus dem Krankenhaus nach Hause kamen, klopften Tante Ou und ihre inzwischen erwachsen gewordene Tochter Wendy bei mir, um mich in die Geheimnisse von *Zuo Yuezi* einzuweihen. Sie waren mit dem Bus aus Oakland gekommen und hatten auf dem Weg zu mir nach Hause Unmengen an frischem Essen in den chinesischen Läden von Los Angeles eingekauft. Aus ihren Einkaufstüten ragten verschrumpelte Hühnerfüße, duftende Ingwerknollen, Reisweinflaschen, Beutel voller Erdnüsse, jadegrüne getrocknete Algenblätter, üppige Papayas und, um dem Ganzen die Krone aufzusetzen, ein paar furchteinflößende Schweinsfüße. Fröhlich befahlen sie mir, mit dem Baby in mein Zimmer zu verschwinden, und marschierten schnurstracks in die Küche, um dort ihr Lager aufzuschlagen. Unter dem Geklapper von

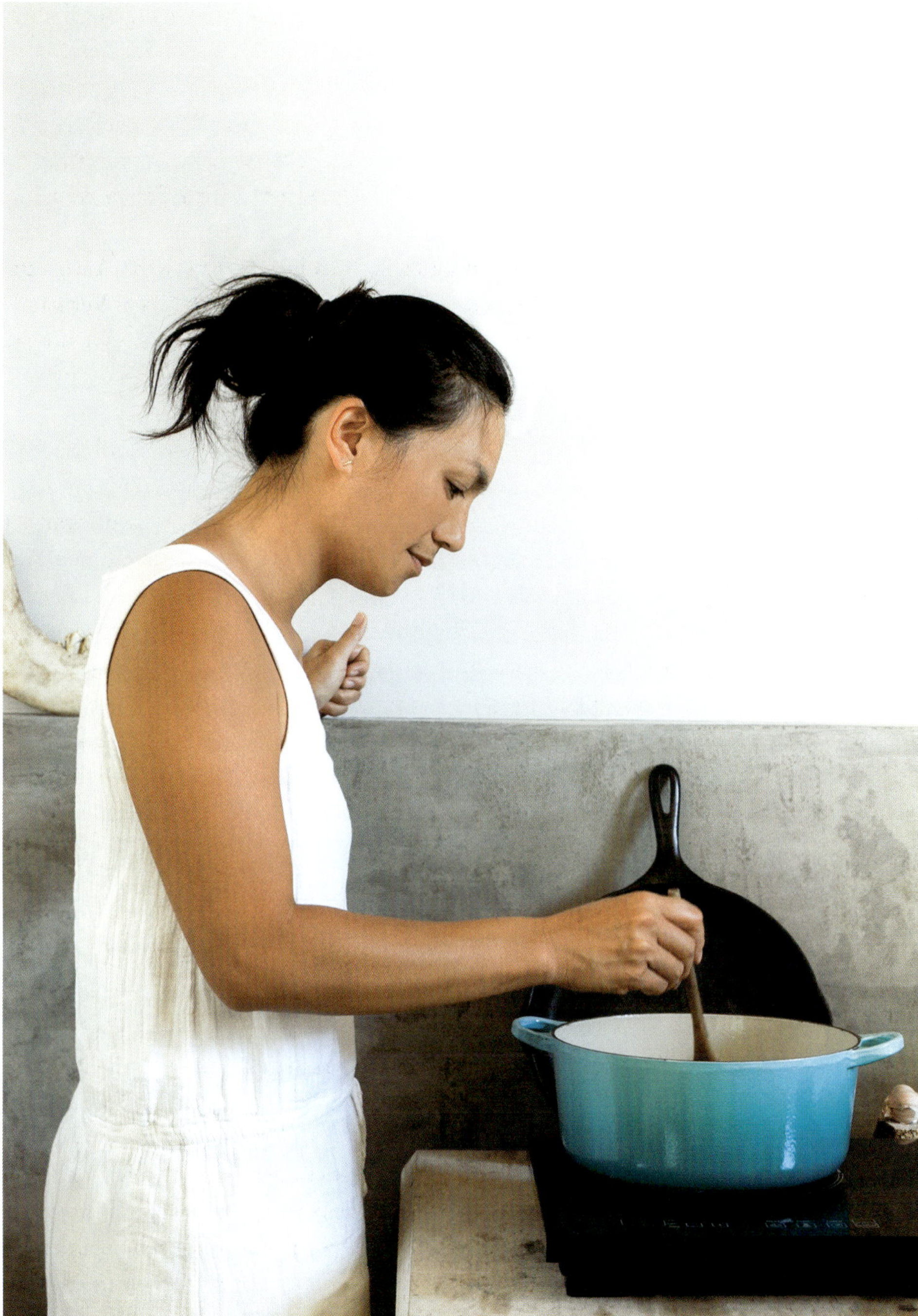

Töpfen und Pfannen fingen sie an, die traditionellen Gerichte zuzubereiten, die mich nach der Entbindung wieder aufbauen würden.

Schnell wurde mir klar, dass die Pflege meiner Tante mit einer ganzen Reihe von Anweisungen einherging. In der ersten Woche sollte ich besonders langsam und wegen meiner geschwächten Verdauung vorzugsweise weiche, traditionelle Gerichte essen, zum Beispiel eine Suppe aus schwarzen Sesam mit Reismehl und Ingwer oder Congee (Reissuppe). Kalte Gerichte oder Getränke waren strengstens verboten: Sie würden den Blutkreislauf verlangsamen, den ich gerade jetzt für eine optimale Heilung brauchte. Nach der ersten Woche durfte ich auf spezielle Suppen aus lang eingekochter Rinderbrühe und Fischfond umsteigen – diese würden die Produktion meiner Muttermilch anregen, sie anreichern und meinen Hormonspiegel ausgleichen, damit ich bei guter Laune blieb. Trotzdem sollte ich im Bett bleiben – oder mich zumindest in der Nähe aufhalten –, mich so wenig wie möglich bewegen, mit Wollsocken und einer kuscheligen Mütze in zusätzliche Decken gepackt, um meinen Körper gut warm zu halten. Meinen Laptop, mein Handy und sogar meinen geliebten Bücherstapel auf dem Nachttisch hatten sie längst an einen mir unbekannten Ort verbannt, denn ich sollte nicht dazu verleitet werden, mich abzulenken, wenn ich eigentlich zu schlafen hatte.

Nach der traditionellen chinesischen Medizin (TCM) wird der weibliche Körper während der Schwangerschaft von dem großen Volumen an zirkulierendem Blut gewärmt und ist ausgefüllt von dem Baby, das die Frau in sich trägt. Doch nach der Entbindung geht dieser *Yang*-Zustand eher in den *Yin*-Zustand über, das leere und kalte Gegengewicht des *Yang*. Die Lehre besagt, dass Frauen schon von Natur aus eher zum *Yin* tendieren und dass sich diese Veranlagung nach der Entbindung noch verstärkt. In Kombination mit den durch die Anstrengungen der Entbindung ohnehin aufgebrauchten Energiereserven macht dies besonders anfällig für Erschöpfung oder Krankheiten. Zugige Luft, kaltes oder schweres Essen und zu viel Anstrengung würden es „Wind und Kälte" – zweien der „sechs Übel", die unserer Gesundheit schaden – leicht machen, sich in meinem Körper auszubreiten, sagte Tante Ou, während sie mich zu meiner Tochter ins Bett schickte. Laut TCM sind Kälte und Wind die Ursache vieler Beschwerden, die Mütter allzu häufig plagen: Kopf-, Regel-, Gelenkschmerzen und Depressionen. Schonung und Ruhe würden mir in dieser schwierigen Phase helfen, mein wertvolles *Qi*, meine „Lebensenergie", zu bewahren, und durch ausgewähltes Essen würde ich mein *Jing* stärken. Auf diese Weise könnte ich alle Probleme umschiffen, Schwangerschaft und Geburt reibungslos hinter mir lassen und hätte ein gesundes Leben als Mutter vor mir. Als besondere Schutzmaßnahme wehrte meine resolute Tante zu viel Besuch ab wie ein wachsamer Posten vor dem Schlosstor. Zudem stellte sie einen Topf mit keimtötendem, schwarzem Reisessig auf den Herd, um die Luft zu reinigen – so wie es schon ihre Großmutter und Urgroßmutter für Frauen in meiner Situation getan hatten.

Schwarzes Schaf hin oder her – wer war ich, um Streit mit Tante Ou anzufangen? Ich war müde, hatte Schmerzen und war ausreichend damit beschäftigt, meine winzige, neugeborene Tochter zu stillen und in den Schlaf zu wiegen. Ich hatte, so wie fast alle Mütter, die ich kenne, viel über eine gesunde Schwangerschaft und Geburt nachgedacht, aber kaum über die Frage, wie ich mich nach der Geburt um mich selbst kümmern würde. Ich war einfach davon ausgegangen, dass ich nach ein paar Tagen Erholung wieder zu meinen normalen Verpflichtungen zurückkehren würde – einkaufen, kochen, putzen und arbeiten –, nur mit einem bezaubernden, schlummernden Baby im Tragetuch an der Brust. Eine moderne und unabhängige Frau wie ich, so dachte ich, würde schnell wieder auf die Beine kommen. Jeder würde meine Tochter sehen wollen. War ich es nicht meiner Familie und meinen Freunden schuldig, in Form zu sein, mit ihnen zu feiern und gemeinsam mit ihnen und meinem neugeborenen Baby strahlend für Fotos zu posieren?

Meine weise Tante schob diesen Gedanken schnell den Riegel vor. Ihr *Zuo Yuezi* beschränkte mein Universum auf drei entscheidende Dinge: Erholung, Ruhe, Stillen. Stürmische Wogen von Müdigkeit und Freude trugen mich durch die ersten Wochen der Stillzeit, und ich merkte auf einmal, dass ich alles, was ich über weibliche Verantwortung anderen gegenüber gelernt hatte, über Bord werfen musste. Ich war sehr überrascht, wie wenig Energie oder Konzentration ich für so einfache Dinge aufbringen konnte wie mir etwas zu kochen – oder auch nur das Bett zu machen. An die Bewirtung von Gratulanten war gar nicht zu denken! Dankbar kapitulierte ich vor den Befehlen meiner Tante.

In der chinesischen Kultur ist Essen Liebe – und ein strenges Getue bedeutet Zuneigung. Hausgemachte Hühnersuppe und Goji-Beeren-Tee sind deshalb so wohltuend wie Küsse und Umarmungen. Dass mich meine Tante und meine Cousine in diesen ersten unsicheren Wochen als Mutter so umsorgten – und zwar mit essbarer und spürbarer Liebe –, gab mir Kraft und Halt. Als sie ein paar Wochen später abreisten – die immer ausgebuchte Klinik in Oakland brauchte Tante Ou ein wenig früher, als sie es sich gewünscht hätte –, füllten die beiden unseren Kühlschrank mit vorgekochten Suppen, stockten meine Teevorräte auf und hinterließen mir genaue Anweisungen, wie ich diese schonende Lebensweise mit viel Ruhe und minimalen Aktivitäten fortführen und wie mich mein Mann und meine Freunde mindestens zwei weitere Wochen mit Essen und Liebe umsorgen sollten.

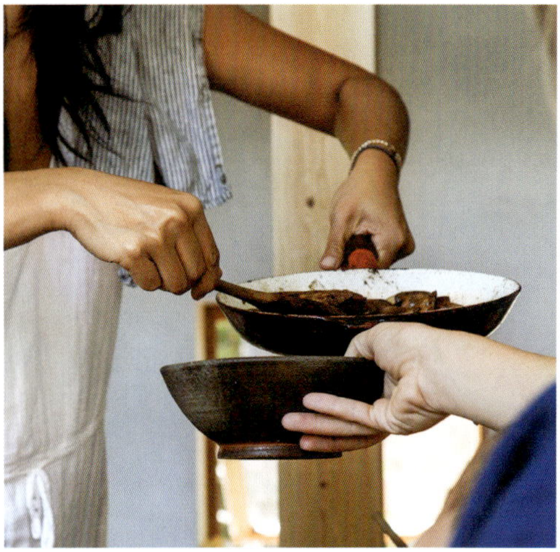

Ich bemerkte, wie die Ruhe, in die ich mich gefügt hatte, mir nun den Raum gab, die Signale meines Körpers besser wahrzunehmen. Wenn ich fror, half mir eine Kanne Roter-Dattel-Tee, Angstgefühle ließen sich mit einem beruhigenden Hühnchen-Congee lindern: Meine Medizin stand direkt in der Küche bereit. Und nach etwa sechs Wochen bemerkte ich, wie sich etwas veränderte. Ich hatte mehr Energie, fühlte mich der Mutterrolle gewachsen und vertraute darauf, dass meine Tochter und ich unseren Rhythmus gefunden hatten. Wir waren bereit, unser Nest zu verlassen und als Mutter und Tochter aufzutreten: ein Schrittchen nach dem anderen.

Die Erfahrungen, die ich innerhalb der nächsten fünf Jahre nach den Geburten meiner beiden anderen Kinder machte, waren ganz anders. Meine zweite Tochter India kam bei einer Hausgeburt zur Welt, kurz nachdem ich eine Firma gegründet hatte. Im ganzen Trubel kam ich mir wie Supermom vor – vielleicht auch, weil mich die erste Runde *Zuo Yuezi* so sehr gestärkt hatte –, sodass ich buchstäblich vergaß, was ich gelernt hatte. Fünf Tage nach der Entbindung saß ich mit India in einem Tragetuch am Schreibtisch und arbeitete, es war alles wie immer, nur, dass eben ein Baby dabei war. Diese Euphorie wurde jedoch bald von Angstzuständen und einer überwältigenden Erschöpfung eingeholt. Ich hatte mein Bauchgefühl verloren, mehr auf meinen Kopf gehört als auf die Signale meines Körpers. Der Anblick von Indias winzigem, schlafenden Gesicht an meiner Brust brachte mich zum Glück zur Besinnung. Auch ich brauchte erstmal eine große Dosis Schlaf und gutes Essen.

Drei Jahre später, nach der Geburt meines Sohns Jude, gab es große Veränderungen in meiner Familie. Meine Ehe wurde geschieden, und ich war auf einmal alleinerziehende Mutter eines neugeborenen Sohns und zwei kleiner Töchter. Emotional befand ich mich im freien Fall und tappte in die Falle, in die viele selbstbewusste, moderne Mütter geraten: Solange ich meinen Kindern Sicherheit, Liebe und Nahrung bieten könnte, würde ich – so glaubte ich - auch mit allem anderen klarkommen. Darüber hinaus fand ich es schon fast peinlich, um Hilfe bitten zu müssen, schließlich war es ja schon mein drittes Kind. Meine kluge Hebamme war diejenige, die bei der Nachsorge bemerkte, dass diese schwierige Zeit eine emotionale Kälte in mir und meiner Familie ausgelöst hatte. Sie war zutiefst besorgt darüber, wie verschlossen und körperlich schwach ich geworden war. Ich erinnerte mich plötzlich daran, was meine Tante mir über „Wärme" gesagt hatte, und war ziemlich schockiert davon, wie wenig ich diesen Vorboten einer depressiven Verstimmung bemerkt hatte. Ich befolgte den Rat meiner Hebamme, heiße Suppen zu essen, nahm homöopathische Mittel ein und bündelte meine Energie, um einen Kreis aus Unterstützern um mich herum aufzubauen. Ich bat Freundinnen dringend um Hilfe. Sie wurden zu meiner Familie – einer Art persönliches Dorf –, und mit ihrer liebevollen Gesellschaft, ihrer Hilfe beim Kochen und im Haushalt tauten mein Körper, mein Geist und meine Seele langsam wieder auf. Diesmal brauchte ich etwas mehr als sechs Wochen, um mich wiederzufinden, was zeigt, dass es ziemlich lange dauern kann, bis wirkliche Heilung einsetzt und alles wieder ins Lot kommt.

Diese drei Erfahrungen vermittelten mir die wichtigsten Lehren meines Lebens. Sie machten mir bewusst, wie verschieden die Situation für Frauen sein kann, die gerade ein Kind bekommen haben: Manche werden liebevoll umsorgt, andere hungern schrecklich. Gleichzeitig begriff ich ein Dilemma, das in der ganzen Aufregung rund um Schwangerschaft und Geburt praktisch nie benannt wird: Eine werdende Mutter bekommt neun Monate lang von allen Seiten Unterstützung, aber sobald die Nabelschnur durchtrennt ist, verlagert sich alle Aufmerksamkeit auf das Baby. Wen verwundert es, dass sich manche Frauen auf einmal fallen gelassen fühlen? Ironischerweise passiert das genau dann, wenn eigentlich ihr Wohlbefinden an erster Stelle stehen sollte. Denn schließlich sind Mütter die Quelle allen Lebens. Wenn ihre eigenen Quellen versiegen, kann niemand daraus trinken.

Es ist meine Lebensaufgabe geworden, den frischgebackenen Mütter um mich herum dabei zu helfen, ihre Energiereserven wieder aufzufüllen. Was sie und ihre Partner in diesen wilden und unvorhersehbaren ersten Tagen nach der Geburt am meisten stärkt, ist genau das, was man am schnellsten vergisst: Essen. Ist für das Essen gesorgt, ist die Herausforderung, plötzlich ein Baby zuhause zu haben, immer noch immens, aber zu bewältigen. Wenn nicht, wird alles schwieriger. Aber wer hat in so einem Moment noch Zeit und Energie zum Einkaufen und Kochen? Viel zu oft kommt es so weit, dass die junge Mama schwindlig vor Hunger und kurz vor dem Umkippen aus den letzten Zutaten im Kühlschrank irgendeine schnelle Mahlzeit improvisiert oder ein bestelltes Essen in sich hineinstopft. Auch wenn man während der Schwangerschaft sehr sorgfältig auf eine gesunde Ernährung geachtet hat, geht das eigene Wohlbefinden oft flöten, sobald das Kind geboren ist.

Die Küche ist meine eigene Version von Tante Ous Klinik geworden. Ich fing an, für Frauen zu kochen, die ich persönlich kannte, aber auch für die Freundinnen von Freundinnen, und versorgte diese Mütter, so gut ich konnte, mit Essen. Ich hatte die Suppen und Eintöpfe, die Tante Ou nach meiner ersten Schwangerschaft für mich gekocht hatte, noch im Kopf, als ich besondere Gerichte mit traditionellen östlichen und westlichen Zutaten entwickelte, die einen wunden und erschöpften Körper stärken, den Milchfluss anregen und das Nervensystem beruhigen. Darunter mischten sich kulinarische Anregungen, die ich von Reisen mitgebracht hatte, oder auch Zutaten, die mir auf dem Markt ins Auge fielen. Ich schmeckte die fertigen Gerichte mit großen Portionen Fürsorge und Zärtlichkeit ab, füllte sie in Einmachgläser, versah sie mit Etiketten und lieferte meine Gaben schließlich liebevoll aus. (Hätte ich Oxytocin abfüllen können, das Hormon der Liebe und der zwischenmenschlichen Beziehungen – ich hätte einen Spritzer davon dazugegeben.)

Innerhalb weniger Monate wurde aus dieser Idee eine Firma, ein Lieferservice namens „MotherBees". Die Kunde davon verbreitete sich erstaunlich schnell, fast wie von selbst. Die Frauen empfahlen uns gegenseitig weiter, und schon nach kurzer Zeit waren meine Gerichte ein beliebtes Geschenk auf Babypartys geworden – sie sorgten für das Baby, indem sie erst einmal die Mama beschenkten. Manche Freunde oder Verwandte bestellten gleich eine oder zwei komplette Wochen, um ihre frischgebackene Mama mit Liebe zu umsorgen, auch wenn sie selbst gerade nicht da sein konnten. Als „MotherBees" weiter und weiter wuchs, begannen wir, gemeinsam mit den Suppen auch kleine kostenlose Extras anzubieten: Wir holten auf dem Weg noch schnell ein Mittel gegen wunde Brustwarzen ab, gaben die Namen guter Doulas (Schwangerschaftsbegleiterinnen) weiter, stellten Kontakte zu Massagetherapeuten, Chiropraktikern, Akupunkteuren (oder Haushaltshilfen!) her, die auf die Bedürfnisse von Müttern spezialisiert waren. Aus uns wurde ein summender Bienenstock der Mutterpflege, der Frauen dabei unterstützt, einfacher durch die allerersten Wochen mit dem Baby zu kommen.

Wenn ich eines meiner Gerichte zu einer Mama bringe, versuche ich, dabei ungesehen zu bleiben und schnell wieder zu verschwinden, damit die Mutter ungestört ihren Hunger stillen kann. Manchmal werde ich jedoch auf einen Plausch hereingebeten, und es entsteht ein Moment der Nähe. Die Frauen haben alle unglaublich verschiedene Entbindungserfahrungen – sie waren im Krankenhaus oder bei sich zuhause, haben Schmerzmittel bekommen oder nicht, hatten eine natürliche Geburt oder einen Kaiserschnitt. Sie leben in verschiedenen Vierteln, in verschiedenen familiären Konstellationen und sind finanziell ganz unterschiedlich ausgestattet. Viele stillen, manche geben das Fläschchen, andere wiederum bekommen zusätzliche Muttermilch von einer anderen Frau. Doch trotz all dieser Unterschiede verbindet sie eine gemeinsame Erfahrung: die Zeit nach der Entbindung. Frischgebackene Mütter haben auf allen Ebenen mit Veränderungen zu tun – in ihrer Familie, bei ihrer Körperform, sogar ihre Identität verschiebt sich, und alles ist im Fluss. Ihnen wird bewusst dass, egal was sie zuvor über die Anstrengungen der Entbindung gedacht hatten, die *wirkliche* Arbeit erst jetzt beginnt. Es ist eine schweißtreibende, schmerzhafte Arbeit, noch dazu mit Brüsten, aus denen Milch tropft! Zudem kann sie sehr einsam sein. Oft pendeln Partner und Familienangehörige zur Arbeit, und Mama und Kind bleiben für den Großteil des Tages alleine. Freunde wiederum verstehen oft nicht, was in diesen Wochen zuhause los ist, oder haben es wieder vergessen, ausgenommen von denen, die das erst kürzlich mitgemacht haben.

Außerdem müssen sich viele frischgebackene Mütter um ihre anderen Kinder kümmern, machen sich um ihr Einkommen Sorgen und leiden unter dem Druck, wieder arbeiten gehen zu müssen. All das trägt dazu bei, sich in den ersten Tagen und Wochen mit einem Baby überfordert zu fühlen. Ich habe mich inzwischen an den Anblick todmüder Mütter gewöhnt, die mir die Tür öffnen und einerseits begeistert, andererseits schockiert davon wirken, was sie da gerade erleben. In ihrer Küche fragen mich manche dann bei einer Tasse Tee oder einem Teller Suppe, halb lachend, halb weinend: „Warum hat mir niemand gesagt, was da auf mich zukommt?"

Ich sage nichts, lächle nur und schiebe die volle Tasse Tee oder Suppe noch ein wenig mehr in ihre Richtung. Nimm erstmal noch einen Schluck.

In den Jahren, in denen ich Mütter mit Kühltaschen voller Suppen, Tees, Smoothies und anderen Leckereien beliefere, habe ich festgestellt, dass solch ein Essensangebot nicht nur die Mägen füllt. Genauso wichtig ist der Aspekt des Gebens. Der Austausch von Energie und Fürsorge wärmt eine junge Mutter von innen, gibt ihr Kraft, wenn sie sich antriebslos und unsicher fühlt, fängt sie auf, wenn sie einsam ist, und schenkt ihren Bedürfnissen Beachtung, wenn sie glaubt, dass sie vergessen oder übersehen wurde.

Ich habe viel darüber nachgedacht, warum sich der mögliche Erfahrungshorizont von Frauen nach der Entbindung so weit in Richtung Einsamkeit, Erschöpfung und Junkfood verschoben hat, und so weit weg von Umarmungen und wohltuenden Suppen und Eintöpfen. Wie konnten wir nur vergessen, diese schnell vergangenen Tage wertzuschätzen und zu zelebrieren? Wie konnte uns entgehen, dass wir ein System brauchen, das dafür sorgt, dass sowohl die Gemeinschaft als auch jede einzelne Mutter weiß, was in der Zeit nach der Geburt zu erwarten

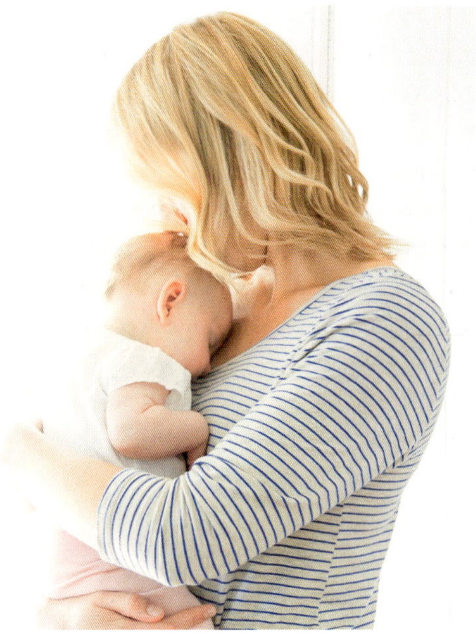

ist – und dass man sich auf entsprechende Unterstützung verlassen kann?

Die einst ganz selbstverständlichen Traditionen der Mutterpflege sind uns abhanden gekommen, und nur noch die ältesten Familienmitglieder wissen davon, während die jüngeren oft nie etwas davon gehört haben. Doch Mütter brauchen sie heutzutage mehr denn je! Die meisten Eltern investieren unzählige Stunden und Ressourcen, um ihren Kindern den bestmöglichen Start ins Leben zu ermöglichen – doch auch Mütter brauchen einen guten Start. Die jahrhundertealten Traditionen lehren uns, dass die beste Investition im Anfang liegt: Ist eine Mutter von Anfang an ausgeruht und richtig genährt, gelassen und bei sich, kann sie die Geduld und das Feingefühl – also die mütterliche Hingabe – für ihr Baby aufbringen, das es verdient. Genau das ist schwer zu bewerkstelligen, wenn man vor Müdigkeit und Gefühlsschwankungen am Rande der Verzweiflung ist.

Die Zahl der Mütter, die unter Stress, Burnout oder Depressionen leiden, hat laut Statistik schwindelerregend hohe Ausmaße angenommen, unabhängig davon, ob sie arbeiten gehen oder Vollzeitmütter sind. Bräuche, die vorsehen, dass Mütter sich erst einmal ausruhen, wieder zu Kräften kommen und all ihre Verpflichtungen für ein paar Wochen abgeben, zwingen sie im Gegensatz dazu zu einer Auszeit, in der sie sich von anderen umsorgen lassen. Aus solch einer Zeit nimmt man eine grundlegende Erfahrung mit: dass man um Hilfe bitten und Hilfe erhalten muss, um als Mutter alles geben zu können – ohne alles zu verlieren.

Mir ging es darum, einen kreativen Blick auf diese alten Traditionen zu werfen, um zu sehen, welche Lebensweisheiten sie heute für uns bereithalten: Könnten moderne Frauen die Zeit nach der Entbindung mit neuen Augen sehen und diese, statt in einem Zustand von Ermüdung und Stress hindurchzuhetzen, als einen kurzen Abschnitt des Lebens genießen, in dem auf einmal ganz andere Regeln gelten? Könnten wir diese besondere, magische Zeit der Erholung und Bindung zwischen Mutter und Kind nicht wieder für uns einfordern und so an das Erbe unserer Tanten, Großmütter und Schwiegermütter anschließen – egal wer sie waren und wo sie gelebt haben? Die ersten vierzig Tage erleben wir mit jedem Kind schließlich nur ein einziges Mal.

Mich befeuerte die Vorstellung, dass wir uns zurückholen könnten, was vergessen wurde, um einen neuen Verhaltenskodex rund um die Mutterpflege zu entwickeln. Meine Vision ist, all die Mütter zu unterstützen, die ich kenne, aber auch diejenigen, die ich noch nicht getroffen habe, und dieses Wissen weiterzugeben – an unsere Töchter, an deren Töchter und die Töchter dieser Töchter. Die Schwangerschaft und die Geburt eines Kindes ist der kreativste Akt unseres Menschseins überhaupt. Einem Menschen das Leben zu schenken, ist eine gewaltige Leistung – manche sprechen sogar von einem Wunder. Diese kreative Schaffenskraft sollten wir fruchtbar machen, um einen *neuen* Weg zu finden, Mütter zu bemuttern; einen, der zu den heutigen Frauen in der heutigen Zeit passt und ihnen die Fürsorge zugesteht, die sie brauchen, aber oft nicht einzufordern wagen. Um entschlossen auf diesem Weg voranzuschreiten, müssen wir jedoch zunächst einen Blick zurück in die Vergangenheit werfen.

2

Alte Traditionen, neu interpretiert:

DIE ZEIT NACH DER ENTBINDUNG FÜR MÜTTER VON HEUTE

Schnell wurde mir klar, dass es eine institutionalisierte Tradition der Mutterpflege gibt, die viele Jahrhunderte in die Vergangenheit zurückreicht und die man auf allen Kontinenten findet. Da sie zuhause hinter verschlossenen Türen ausgeübt und von Frau zu Frau weitergegeben wird – von der Großmutter zur Enkelin, der Hebamme zur Patientin –, wurde sie nicht systematisch in wissenschaftlichen Texten notiert oder bei Arztbesuchen diskutiert. Man muss ein bisschen danach suchen. Aber es gibt sie. Wie ein goldenes Seil, das Frauen über Generationen hinweg miteinander verbindet, findet man Bräuche, für eine Mutter zu sorgen, an den verschiedensten Orten der Welt: von Indien bis Mexiko, Myanmar bis Arizona, Russland bis Kambodscha, dem Nahen Osten bis zu in nordamerikanischen Städten lebenden indigenen Gemeinschaften. Das goldene Seil der Mutterpflege ist lang und ziemlich stabil. Es hält ganze Familien – und Gesellschaften – zusammen. Seine einzelnen Fäden sind die Millionen und Abermillionen Tanten, Schwiegermütter, Großmütter und Nachbarinnen, die seit jeher hilfsbereit mit Suppen, frischen Bettlaken und einem offenen Ohr bei all den Frauen aufgetaucht sind, die gerade ihr Kind bekommen haben.

Diese weltumspannenden Bräuche haben verschiedene lokale Ausprägungen, ein zentraler Aspekt ist aber immer nährstoffreiches Essen: vom cremigen Linsen-Dal bis zum blauen Maisbrei. Sie sind auch recht unterschiedlich, was die Empfindsamkeit angeht. Einige behandeln die Mütter so liebevoll wie die Neugeborenen und verwöhnen sie mit warmen Milchgetränken und transzendentalen Massagen mit heißen Ölen, andere – wie beispielsweise das *Zuo Yuezi* meiner Vorfahren – sind da pragmatischer und sehen die Mutterpflege eher als eine Investition in die Zukunft an: nämlich, dafür zu sorgen, dass Gesundheit, Schönheit und Lebenskraft der Mutter und somit auch ihrer Nachkommen so lange wie möglich erhalten bleiben. Doch im Kern aller Bräuche steckt das universelle Wissen, dass eine Überlastung nach der Entbindung ernsthafte Folgen haben kann und dass konstanter Schlafentzug die psychische und physische Gesundheit stark strapaziert. Die Vorstellung, nach der Entbindung gleich wieder „zur Normalität zurückzukehren", gab es nicht. Ganz und gar nicht.

In seiner Reinform ist das traditionelle chinesische *Zuo Yuezi* ein liebevoll-strenger Ansatz, der das Waschen mit dem Schwamm anstelle des Duschens vorsieht (um das Risiko von Erkältungen zu minimieren), Bücher verbannt (weil das Lesen die Augen zu sehr anstrengen könnte) und auch Filme verbietet (da traurige Szenen die Mutter aufregen und den Fluss ihres *Qi* stören könnten), während andere sich um den Haushalt kümmern – ganz klar. *Zuo Yuezi* wird auch oft als „Übergang" bezeichnet, weil es an der Schwelle von einem Daseinszustand (dem Leben ohne Kind) zu einem ganz neuen Daseinszustand (dem Leben mit Kind) liegt. Was hast du davon, wenn du dir ausreichend Zeit an diesem belebenden Übergangsort zugestehst? Es könnte sein, dass du danach noch schöner und jünger aussiehst als zuvor. Nach TCM arbeitende Ärzte sind überzeugt davon, dass Frauen, die diese Erholungsphase auslassen, eine *Yin*-Schwächung riskieren. Folgen davon können Schlaflosigkeit, übermäßiger Nachtschweiß, Haarausfall, Angstzustände oder Kopfschmerzen sein. Chinesisch-amerikanische Familien praktizieren oft ein wenig *Zuo Yuezi*, manchmal ganz ohne es zu merken. Oft bringen Verwandte der jungen Mutter beim ersten Besuch im Krankenhaus eine traditionelle Hühnersuppe mit, denn sie kämen nicht im Traum auf die Idee, ein kaltes, matschiges Thunfischsandwich aus dem Automaten in der Kantine für sie zu holen. (Ziemlich sicher wird neben der Suppe auch noch die übliche Portion getrockneter Longans mitgebracht). Solch eine kleine, herzerwärmende Geste ist an sich schon gelebte Tradition!

In vielen Teilen Lateinamerikas übernehmen weibliche Verwandte 40 Tage lang den ganzen Haushalt (diese Zeit wird *la cuarentena*, „die Quarantäne", genannt, ein Wortspiel mit dem spanischen Wort für vierzig, cuarenta), damit die Mutter des neuen Kindes auch sicher zuhause bleibt und sich gegen zukünftige Krankheiten oder Leiden schützen kann, die aus Überanstrengung resultieren. Wahrscheinlich kommt in den ersten zwei Wochen oft ihre Hebamme vorbei, um nach dem Baby und der Mutter zu sehen, während selbstgemachte Hühnersuppe auf dem Herd steht und vor sich hin köchelt (übermäßig scharfe oder schwere Gerichte sind in dieser Zeit gestrichen). Eine um den Unterleib gewickelte *faja* oder ein Tuch wärmt unterdessen den Bauch der Mutter.

In vielen indigenen nordamerikanischen Gemeinschaften dreht sich alles um bestimmte Rituale: Die übliche Phase des Kindbetts endet mit rituellen Waschungen, einer Namensgebungszeremonie für das Baby und dem Besuch einer Schwitzhütte, zur Anregung des Blutkreislaufs und zur Entgiftung des Körpers. Bei den Hopi im Südwesten der Vereinigten Staaten gab es den alten Brauch von 22 Tagen Abgeschiedenheit für Mutter und Kind, während der man der Mutter *Piki* brachte, ein aus blauem Mais gebackenes, zeremonielles Brot. In stundenlanger Arbeit von einer der weisen älteren Frauen der Gemeinschaft zubereitet, ist das krosse, hauchdünne Brot bis heute ein Bestandteil von Initiationsriten.

Was braucht es, damit die geweitete Gebärmutter nach der Entbindung von der Größe einer Melone zu ihrer normalen Größe zurückkehrt – also in etwa die einer Birne? Die dramatischen Veränderungen, die im Körper einer jungen Mutter vor sich gehen, müssen durch die richtige Ernährung begleitet werden, bis er langsam wieder zu seiner ursprünglichen Form zurückgekehrt ist. Wenn eine Frau in dieser Zeit nicht auf sich achtet, können verschiedene Krankheiten in ihrem Körper Wurzeln schlagen, unentdeckt bleiben und sich erst in ihren mittleren Jahren zeigen. Genau deswegen sollte eine Frau nicht genervt auf die Ratschläge ihrer Schwiegermutter reagieren, die ihr sagt, dass sie leicht verdauliche Speisen essen, nährstoffreiche Tees und Suppen trinken und auf bestimmte Dinge ganz verzichten soll. Die richtige Pflege, Ruhe und Ernährung nach der Entbindung verhilft der Mutter zu einem zwar gereiften, aber dennoch wunderschönen Körper.

NG SIONG MUI, DAS CHINESISCHE KOCHBUCH FÜR SCHWANGERSCHAFT UND WOCHENBETT

In Indien ziehen Frauen nach der Entbindung mit ihrem Baby oft für bis zu drei Monate zurück in ihr Elternhaus, um sich intensiv umsorgen zu lassen: Dort sind den ganzen Tag viele helfende Hände zur Stelle. Die Frauen aus der Familie bereiten weiche und nährende Gerichte zu, kochen frische Milch dreimal hintereinander auf und rühren dann geschmolzenes Ghee (geklärte Butter) und besondere Gewürze hinein, um sie leichter verdaulich zu machen. Die liebevollen Helferinnen nehmen der Mutter auch das Baby ab, wenn sie eine Pause braucht. Falls sie Familienangehörige hat, die in Ayurveda versiert sind – der 5000 Jahre alten indischen Heilkunst –, bekommt sie wahrscheinlich stärkende Kräutertees für mehr Energie, ihr Immunsystem und den Milchfluss und wird täglich mit warmen Ölmassagen verwöhnt. Diese sollen das überschüssige *Vata,* den „Wind“, der sich nach der Entbindung in ihrem Körper befindet, besänftigen und ihre Nerven beruhigen. Man bringt ihr sogar bei, ihr Baby sanft zu massieren: für beide Seiten eine entspannende und Nähe stiftende Erfahrung.

In Korea umfasst der Zeitraum des *Samchilil,* einem Brauch, der den Fokus auf Wärme, Gemütlichkeit und gutes Essen legt, mindestens 21 und idealerweise 30 Tage. Mehrmals am Tag wird der jungen Mutter *Miyeok Guk* serviert, eine traditionelle Algen-Suppe mit Rind, Hähnchen oder Anchovis, die den Blutkreislauf anregt, für die Wiederaufnahme verlorener Nährstoffe sorgt und die Muttermilch anreichern soll. Sie verzichtet in dieser Zeit, in der das Zahnfleisch sehr empfindlich reagiert, auf kaltes Essen, um zukünftigen Zahnproblemen vorzubeugen. Am 100. Tag nach der Geburt des Kindes lernt auch

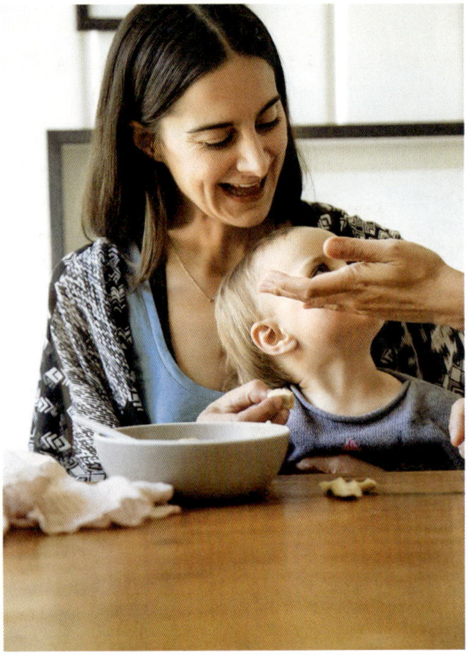

die entferntere Verwandtschaft das Baby kennen und heißt es mit einer *Baek-il*-Feier willkommen – einer Art Abschlussparty des vierten Trimesters! Dieses Fest ist auch der Abschluss der intensiven Mutterpflege, denn die Mutter ist inzwischen bereit für den nächsten Schritt.

In Elfenbeinküste begeben sich die weiblichen Verwandten der Frau direkt nach der Entbindung ins Haus der frischgebackenen Mutter. Sie wird gebadet und von ihrer eigenen Mutter mit Sheabutter massiert – ein die Haut mit wertvollen Ölen pflegendes Verwöhnritual –, während sich die Großmutter und Großtanten um das Baby kümmern, es zärtlich baden und anziehen. Die jüngeren Cousinen und Tanten bereiten unterdessen ein köstliches Mahl zu, und nachdem sie gemeinsam gegessen haben, darf sich die Mutter schlafen legen – sie weiß das Baby sicher in der Obhut des Helferinnenkreises.

In Indonesien brennt in Häusern, in denen ein Kind zur Welt gekommen ist, in den folgenden 40 Tagen ein helles Licht, zu Ehren des neuen Lebens. Die Hebamme schaut jeden Tag vorbei und massiert die Mutter, verwöhnt sie mit Heilbädern und gibt ihr *Jamu* zu trinken, einen besonders nährstoffreichen Trank aus Eidotter, Palmzucker, Tamarinde und Heilkräutern. Sie wickelt Tücher um ihren Bauch – zur Unterstützung des Heilungsprozesses der Gebärmutter – und sieht auch nach dem Baby. 40 Tage lang wird die Plazenta in der Nähe der Mutter aufbewahrt, bevor sie zeremoniell begraben wird. Denn es heißt, dass die Plazenta über schützende, spirituelle Kräfte verfügt und die Mutter vor Infektionen und Krankheiten schützen kann.

Der malaysische Brauch des *Pantang* sieht 44 Tage Erholung vor, während derer sich die Frau zurückzieht und mit heißen Steinen massiert wird sowie Ganzkörperpeelings, Kräuterbäder und heiße Kompressen bekommt, um auf diese Weise für ihre Lebenskraft zu sorgen. Meist wacht ihre eigene Mutter oder Schwiegermutter über diesen Prozess – oder es ist eine in diesem Bereich erfahrene Helferin.

Das waren einige Beispiele, aber längst nicht alle. Wenn man Frauen verschiedener Herkunft und mit unterschiedlichen Hintergründen nach ihren eige-

JAHRHUNDERTEALTE WURZELN

Vertieft man sich ein wenig in die alten Texte und religiösen Schriften, merkt man schnell, dass die überlieferte Volksweisheit zur Mutterpflege tiefe Wurzeln hat. Die Anfänge von *Zuo Yuezi* reichen 4000 Jahre in die Vergangenheit zurück. Das erste Mal wurde diese besondere Pflege für das Wochenbett in der Zhou-Dynastie erwähnt. Später fand sie Eingang in das *Li Gi*, das *Buch der Riten* von Konfuzius, welches empfiehlt, die Regeln zur Mutterpflege nach Entbindung 30 Tage, bei Zwillingen sogar 40 Tage lang einzuhalten. Die chinesische Philosophie besagt, dass es Teil einer taoistischen oder harmonischen Lebensweise ist, den eigenen Lebensstil an die verschiedenen „Jahreszeiten des Lebens" anzupassen – und dass dies dabei helfe, über 100 Jahre alt zu werden! Ayurveda wiederum, die uralte indische „Lebenswissenschaft" lehrt folgendes Prinzip: „42 Tage für 42 Jahre": Die Art, wie die Mutter in den ersten sechs Wochen nach der Entbindung er- und genährt wird, beeinflusst, wie gut sie die Welt in den nächsten vier Jahrzehnten mit ihrem Licht erhellen kann.

Sogar im Alten Testament ist etwas zu diesen alten Traditionen zu finden. Im Levitikus, Kapitel 12 verkündet Gott Moses, dass eine Mutter nach der Geburt des Kindes „nicht zum Heiligtum kommen soll, bis die Zeit ihrer Reinigung vorüber ist". Diese Zeit umfasste 40 Tage Zurückgezogenheit, wenn das Baby ein Junge, und 80 Tage, wenn es ein Mädchen war. Die exakte Bedeutung dessen, was mit „Reinigung" gemeint ist, wird in der Theologie bis heute heiß diskutiert. Die frauenfreundlichsten Lesarten gehen davon aus, dass der „unreine" Zustand der Mutter nichts Negatives ist, sondern nur der Gegensatz zum „heiligen" Zustand der Fruchtbarkeit und dass der Ausschluss der Frau eine Schutzmaßnahme für sie und das Kind ist – keine Strafe.

Am besten hat sich diese Szenerie Anita Diamant in ihrem Bestseller *Das rote Zelt der Frauen* ausgemalt, einer fiktiven Neuerzählung von Geschichten aus dem Alten Testament – aus einem weiblichen Blickwinkel. In ihrer Geschichte wird eine Mutter in der Abgeschiedenheit des rituellen Rückzugsorts der Frauen – dem roten Zelt – behandelt wie eine Königin. Einen Monat lang wird sie nicht nur umsorgt, sondern auch für die Macht ihres Körpers gepriesen, der schließlich Leben in die Welt gebracht hat. Das klingt himmlisch – kein Wunder, dass an vielen Orten auf der ganzen Welt die Bewegung der Roten Zelte entstand!

Eine junge Mutter sollte nach der Entbindung mit Massagen, warmen Bädern, einer besonderen Diät und Kräutertees verwöhnt werden, um Infektionen vorzubeugen, ihre Vitalität zu fördern und ihr Vata-Dosha zu unterstützen.

AUS DER *CHARAKA SAMHITA*,
EINEM DER WICHTIGSTEN UND ÄLTESTEN TEXTE DER AYURVEDISCHEN LITERATUR

In ihrem ersten Monat als junge Mutter wurde Lea im Schutz des roten Zelts von ihren Schwestern umsorgt, und zwar so intensiv, dass ihre Zehen kaum den Boden berühren durften. Jakob kam jeden Tag vorbei und brachte frisch geschlachtetes Geflügel mit, das sie für sie zubereiteten. Durch die pelzigen Wände des Zelts drangen die Neuigkeiten ihrer Tage sanft nach draußen und wärmten diejenigen, die sie zufällig hörten. Ada strahlte den ganzen Monat lang und sah ihre Tochter das rote Zelt schließlich gestärkt und ausgeruht verlassen.

ANITA DIAMANT, *DAS ROTE ZELT DER FRAUEN*

MUTTERSCHUTZ WELTWEIT

Der Mutterschutz ist in verschiedenen Ländern ganz unterschiedlich geregelt: Die USA sind das einzige Land der westlichen Welt, in dem es weder bezahlten Mutterschaftsurlaub mit einer Jobgarantie für dessen Dauer noch finanzielle Unterstützung für arbeitslose Mütter gibt. In Kanada dagegen erhalten junge Mütter 50 Wochen Mutterschaftsurlaub zu 55% ihres üblichen Gehalts. In Deutschland hat die Mutter 14 Wochen (6 Wochen vor der Entbindung, 8 danach) Anspruch mit vollem Lohn, in der Schweiz ebenfalls 14 Wochen zu 80% ihres Lohnes. Die Karenz in Österreich dauert mindestens 2 Monate und höchstens 2 Jahre, während dieser Zeit zahlt die Sozialversicherung ein einkommensabhängiges Kinderbetreuungsgeld. Schwedische Mütter erhalten luxuriöse 56 Wochen Mutterschaftsurlaub zu 80% ihres bisherigen Gehalts, norwegische Mütter ebenso, allerdings nur ein Jahr lang. In Frankreich gibt es lediglich 16 Wochen Mutterschaftsurlaub, dafür aber mit voller Gehaltsfortzahlung. In Großbritannien sind 39 Wochen bezahlter Mutterschaftsurlaub vorgesehen, davon 6 Wochen mit vollem Lohn, die weiteren Wochen mit 90% des vorherigen wöchentlichen Durchschnittsverdiensts. In Italien dauert der Mutterschaftsurlaub 5 Monate mit 80% des Gehalts, in Spanien nur 4 Monate, aber mit 100% des Gehalts.

nen Bräuchen fragt, wird man viele weitere Geschichten hören! Auszeiten von 40 Tagen sind in Jordanien, dem Libanon, Ägypten und Palästina üblich. In Moldawien wird eine besondere Hühnersuppe gekocht, um den Milchfluss anzuregen. In Sambia wird der Mutter strikt verboten, jedwede Haushaltstätigkeiten aufzunehmen, bis die Nabelschnur abfällt. (Meist dauert das eine gute Woche bis zu zehn Tagen – und dann ist es an der Zeit, wieder wie gewöhnlich den Abwasch zu machen.) Vietnamesische Eltern zeigen Außenstehenden ihre Kinder erst sechs Wochen nach der Geburt, um sie vor Neid zu schützen – oder ganz einfach vor zu viel Aufmerksamkeit. Japanische Mütter ziehen für ein bis zwei Monate in das Haus ihrer eigenen Mutter, wo man sie mit besonderer Fürsorge und traditionellem Essen verwöhnt.

Früher wurden in chinesischen Haushalten spezielle *Pui-Yuet-* oder „Wochenbett"-Begleiterinnen angestellt, deren Aufgabe es war, in diesem Monat auszuhelfen. Aktuell entwickeln sich zeitgenössische Varianten davon, die modernen Frauen ermöglichen, traditionelle Bräuche der Mutterpflege zu erleben: In Europa und Nordamerika können Frauen neuerdings *Doulas* buchen, die manchmal auf Ayurveda spezialisiert sind und Frauen mehrmals pro Woche besuchen. Sie bringen Essen vorbei, führen Massagen durch und helfen der Mama ganz allgemein dabei zu lernen, wie das Leben mit Baby funktioniert. In den chinesischen

Communitys kanadischer Städte wie Toronto und Vancouver floriert das Geschäft von auf *Zuo Yuezi* spezialisierte Doulas, und auf traditionelle Gerichte spezialisierte Lieferservices bringen die für ihre positive Wirkung auf die Muttermilch berühmte Fisch-Papaya-Suppe direkt zu den Kundinnen nach Hause. In New York und anderen US-amerikanischen Städten existieren sogar einfache Pensionen, in denen Einwanderer der ersten Generation, die keine Verwandten in der Nähe haben, gemeinsam mit anderen Müttern auf die traditionelle Weise „ihren Monat sitzen" können.

Am ganz anderen Ende der Skala befinden sich die „Wochenbett-Luxushotels" in Shanghai und Hongkong, die gutbetuchteren Frauen sozusagen einen roten Teppich für das Erlebnis von *Zuo Yuezi* ausrollen – eine Art Fünf-Sterne-Monatssitzen – und ihnen dabei ganz nebenbei das Drama ersparen, die Schwiegermutter einen Monat lang zuhause zu haben. In teuren Bademänteln sitzen hier die frischgebackenen Mütter in ihren vornehmen Hotelzimmern, löffeln heilsame, von Gourmetköchen gezauberte Suppen und können, sooft sie möchten, das hoteleigene Spa besuchen, während uniformierte Kindermädchen den Babys alle Wünsche von den Augen ablesen, sie täglich an die frische Luft bringen und zur Förderung ihres Muskeltonus in Warmwasserbäder tauchen.

Dies mag der komplette Gegensatz der bindungsorientierten Erziehung sein – und ist mit Sicherheit ein Statussymbol für die Eltern –, trifft aber den Nerv finanzstarker, vielbeschäftigter Frauen: Denn in diesem Monat ist jeder Moment hundertprozentig der optimalen Entwicklung des Neugeborenen und der optimalen Erholung und Verwöhnung der Mutter gewidmet.

In dem vielfältigen, Jahrhunderte umspannenden Panorama der Mutterpflege dauern manche Rituale 21 Tage lang, andere 30, 40 oder noch mehr. Allen gemeinsam ist das Verständnis, dass die Geschichte des Kinderkriegens nicht mit dem Moment endet, in dem das Baby geboren ist und in den Armen der Mutter liegt. Sie geht weiter. Wenn die Schwangerschaft der erste, sich nach und nach aufbauende Akt dieses Stücks ist und die Geburt Akt Nummer zwei, der Höhepunkt des dramatischen Spannungsbogens, gehört dem dritten Akt die Zeit danach: das große Finale. Aus einer traditionellen Perspektive sind diese Wochen nicht nur unabdingbar für Heilung und Genesung, sondern sie sind ein weibliches Geburtsrecht und grundlegend dafür, dass eine Frau sich selbst, ihrer Familie und der gesamten Gesellschaft eine Stütze sein kann. Man kann sich die Frau, die nach ihrer Zeit der Pflege und Regeneration das rote Zelt oder die dampfende Küche verlässt, förmlich vorstellen: Sie sieht vital und selbstbewusst aus, mit einem glücklichen Baby auf dem Arm. Sie ist bereit für ihre Rolle, die tragende Säule der Familie zu sein, der Mittelpunkt, der alles zusammenhält. Inoffizielle Studien bestätigen dieses Bild: Eine Studie zu ayurvedischer Mutterpflege, die auch kurze Meditationssitzungen beinhaltet, zeigte erheblich höhere Raten von Entspannung, Gesundheit und emotionaler Stabilität bei den Frauen, die durch diese besondere Mutterpflege unterstützt worden waren. Andere Studien zu lateinamerikanischen Müttern in den USA haben bewiesen, dass sich auch in einkommensschwachen Familien die Gesundheit des Kindes und das Wohlbefinden der Mutter verbessert, wenn ein unterstützendes Netzwerk der Mutter durch Kochen, Fürsorge und Gesellschaft zur Seite steht.

Das alles ist allerdings meilenweit von der Situation entfernt, welche die meisten werdenden Mütter heutzutage erwartet. Wenn sie keine Familie in der Nähe haben, die stark zusammenhält, oder kein Teil einer Kirchengemeinde oder einer anderen, gut organisierten Gruppe sind, haben sie nicht viel Unterstützung von ihrer Umgebung zu erwarten. Dabei gibt es viele Anhaltspunkte dafür, dass Frauen, die nach der Entbindung bewusst unterstützt werden und eine Umgebung haben, welche die Bedeutung dieses einschneidenden Ereignisses anerkennt, seltener unter einem Babyblues leiden oder seiner schwerwiegenderen Variante, der Wochenbettdepression. Wenn man bedenkt, dass zu den Hauptgründen dieser besorgniserregend weit verbreiteten Krankheit mit einer extrem hohen Dunkelziffer Einsamkeit, extreme Müdigkeit, Überanstrengung, Scham und Traumata in Bezug auf die Entbindung oder den eigenen Körper, Schwierigkeiten und Sorgen rund um das Stillen und eine Unterversorgung mit Nährstoffen gehören, deutet alles darauf hin, dass wir, ohne es zu wollen, durch das Vergessen von altbewährtem Wissen den perfekten Nährboden für Wochenbettdepressionen bereitet haben.

Es ist höchste Zeit, etwas zu ändern, die Fäden des vergessenen Wissens wieder aufzunehmen, um daraus einen neuen Stoff zu weben, der Mütter wirklich auffangen kann. Es ist höchste Zeit, dass wir die Wochen nach der Geburt für uns zurückfordern und sie wieder an ihren rechtmäßigen Platz als letztes Kapitel in der Geschichte des Kinderkriegens setzen: Denn sie verlangen genauso viel Umsicht wie Schwangerschaft und Entbindung. Wir müssen das für uns *und* für unsere Kinder tun. Denn die Art, wie eine Frau zur Mutter wird, hat einen sehr starken Einfluss darauf, wie ihr Kind diese Welt wahrnehmen wird. Kümmert man sich um die Mutter, kümmert man sich auch ums Kind.

Die fünf Säulen: Die Rückbesinnung auf Altes

Fünf Themen ziehen sich wie ein roter Faden durch das vielgestaltige Panorama traditioneller Mutterpflege. Hier folgen ihre fünf Säulen, die bis heute tragfähig sind und eine gute Orientierungshilfe für diejenigen bieten, die sich um eine junge Mutter kümmern möchten.

1. AUSZEIT

Das leicht ominöse Wort „Monatssitzen" mag typisch *Zuo Yuezi* sein, doch fast alle Traditionen der Mutterpflege empfehlen Mama und Baby, nach der Entbindung so lange wie möglich zuhause zu bleiben, und warnen davor, sich sofort wieder nach draußen in die Welt zu stürzen. Sie beide gelten in diesen Tagen als besonders empfindlich – und das nicht nur für so offensichtliche Gefahren wie Krankheitserreger. Es heißt, genauso sensibel seien sie für die negativen Auswirkungen von Kälte, Wind und Lärm, die aufgrund des besonders „offenen" Zustands einer Mutter Eingang in ihren Körper finden, um sowohl das physische als auch das psychische Gleichgewicht zu erschüttern. Laut Ayurveda tut eine Mutter, die nach der Entbindung sofort nach draußen geht, in etwa das Gleiche, wie alle Türen und Fenster des eigenen Hauses sperrangelweit offen stehen zu lassen und damit die austrocknenden, körperliche und geistige Unruhe stiftenden *Vata*-Winde förmlich einzuladen, durch alle Räume zu brausen. Egal was du darüber denken magst – das Mantra lautet: Halte dich zurück. Tu nur das, was du unbedingt tun musst, vermeide Ablenkung und Verpflichtungen und lass den Geist zur Ruhe kommen, damit die Hirnströme von Mutter und Kind im Einklang bleiben können.

Wie weit wir uns doch von diesem alten Wissensschatz entfernt haben! Irgendwie hat sich in diesen modernen Zeiten der Gedanke in unseren Köpfen eingenistet, dass die Mutter, die am schnellsten mit ihrem Baby draußen unterwegs ist, auch die stärkste ist – so als befänden wir uns hier in einer Survival-Show. Für manche Vorzeigeeltern scheint es eine sportliche Herausforderung zu sein, schon nach zwei Wochen wieder auf der Yogamatte zu stehen, zwischendurch kurz für eine Sitzung im Büro vorbeizuschauen oder mit ihrem Säugling einen Langstreckenflug zu unternehmen. Doch das ist grundverkehrt. Wenn es um eine gesunde Zeit nach der Entbindung geht, dann gewinnt die Mutter den Pokal, die sich *Ruhe gegönnt* hat!

Neben dem Bedürfnis nach Ruhe unterschätzen moderne Familien oft auch den Bedarf an Zeit und Raum, den es braucht, um sich an das Leben mit einem Baby zu gewöhnen. Mit einem Säugling im Haus ist das Leben niemals nur eitel

Sonnenschein! Die Vorhänge zuzuziehen und dahinter länger in Deckung zu gehen, als man es erwartet hat, ist unabdingbar, damit diese Umstellung gelingt.

Ich ersetze das Wort „Monatssitzen" gerne durch „Auszeit" – eine zärtlichere und freiere Version der Idee, eine Zeit lang zuhause zu bleiben. Dort kann man alle Ablenkungen auf das absolute Minimum reduzieren und sich einfach nur ausruhen. Eine Auszeit heißt nicht, sich völlig zurückziehen zu müssen – quasi mutterseelenallein. Ganz im Gegenteil! Eine Auszeit kann mit netter Gesellschaft einhergehen – wenn man denn möchte. Nimmt man sich eine Auszeit, kann man zu so vielen Aktivitäten und zu so vielen Personen Nein sagen, wie man möchte. Man bekommt praktisch eine Sondererlaubnis zum Abschalten (ob für technische Gerätschaften oder die Neigung, Besucher zu empfangen und sich um andere zu kümmern). Es kann heutzutage sehr gut sein, dass Mütter berufliche Verpflichtungen haben, die sie nicht vierzig Tage lang zur Seite legen können, aber sie können sich dennoch in Zurückhaltung üben: Grenzen setzen, für eine Vertretung sorgen und Kunden oder Auftraggeber vorab informieren. Denn eine Auszeit ist auch für das Baby eine erfreuliche Botschaft! Diese Zeit der Ruhe bietet ausreichend Gelegenheit, sich darin zu üben, das eigene Bewusstsein – und die überbordenden Gefühle – in Richtung des Babys zu lenken, anstatt automatisch wieder die Mails zu checken.

2. WÄRME

Bei vielen Traditionen der Mutterpflege geht es ganz zentral darum, Wärme im Körper zu erhalten und aufzubauen. Das Blutvolumen einer Frau verdoppelt sich während der Schwangerschaft nahezu, zur Unterstützung ihres wachsenden Kindes. Der Verlust dieses Überschusses an warmem, zirkulierenden Blut in Kombination mit dem offenen Körperzustand zieht nach sich, dass die Wärme wieder aufgebaut und die Durchblutung gefördert werden muss, um die Heilung zu verbessern. Alle Schlupfwinkel und Verstecke, in die Kälte ziehen kann, um dort auszuharren – beispielsweise Wirbelsäule, Nacken und Unterleib –, können dort noch Jahre später Schmerzen und Fehlfunktionen bewirken. Um dem entgegenzuwirken, gibt es auf der ganzen Welt Methoden, junge Mütter zu wärmen und vor Kälte zu schützen. Von Massagen mit heißen Steinen in Kambodscha über die Kräuterbäder, die Frauen in Thailand nehmen, den Baumwollknäueln, die sich honduranische Mütter zur Abwehr „übler Luft" in die Ohren stecken, bis zu den Wollpullovern, die indische junge Mütter sogar während drückend heißer Sommermonate tragen.

Einige dieser traditionellen Vorschriften gegen die Kälte sind in unserem Zeitalter, in dem heißes Wasser und Haartrockner ständig verfügbar sind, wahrscheinlich nicht mehr so wichtig. Aber ein Aspekt dieses wärmenden Ansatzes ist zeitlos: in den

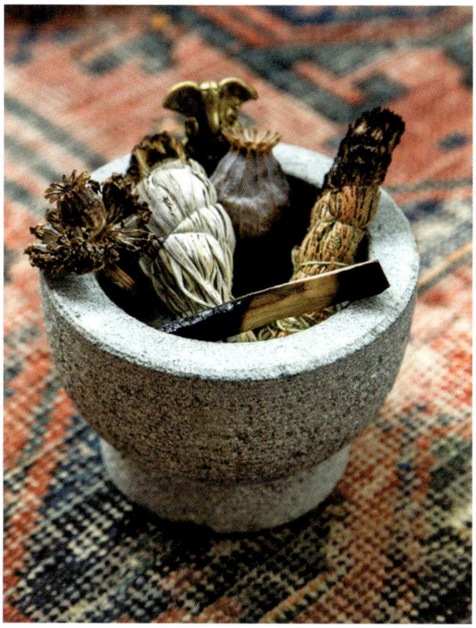

ersten Tagen nach der Geburt weiche, leicht verdauliche Nahrung zu essen, um das geschwächte „Verdauungsfeuer" zu unterstützen und es sanft anzufachen. Solche Gerichte garantierten, dass man so viele Nährstoffe absorbiert wie möglich, und basieren auf wärmespendenden Zutaten, die auf eine ganz natürliche Weise den Blutkreislauf anregen. Nach TCM fördert die Unterstützung des Verdauungssystems, der sogenannten „mittleren Feuerstelle", die Blutbildung, was sich wiederum positiv auf die Muttermilch auswirkt – ein Effekt bedingt den anderen. Stört man die mittlere Feuerstelle allerdings durch eine unpassende Ernährung, kann die daraus resultierende Überlastung Schlafstörungen und Depressionen bedingen.

Der Ernährung nach der Entbindung widmet man gegenwärtig nicht die geringste Aufmerksamkeit. Eine achtsame Ernährung geht in der ganzen Aufregung um die Ankunft des Babys schnell unter, und anstatt das Verdauungssystem durch einfache, wärmende, nährstoffreiche Gerichte zu verwöhnen, ermuntern manche Krankenhäuser ihre Patientinnen sogar, zur Feier des Tages ein Steak zu essen (was außerdem ein praktischer Weg für sie ist, einen Posten mehr auf die Rechnung zu setzen). Auch in Stillberatungen wird oft mit keinem einzigen Wort auf die Ernährung der Mutter eingegangen, und sobald die Eltern zuhause sind, ist alles so überwältigend, dass sie kaum ans Kochen denken können. Ehe man sich versieht, machen Fertiggerichte und improvisierte Snacks den Großteil der Ernährung aus.

Du kannst dich um dein „Ernährungsfeuer" kümmern und so essen, wie es dein Körper und dein Kind verdienen – und zwar durch extrem einfache, wärmende Gerichte, für die du die Zutaten schon in der Küche hast. Und was genauso wichtig ist: Du kannst auch andere darum bitten, diese Gerichte für dich zu kochen!

3. UNTERSTÜTZUNG

Was macht alle Bestandteile dieser Mutterpflege – wärmendes Essen, Schlaf und Ruhe, also einen Rückzug, bei dem man sich um nichts kümmern muss – überhaupt erst möglich? Ein Kreis aus Unterstützerinnen und Unterstützern, die dir dabei helfen, das alles hinzukriegen. Früher waren Netzwerke, die Frauen nach der

Entbindung zur Seite standen, ein fester Bestandteil jeder Gesellschaft. Familienangehörige, Freunde, Hebammen und Geburtsbegleiterinnen (Doulas) waren schon vor der Geburt des Kindes für eine Frau da und blieben bis viele Wochen danach bei ihr. Gemeinsam spannen sie einen stabilen Kokon aus Fürsorge, der sich sowohl auf ihre innere emotionale Stabilität als auch auf die Stabilität ihrer Familie zuhause positiv auswirkte. Keine Arbeit war ihnen zu lästig: Sie wechselten schmutzige Windeln, kümmerten sich um Geschwisterkinder, brachten den Müll raus oder trockneten Tränen (von Mama und Kind). Dies war eine gesellschaftliche Übereinkunft, so wurde es eben gemacht.

Heute sieht das zumeist vollkommen anders aus. Viele Menschen leben nicht mehr in einem dörflichen Zusammenhang. Seine Nachbarn kennt man oft nicht, Familien leben häufig weit voneinander entfernt, und hilfsbereite Freunde stecken in einem anstrengenden Arbeitsalltag. Das Streben nach Unabhängigkeit und der Wunsch, Ruhe von den anderen zu haben, hat uns komplett vergessen lassen, dass es früher anders war: Nachbarn schauten immer wieder bei der frischgebackenen Mutter vorbei und vergewisserten sich, dass bei ihr alles in Ordnung war. Heute findet man Unterstützung für die Zeit nach der Entbindung oft online, da Mütter zu später Stunde im Internet nach Rat und Gesellschaft suchen.

Doch diese Vereinzelung ist auch ein Symptom einer Schieflage, an der wir selbst etwas ändern können: nämlich an der Einstellung des „Ich schaffe das", die uns verbietet, andere um Hilfe zu bitten. Plant man als werdende Mutter ein klein wenig voraus, kann man ankündigen, dass man in den kommenden Wochen Hilfe brauchen könnte, und wird wahrscheinlich überrascht davon sein, wer sich alles melden wird, und wie. Auch wenn die Gesellschaft uns keine sozialen Netze mehr bietet, können wir damit anfangen, sie selbst für uns zu knüpfen.

4. RUHE

Viele althergebrachte Traditionen der Mutterpflege verlangen Bettruhe und empfehlen, alle Aktivitäten vorerst auf die Versorgung des Babys zu reduzieren, um das *Qi* wiederaufzubauen und das *Jing* zu erhalten (oder mit welchen Begriffen auch immer sie Energie und Lebenskraft benennen). Viele sehen darüber hinaus den Gebrauch ruhefördernder Kräuter und entspannende Heilbehandlungen vor.

Sie zollen damit der Tatsache Rechnung, dass jede Frau nach der Entbindung eine Menge Energie aufwenden muss, um sich zu regenerieren und sich um ihren Säugling zu kümmern – sogar diejenigen, die eine komplikationslose Geburt hatten. Und dass, wenn man diesen Aufwand an Energie nicht durch genügend Erholung und Ruhe ausgleicht, ein Defizit entsteht, das einen früher oder später einholt.

Vielleicht ist es der größte Irrtum unserer Tage in Gesundheitsfragen, dass wir die Notwendigkeit von Erholung und Regeneration unterschätzen. In unserer Welt des „immer mehr“ ist niemals irgendetwas genug, und Ruhe ist das Erste, was geopfert wird. Das ist paradox, denn Schlafmangel verstärkt jeden Schmerz, jede Sorge und jeden Stress!

Darauf zu achten, dass man mehr Ruhe bekommt, ist einfacher gesagt als getan. Aber es beginnt damit, umzudenken, das alte Konzept des „nie genug“ über Bord zu werfen und durch die Einsicht zu ersetzen, dass Erholung und die Pflege eines Babys erst einmal *mehr als genug* sind. Anders gesagt: Es geht nur darum.

Mit einem unterstützenden Netzwerk, das für einen da ist, hat man eine größere Chance, zur Ruhe zu kommen. Und wenn man ein paar Dinge einfach geschehen lässt und die Prioritäten anders setzt, kommt man sogar noch mehr zu Kräften. Wenn man sich dann auch noch hin und wieder Momente gönnt, in denen man sich nur um sich selbst kümmert und ausreichend Raum zum Atmen hat, erwarten einen, wenn man sich schließlich schlafen legt, Entspannung und tiefer Frieden.

5. RITUAL

Traditionen der Mutterpflege beinhalteten schon immer bestimmte Rituale, um die Metamorphose zu feiern, die geschieht, wenn eine Frau zur Mutter wird. Sie sahen die Geburt eines Kindes als Übergangsritus an und ehrten die Leistung der Mutter. In Teilen Indiens und Ländern Nordafrikas wie auch des Nahen Ostens verzierten der Mutter nahestehende Frauen deren Beine und Füße mit aufwändigen Hennazeichnungen – nicht nur, um ihr eine Ehre zu erweisen, sondern auch, um zu garantieren, dass sie stillsitzen und sich ausruhen würde, während die Hennaschnörkel trockneten! In Indonesien gab es den Brauch, dass die Hebamme am 40. Tag nach der Entbindung einen Topf mit schwelenden Kräutern vorbereitete, sich die Mutter zur Reinigung ihres Körpers für einen Moment darüber stellen und die Hebamme ihr abschließend den Unterleib massieren würde. Dem Säugling wurde nun formell ein Name gegeben, es gab ein Fest, und erst nach all diesen Ereignissen galt die Geburt als glücklich in den Erfahrungsschatz dieser Frau eingebunden.

Die Ehrung der Mutter kann aufwändig sein, eine ganze Zeremonie, oder einfach eine liebevolle Berührung. Die indigene Schamanin Cecilia García, eine liebe Freundin, erzählte mir gern davon, dass es ihrem Volk, den in Kalifornien ansässigen Chumash, wichtig war, dass Mütter während der Schwangerschaft und der Zeit danach von ihren Freundinnen und Schwestern sehr viel berührt wurden. Sie massierten ihr den Rücken, kämmten ihr Haar und hielten ihr die Hand – in einer langen Tradition weiblicher Fürsorge.

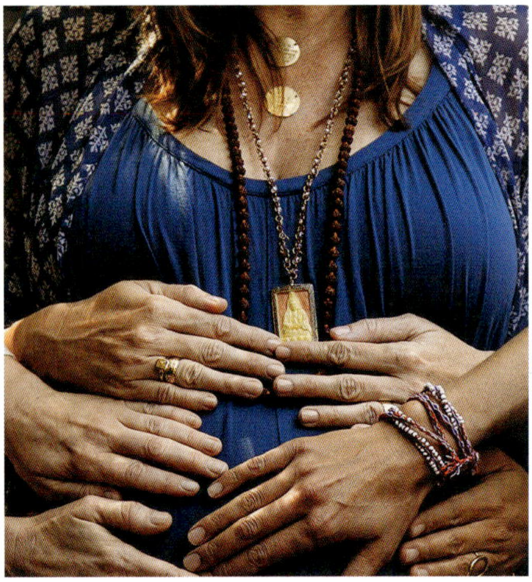

Wenn eine Mutter mir von einem Problem erzählt, ist das Erste, was ich zu ihr sage: „Leg die Beine hoch! Dein Körper muss gepäppelt, gestreichelt und angeregt werden, wenn du gut durch diese Zeit kommen möchtest." Denn für Schwangere, Gebärende und Frauen nach der Entbindung gilt eines: Je mehr sie berührt werden, desto glücklicher sind sie, und alles ist dann gleich viel weniger stressig.

CECILIA GARCÍA, SCHAMANIN AUS DEM VOLK DER CHUMASH, ENSENADA, MEXIKO

Solche Rituale zur Ehrung der Mutter halfen schon immer dabei, die soziale Ordnung aufrechtzuerhalten, und unterstützten Mütter darin, sich in ihrer eigenen Lebensgeschichte zu verorten. Viele Soziologen beobachteten, dass die zeremonielle Anerkennung der Mutterschaft als Quelle von Stolz und Stärke dient und Frauen dabei hilft, die Angst vor einer Geburt abzubauen und danach Stress und Depressionen vorzubeugen.

Aber heutzutage ist es so, dass alle das Baby in den Arm nehmen wollen – und nicht die Mama! Und vor lauter Aufregung über die Ankunft des Winzlings hat kaum jemand Augen für die enormen Veränderungen im Leben der Mutter. (Die vielen Fotos und Facebook-Posts scheinen vielleicht oberflächlich glücklich zu machen, erfassen aber nicht wirklich, was da gerade passiert ist.) Dass das Geschehene so wenig thematisiert und gewürdigt wird, kann zur Folge haben, dass sich Frauen innerhalb all dieser Veränderungen alleingelassen fühlen, sich mit alten Freunden oder sogar ihrem Partner streiten oder traurig werden – und sich fragen, ob etwa niemand dieses Wunder bemerkt hat.

Rituale können in kleiner oder größerer Dosis wieder zum Leben erweckt werden, je nach Persönlichkeit und vorhandener Energie. Rituale können so einfach sein wie eine kleine Fußmassage von einem Freund oder so unvergesslich wie eine ganze Zeremonie vor und/oder nach der Entbindung. Die Form, wie man einer vertrauten Person von der Entbindung erzählt, kann ein Ritual sein, oder die zehn Minuten, in denen man in ein Tagebuch schreibt oder zeichnet, oder eine Weile im Garten steht, ganz verbunden mit Mutter Erde (während das Baby warm an dich gekuschelt ist oder jemand drinnen auf es aufpasst).

Die Zukunft wird nicht so aussehen, dass Schwiegermütter oder Tanten mit ihren Kochtöpfen wieder bei uns einziehen. Die meisten jungen Mütter werden auch kein Zimmer in einem speziellen Hotel reservieren – ob nun in einer Pension oder in der Vier-Sterne-Variante. Keine dieser Optionen passt zu unserem Lebensstil. Das Modell der gehorsamen Tochter (oder Schwiegertochter) und der älteren Matriarchinnen, die das Ruder fest in der Hand halten, funktioniert nicht mehr. Das Wissen der Älteren kann uns zwar Orientierung geben, aber wir bestimmen, wo es langgeht. Heutzutage tragen Frauen für unterschiedlichste Dinge Verantwortung, und es passt einfach nicht mehr zu ihrer Lebenswirklichkeit, sich sechs Wochen lang den Gesetzen einer anderen Person zu unterwerfen. Unser goldenes Seil der Fürsorge muss beweglich sein. Es kann auf dem universellen Wissen dieser fünf Säulen ruhen, muss aber Leichtigkeit und Anpassungsfähigkeit an die Stelle eines starren Regelwerks setzen. Es ist wichtig, hier auch eine sechste Säule zu nennen: die Intuition. Es geht darum, die Mutter dabei zu unterstützen, Zugang zu ihren *eigenen* Bedürfnissen zu finden, genauso wie sie die ihres Babys kennenlernen wird. Denn letzten Endes weiß niemand so gut wie sie selbst, was für sie und ihr Kind das Beste ist.

Die ersten vierzig Tage – für Mütter von heute

Dieses Buch ist eine Neuinterpretation altehrwürdiger Traditionen der Mutterpflege: Weniger streng und rigoros, aber dennoch durchtränkt von dem Wissen, das Frauen seit Menschengedenken an Wiegen und Küchentischen miteinander geteilt haben. Es enthält nicht allzu viele Regeln, aber dafür gibt es ausreichend Spielraum, um diese Erfahrung nach deinen eigenen Wünschen zu gestalten.

Es gibt so viele verschiedene Arten des Mutterseins und so viele Entscheidungen für das Wohlbefinden von Baby und Mutter (wie und wo die Entbindung stattfindet, was das Baby isst, wie es gewickelt wird ... die Liste geht endlos weiter!), dass sich Mutterschaft manchmal wie etwas anfühlt, was Gräben schafft. Doch *Die ersten vierzig Tage* ist von Grund auf verbindend. Es sieht jede Frau als Teil einer Schwesternschaft an, verbunden durch die einfache Tatsache, dass wir uns heutzutage selbst um die Erfahrungen, die wir uns für die Zeit nach der Entbindung wünschen, kümmern müssen – ganz egal welche persönlichen Entscheidungen wir auf dem Weg dorthin treffen.

Die auf den folgenden Seiten versammelten Vorschläge weisen dir den Weg. Es sind kleine und einfache Dinge, die du ganz leicht für dich selbst tun kannst oder um die du andere bitten kannst: Eine besondere, wärmende Suppe, ein inniges Gespräch, fünf Minuten täglich für einen Moment der Ruhe.

Das Herzstück von *Die ersten vierzig Tage* dreht sich um die Nahrung für die junge Mutter. Sich gesund zu ernähren, ist oft das Erste, was unter den Tisch fällt, wenn es an Zeit, Energie und Mitteln fehlt. Paradoxerweise, denn die Anforde-

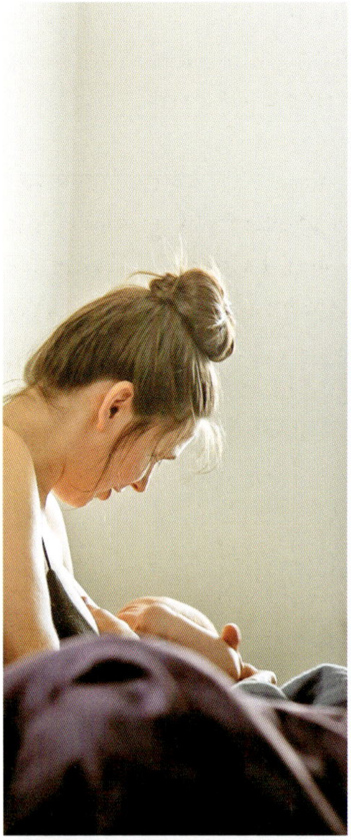
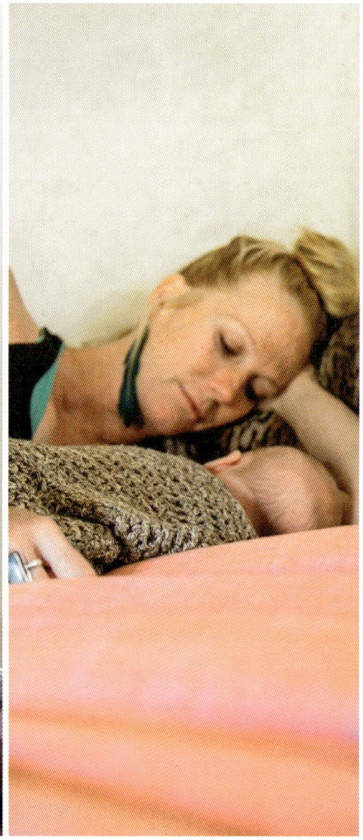
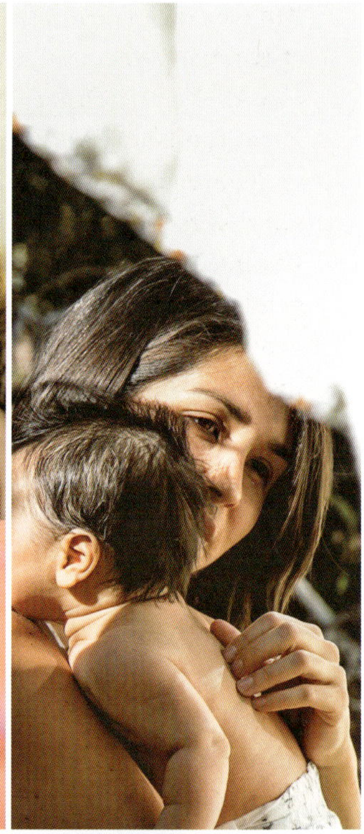
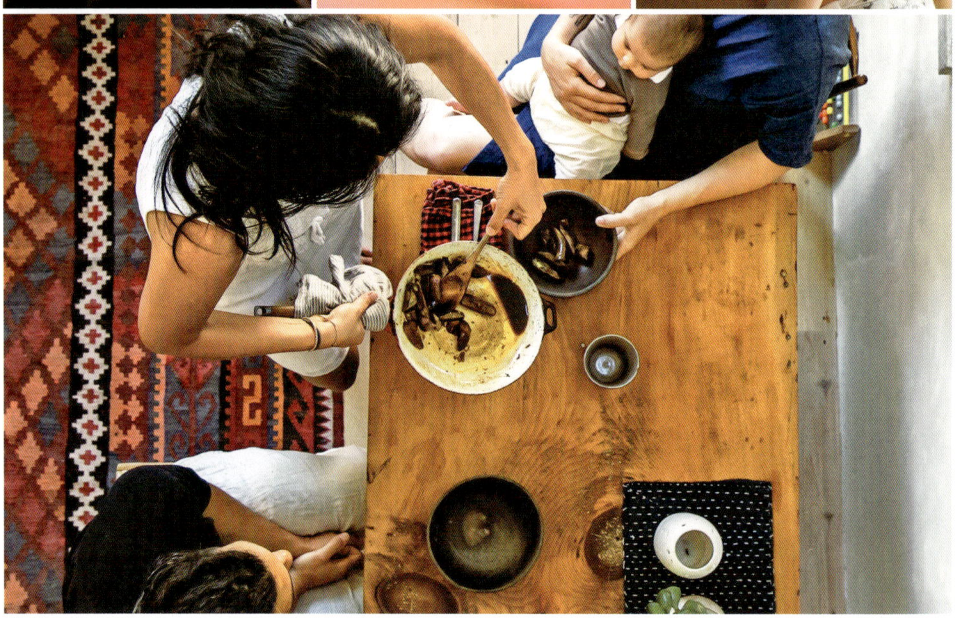

rungen dieser Wochen erfordern gerade jetzt eine gute Nährstoffversorgung. Nach den enormen Anstrengungen der Entbindung wirst du auftanken und gleichzeitig etwas Außergewöhnliches leisten müssen: ein Baby versorgen, und zwar *mit deinem eigenen Körper*. Das ist absolut unglaublich. Und es erfordert Energie, die du in Form von Nahrung zu dir nehmen musst.

Konsequent und regelmäßig zu essen, ist darüber hinaus eine gute Methode, um seelischem Leid vorzubeugen. Schlecht ernährt und gleichzeitig übermüdet zu sein, ist eine hochexplosive Kombination. Es kann rasend schnell zu Spannungen kommen, und die Stimmung kann mit überraschendem Tempo in den Keller gehen. Wärmendes Essen und ein zufriedener Magen sind ein erster Schritt, um dies wieder umzukehren oder dafür zu sorgen, dass es erst gar nicht so weit kommt.

Genau deshalb stelle ich in diesem Buch die Rezepte meiner Fusion-Küche für die Zeit nach der Entbindung vor, mein Repertoire aus Gerichten und Getränken, die Altes und Neues verbinden, Ost und West – das Beste aller Welten. Hinter den Rezepten steht die Idee, einfache Gerichte auf eine einfache Weise zuzubereiten – egal ob du sie alleine für dich machst oder andere darum bittest. Du findest im Rezeptteil eine ganze Reihe an Gerichten, Snacks und Getränken, die schnell zubereitet sind, sich positiv auf die Verdauung auswirken und dich mit wichtigen Nährstoffen versorgen und stärken. Diese volkstümliche Art des Kochens verlangt den Köchinnen und Köchen nicht viel Können ab und basiert ebenso wenig auf ausgefallenen Zutaten: Dieses Essen heilt, ist einfach zubereitet und schmeckt nach Liebe.

Noch ein wichtiger Hinweis, bevor es losgeht: Die ersten vierzig Tage sind *nicht* die richtige Zeit, um sich Gedanken darüber zu machen, wie man die sogenannten Babypfunde wieder loswird. Mit einer Diät gegen diese möglichen paar Kilos zu viel kannst du dich in den Monaten danach beschäftigen – oder auch nicht. Doch in dieser anfälligen ersten Zeit geht es zunächst einmal darum, dich umsichtig und gut zu ernähren – es sind nur 40 Tage, nicht mal die Hälfte des vierten Trimesters deines Babys. In dieser ersten Lebensphase mit Kind teilst du deinen Körper weiterhin mit einem Menschen, und all deine Entscheidungen wirken sich auf zwei Personen aus. Die guten, gesunden Fette und Öle, mit denen in den folgenden Rezepten gekocht wird, geben deinem Stoffwechsel Kraft, um effizient zu arbeiten, und stabilisieren deine Stimmung. Diese Art von Ernährung fördert zudem den Milchfluss und hilft dem Körper bei der energieintensiven Aktivität des Stillens. Daher möchte ich dich ermuntern, nicht gegen deinen Hunger anzukämpfen oder dir um das Essen Sorgen zu machen. Ich wünsche mir, dass junge Mütter Essen als Nahrung, als Medizin, als Trost genießen können – und natürlich auch als ein Geschenk von einer lieben Person, die sich um sie kümmert.

Rund um dieses zentrale Thema – das Essen – ermutigt dich *Die ersten vierzig Tage*, darüber nachzudenken, welche Maßnahmen du ergreifen kannst, damit du dir vor lauter Pflege deines Babys (und deines Partners oder deiner weiteren Kinder, falls vorhanden) nicht selbst abhanden kommst.

Wie dieser Ratgeber zu verwenden ist

Eigentlich setzt deine persönliche Erfahrung der Zeit nach der Geburt schon im letzten Drittel deiner Schwangerschaft ein. Denn da beginnt die Phase des Sammelns und Nestbaus. Diese umtriebige Zeit widmet sich der Vorbereitung der Entbindung und der Zeit danach. Du füllst deine Vorratsschränke auf und bereitest dich und dein Zuhause darauf vor, was euch bevorsteht (ab Seite 48).

Danach begibst du dich ganz unvermeidlich auf die Reise – eine kurze, aber intensive Phase der Wehen und Geburt –, die Brücke zwischen deinem ehemaligen Ich ohne Kind und deinem neuen Ich als Mutter. Die Informationen in diesem Kapitel (ab Seite 78) werden dir dabei helfen, weiterhin Energie zu spüren, dir ausreichend Flüssigkeit zuzuführen und während dieses außergewöhnlichen Ereignisses im Einklang mit dir selbst zu bleiben.

Zu guter Letzt versinkst du in der Phase des Übergangs, den ersten vierzig Tagen, dem großen Ereignis, um das es in diesem Buch von der ersten bis zur letzten Seite geht. Die Rezepte und das Wissen in diesen Kapiteln (ab Seite 88) werden dich durch diese denkwürdige Phase deines Lebens geleiten, gestützt auf die fünf Säulen: Auszeit, Wärme, Unterstützung, Ruhe und Ritual.

Noch ein paar Worte vorneweg: In diesem Buch steht meist das Wort „Partner“, wenn der zweite Elternteil des Kindes benannt werden soll, um die Wörter „Vater“ oder „Papa“ zu vermeiden. Heutzutage gibt es so viele Formen von Familien, der zweite Elternteil kann eine Frau sein, das Baby kann in eine aus zwei Männern bestehende Familie hineingeboren werden, und genauso gut kann es sein, dass es gar keinen Partner gibt. Der Zweck dieses inklusiveren Begriffes ist, dass das in diesem Buch versammelte Wissen so viele frischgebackene Eltern erreichen soll wie möglich, um sie, so gut es geht, in ihren ersten Tagen der Elternschaft zu unterstützen.

Pick dir beim Lesen der nächsten vier Kapitel das heraus, was du magst, und tu so viel oder so wenig, wie du möchtest. Such dir ein Rezept aus, das dich stärken und wärmen kann, mach dir eine Kanne Tee, um dich von innen zu wärmen, oder lies nur ein paar weise Worte, um dich an ihnen festzuhalten, wenn du zauderst oder zweifelst. Wie du *Die ersten vierzig Tage* verwendest, ist ganz allein deine Entscheidung.

WIESO „VIERZIG TAGE"?

Dieses Buch empfiehlt eine längere Verschnaufpause als die traditionellen 30 Tage des *Zuo Yuezi*. 40 Tage sind ungefähr der Zeitraum, der nach Standarddefinitionen das Wochenbett definiert: Die Phase, in der die primäre Heilung und Erholung der Mutter stattfinden. Nach 40 Tagen scheint bei vielen Frauen zudem der Zeitpunkt gekommen, an dem sie sich mit dem Baby hinaus in die Welt wagen möchten. Noch dazu ist die 40 eine Zahl, die stark symbolisch aufgeladen ist und auf Veränderung verweist: Die Bibel lehrt uns, dass Jesus 40 Tage lang in der Wüste fastete und die Sintflut 40 Tage dauerte. Bezeichnend und ziemlich wundersam ist auch, dass es 40 Wochen von der letzten Regel der Mutter bis zur Geburt ihres Kindes dauert.

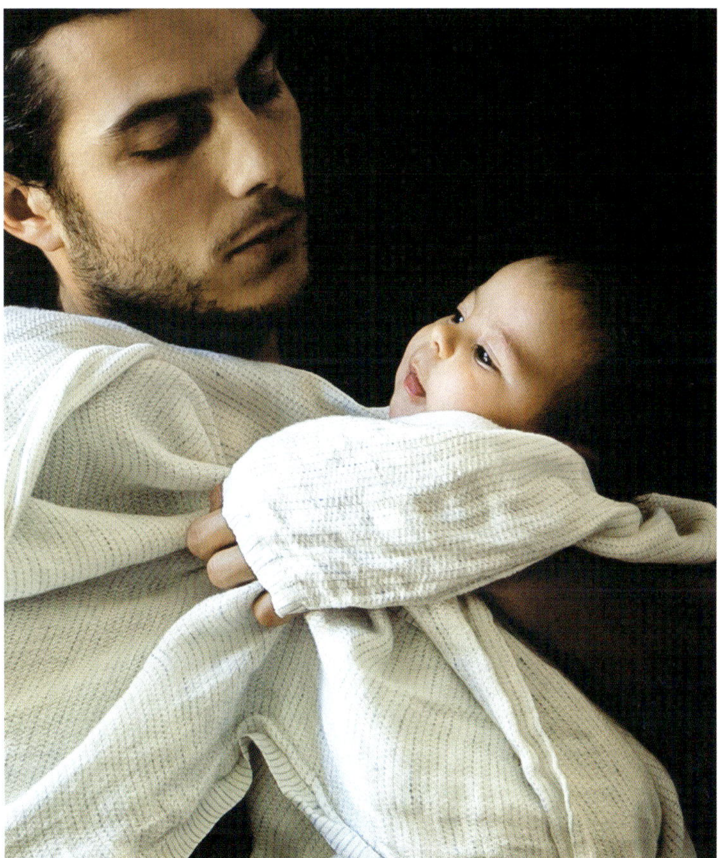

3

DIE PHASE DES SAMMELNS

Neun Monate sind vergangen, und vor dir liegt eine aufregende Zeit. In deinem runden Bauch steckt ein kleiner Mensch, den du noch nicht kennst. Bald wird dein Baby auf der Welt sein.

Während du dein Zuhause auf seine Ankunft vorbereitest, durchströmen dich Wellen von Nervosität. In Kürze wird sich dein Leben für immer verändern, und das kannst du spüren – doch verliere dich nicht darin. In diesen letzten Wochen vor der Entbindung ist es wesentlich für deine langfristige Gesundheit und Vitalität – und auch für das Wohlbefinden deines Babys – , dass du dich um dich selbst kümmerst.

Die Phase des Sammelns ist der richtige Moment, um das Nest zu bauen, das euch während der ersten vierzig Tagen deiner Mutterschaft schützen wird.

Du tankst auf, füllst deine Vorratskammer und sorgst für eine sichere, warme Umgebung, die dein Baby mit offenen Armen empfangen und dir Sicherheit bieten wird. Es ist zudem eine gute Gelegenheit, um etwas Geschwindigkeit aus dem Leben zu nehmen und sich auf sich selbst zu konzentrieren. Die ersten Wochen als Mutter werden dir Demut abverlangen, du wirst loslassen und auf deine Bedürfnisse hören müssen. Beginne jetzt schon damit, dich für deine innere Stimme zu sensibilisieren, dann wirst du sie zur Zeit der Geburt deines Kindes sehr gut wahrnehmen können. Eine Entbindung und die Elternschaft an sich sind keine planbaren Ereignisse. Du kannst dir vorher Gedanken machen, dir vorstellen, wie es sein wird, aber du weißt erst dann, wie es sich anfühlt, wenn es so weit ist. Die Phase des Sammelns hilft dir dabei, deine Aufmerksamkeit auf die dir bevorstehende Initiation zu richten und später leicht und anmutig alle unvorhergesehenen Hindernisse überwinden zu können.

Im letzten Trimester der Schwangerschaft ist dein Baby keine abstrakte Idee mehr, sondern ein gewaltiger Teil deines Lebens – und das buchstäblich. Inzwischen bahnst du dir mit deinem riesigen Bauch voraus den Weg durch die Welt, watschelst Gehsteige entlang, quetschst dich in dein Auto oder in die öffentlichen Verkehrsmittel, und hast Mühe, anschließend wieder aus dem Sitz hochzukommen oder es eine Treppe hinaufzuschaffen. Im dritten Trimester ist dein Baby allgegenwärtig und es macht immer wieder mit großen – manchmal schmerzhaften – Bewegungen auf sich aufmerksam. Du spürst jeden leichten Tritt, jeden Schluckauf und jede Dehnbewegung. Du siehst mit Staunen winzig kleine Ellbogen, Fersen oder Hände, die dir plötzlich von innen einen Stoß versetzen. Und auch die Außenwelt reagiert mittlerweile auf dein Baby. Völlig fremde Menschen fragen dich nach deinem Geburtstermin, erkundigen sich nach deinem Befinden und wollen wissen, ob es ein Junge oder ein Mädchen wird.

Zuhause ist dein großer Bauch dein sichtbarer Zeitmesser, eine ausladende Erinnerung daran, dass sich hier sehr bald etwas verändern wird. Vor allem wenn es euer erstes Kind ist, werdet ihr, du und dein Partner, wahrscheinlich das unwiderstehliche Bedürfnis verspüren, euch ein Nest zu bauen. Ihr stattet euer Zuhause für die Ankunft des Babys aus, arbeitet eure Anschaffungsliste ab und richtet ein Babyzimmer ein. Natürlich steigert sich die Vorfreude auf das Baby in den letzten Monaten bis ins Unermessliche. Diese Wochen der Vorbereitungen sind ein unmittelbarer Ausdruck der ganzen Aufregung – oder Sorgen –, die ihr spürt. Aber diese einzigartige Zeit, der Moment, bevor ihr zu Eltern werdet – oder erneut Eltern werdet –, ist auch eine gute, sich nur kurz bietende Gelegenheit, um dich selbst mit der Bedeutung deiner bevorstehenden Rolle als Mutter auseinanderzusetzen. Denn wenn ein Kind geboren wird, kommt nicht nur ein neuer Mensch auf die Welt, sondern auch eine neue Mutter (und ein Vater, eine Großmutter, ein Großvater, Brüder, Schwestern und so weiter).

Während du also fleißig für dein Baby planst, solltest du nicht vergessen, dass diese weit fortgeschrittene, fruchtbare Zeit der Vorbereitungen auch dir gehört. In dieser Phase kannst du Vorkehrungen treffen, die deine Zeit nach der Entbindung so angenehm wie möglich machen werden. Da du gerade ohnehin im Planungsmodus bist, ist das gar nicht viel zusätzlicher Aufwand. Um dich selbst in diese Planung einzubeziehen, kannst du deine Vorbereitungen um all das erweitern, was *dir selbst* zu vierzig heilsamen und glücklichen Tagen verhelfen könnte. Denn auch wenn eine Entbindung und die ersten Wochen mit dem Baby etwas wirklich Unvorhersehbares und Geheimnisvolles an sich haben, hilft dir eine umsichtige Vorbereitung dabei, dich auf der Reise in diesen neuen Lebensabschnitt geborgen und unterstützt zu fühlen. Du wirst dieses völlig unbekannte Terrain entspannter betreten können. Diese Phase des Sammelns gibt dir die Möglichkeit, das Fundament für die erste Zeit mit deinem Baby zu legen. Denn auch Mütter brauchen ein Nest!

Obwohl dich heute natürlich niemand mehr zwingen wird, dich so wie früher an strenge Regeln und Vorgaben zu halten, gibt es ein paar Richtlinien, die für eine erfolgreiche Zeit nach der Entbindung durchaus sinnvoll sind. Mit „Erfolg“ meine ich hier Ruhe und Erholung – und ausreichend Zeit und Raum, um eine Beziehung zu deinem Kind aufzubauen. Im Zentrum von alledem steht das richtige Essen. In den ersten vierzig Tagen wirst du Gerichte essen, die dich bei der Erholung von Schwangerschaft und Entbindung unterstützen sollen, deinen Milchfluss anregen und deine Muttermilch durch gesunde Fette und Vitamine anreichern sollen. Die nährstoffreichen, heilsamen Gerichte und Getränke wärmen, spenden Trost, sind lecker und werden dir den Weg in eine gesunde und energiegeladene Elternschaft ebnen. Ideal ist es, wenn auch deine Umgebung in dieser Zeit ein ruhiger und behaglicher Ankerplatz ist und dich bei Entspannung, Erholung und Babypflege unterstützt. Wenn dein Netzwerk für dich einspringt, damit du alle Verpflichtungen eine Zeit lang beiseitelegen kannst. Wenn deine Beziehung zu deinem Partner stark und belastbar ist. Und wenn du selbst dich mit kleinen Ritualen verwöhnst, um die Kraft und Ausdauer zu belohnen, die du bislang bewiesen hast (Schwangerschaft und Entbindung sind wirklich bedeutende Leistungen!), und deiner Initiation als Mutter Anerkennung zu zollen.

Sollte sich dieser Bau eines eigenen Nests für dich wie eine zusätzliche Belastung oder wie noch ein weiterer Punkt auf deiner langen To-do-Liste anfühlen, dann denke daran, dass du für dein Kind lebenswichtig bist. Du bist sein Quell von Nahrung, Liebe und Geborgenheit. Ein stabiler und sicherer Rahmen für eure ersten vierzig Tage ist für eure Energie und euer Glück auf lange Sicht von entscheidender Bedeutung. Tu deshalb das Gegenteil dessen, was dir die meisten Eltern-Kind-Ratgeber empfehlen, und beginne mit dem Einrichten des Kinderzimmers erst dann, wenn dein eigenes Nest fertig ist. Denn auch wenn es einen Designpreis verdient hätte, wird dein Baby am Anfang, wenn überhaupt, nur sehr wenig Zeit in seinem Zimmer verbringen. In den ersten Wochen bist du der absolute Mittelpunkt seiner Welt, sein eigenes kleines Universum, in dem deine schützenden Arme und Nahrung spendenden Brüste das Wichtigste überhaupt sind. Es wird fast permanent bei dir oder in deiner Nähe sein – um zu schlafen, zu essen und eure Gäste kennenzulernen.

Wenn du darüber nachdenkst, was du brauchen könntest, um dich in diesen Wochen sicher und ausreichend vorbereitet zu fühlen, dann denke daran, dass Frauen von Natur aus Sammlerinnen sind. Es ist in unserer DNA verankert, die Nahrung zu suchen, die unsere Familien brauchen, um gut zu gedeihen. Es waren schon immer die Frauen, die die Speisekammern für die kommende Jahreszeit mit Vorräten gefüllt haben – und es sind bis heute die Frauen, die das Netz knüpfen, das Familien und Gemeinschaften zusammenhält. Jetzt bist du an der Reihe, diese Energie des Sammelns für dich zu nutzen und aufzutanken – auf jeder Ebene. Die letzten Tage des dritten Trimesters sind die perfekte Gelegenheit, um die Vorräte anzulegen, die du nach der Geburt deines Kindes brauchen wirst, um dich mit Energie spendender Nahrung zu stärken und so viel auszuruhen wie nur möglich. Und sie sind eine Chance, deine inneren Energiereserven zu überprüfen und dich mental und emotional auf die Veränderungen einzustellen, die vor dir liegen.

Verdienst du diese ersten vierzig Tage?

Das größte Hindernis bei den Vorbereitungen auf deine ersten vierzig Tage könnten deine eigenen Zweifel sein. Obwohl die Traditionen der Mutterpflege eine lange Geschichte haben, mag heute schon allein der Gedanke, sich etwas Zeit für sich selbst zu nehmen oder andere um Hilfe zu bitten, selbstsüchtig, anspruchsvoll oder sogar egoistisch wirken. *Ich soll andere darum bitten, für mich zu kochen? Oder zu putzen? Besuch ablehnen, wenn ich mich nicht dafür bereit fühle?* Vielen modernen Frauen ist es unangenehm, ihre Bedürfnisse auszudrücken oder sie auf diese Weise ins Rampenlicht zu rücken. Doch Unterstützung in diesen Tagen ist weder ein Geschenk noch ein Luxus, sondern die natürliche Ordnung der Dinge. Es ist der wichtige, abschließende Teil der Geschichte des Kinderkriegens. Du machst dich weder heimlich zu einem Spa-Wochenende auf, noch möchtest du einfach nur Zeit für dich haben. Diese Auszeit soll der ganzen Familie etwas Gutes tun. Ein altes Sprichwort zum Wohlbefinden der Mütter besagt, dass schon ein einziger Knick im Schlauch es vermag, allen das Wasser abzuschneiden. Das Wohlbefinden deiner ganzen Familie – das deines Partners, deiner anderen Kinder und sogar deiner Haustiere – hängt davon ab, dass es dir gut geht und du anderen etwas geben kannst.

Falls du auf Widerstände stößt und Menschen dein Recht auf diese Zeit und diesen Raum für dich infrage stellen, solltest du immer im Kopf behalten: Eine behutsame Zeit nach der Entbindung, in der du von anderen unterstützt wirst, ist dein Geburtsrecht. Die fünf Säulen sind heute genauso wichtig wie früher: Denn jede frischgebackene Mutter verdient eine ruhige und sichere Auszeit, heilsame Wärme und nährendes Essen, Hilfe und Unterstützung, ausgiebige Entspannungsphasen und kleine Momente, um Rituale zu zelebrieren. Werden dir diese grundlegenden Bedingungen verwehrt, kann das auf lange Sicht deine Lebensenergie und dein Wohlbefinden aufs Spiel setzen und Auswirkungen darauf haben, ob du deinem Kind die Mutter sein kannst, die du sein möchtest. Fang schon jetzt an, mit deinem Partner, deiner Familie und den Personen, die dich unterstützen könnten, darüber zu sprechen – und tu das so lange, bis ihr alle davon überzeugt seid, dass es das Richtige ist.

Es kann sehr motivieren, sich schon jetzt in die ersten Wochen mit dem Baby hineinzufühlen. Du kannst dich mit einigen Aspekten vertraut machen, die sich entscheidend auf die Zeit nach der Entbindung auswirken – und dir anschließend überlegen, wie du mit jedem einzelnen umgehen könntest, und welche Art von Hilfe dir dabei angenehm wäre.

Sieben Aspekte, die sich auf die Zeit nach der Entbindung auswirken

(und sieben Fragen, die du dir schon jetzt stellen kannst)

1. Du wirst dich von Schwangerschaft und Geburt erholen müssen. Denn eine neunmonatige Schwangerschaft und die Geburt dieses Babys sind eine unglaubliche Leistung. Dein Körper wird heilen müssen, und dein Geist und dein Herz werden Zeit brauchen, um sich auf diesen neuen Zustand einzustellen. *Frage dich selbst: Bin ich der Meinung, dass ich diese Auszeit verdiene, um mich zu erholen, gesund zu werden und eine Bindung zu meinem Baby aufzubauen?*

2. Babys benötigen rund um die Uhr Aufmerksamkeit, und besonders die allerersten Tage können ein wahrer Hürdenlauf im Ausprobieren und Verwerfen sein. Denn die eine Art, das Baby zu halten, zu wiegen und zu stillen, wird schnell wieder aufgegeben und durch Plan B, C oder D ersetzt. Viel Energie wirst du in die Entschlüsselung der Laute und Gesten deines Babys stecken. Babys sind mysteriöse Wesen mit einer seltsamen – und lauten – Art zu kommunizieren. Manchmal wird dir gelingen, es zu beruhigen, manchmal nicht. Den besonderen Charakter deines Babys kennenzulernen, braucht Zeit, Konzentration – und Geduld. *Frage dich selbst: Wie gut kann ich mit neuen Herausforderungen und Situationen umgehen? An wen könnte ich mich wenden, falls/wenn ich frustriert, ängstlich oder verwirrt bin?*

3. Wenn du dich an diesen Leitfaden für *Die ersten vierzig Tage* hältst – und ich hoffe, du wirst das! –, verbringst du in diesen ersten Wochen den Großteil deiner Zeit zuhause. Es ist eine Zeit großer Stille, in der du dich von Schwangerschaft und Entbindung erholst, dein Baby stillst und mit ihm döst. Sobald der erste Besucherstrom verebbt ist (die Kontrolle über die Gästeliste hast übrigens du, aber dazu später mehr), wirst du tausende Stunden allein mit einem Neugeborenen verbringen – denn auch Partner und Familienangehörige kehren irgendwann in ihren Alltag zurück. Es sind ruhige und langsame Wochen, eine seltsame Art von Stillstand, in der du trotzdem ständig auf Abruf bist, um schnell auf die Bedürfnisse deines Babys zu reagieren. *Frage dich selbst: Wie wird es für mich sein, so viel Zeit allein mit einem winzigen Baby zu verbringen? Wie wird sich diese Auszeit von meinem Leben anfühlen, in der ich nur sehr wenig tun werde? Wer wird an guten Tagen für mich da sein und wer an den schlechten?*

4. Die Beziehung zu deinem Partner wird sich verändern. Sie wird sich dramatisch verändern. Zwischen euch beiden wird auf einmal jemand Drittes sein, eine Person, die während eines Großteils des Tages an euch hängen wird. Wo es früher nur ihr beide wart, sind nun drei. Und von diesen Dreien bekommt eine Person die meiste Aufmerksamkeit: euer Baby. Dafür sorgt die Biologie. Denn damit sich euer Kind gut entwickelt, muss eure Energie und euer Hauptaugenmerk vor allem seinem Wohlbefinden gelten. Deine Zärtlichkeit und Zeit, die du zuvor allein für deinen Partner aufgebracht hast, gehören nun voll und ganz dem Baby. Und während die Babypflege dich emotional komplett ausfüllt – oder auswringt, höchstwahrscheinlich beides –, fühlt sich dein Partner vielleicht plötzlich außen vor. Sprecht ihr diese Dynamik nicht an, kann sie auf lange Sicht eurer Beziehung schaden. *Frage dich selbst: Wie können mein Partner und ich über unsere Erwartungen sprechen, noch bevor das Baby kommt? Schätzen wir unsere jeweiligen Rollen als Eltern realistisch ein? Wie können wir kommunizieren, wenn wir an unsere Grenzen gelangen?*

5. Mutter zu werden – und ganz allgemein Eltern zu werden –, heißt auch, sich im Aushalten von Widersprüchen zu üben. Du wirst sicher widersprüchliche Gefühle haben ... und zwar alle gleichzeitig. Es kann erschöpfend sein, mit Aufregung und grenzenloser Liebe, lähmender Müdigkeit und herzzerreißender Glückseligkeit, Frustration und magisch wachsenden Geduldsvorräten zugleich zurechtzukommen. *Frage dich selbst: Wie gehe ich mit widersprüchlichen Gefühlen um? Kenne ich jemanden, der mir zuhören kann, ohne mich zu verurteilen, und der nicht sofort das Bedürfnis hat, mir Ratschläge zu geben?*

6. Ob du stillst oder das Fläschchen gibst: In den ersten vierzig Tagen wird die Ernährung deines Babys den größten Teil deiner Zeit und Energie verschlingen. Doch die Qualität und Häufigkeit deines eigenen Essens ist in dieser Phase genauso wichtig. Nahrung bekommt einen sehr großen Stellenwert, sobald dein Baby geboren ist und du dich ständig darum kümmerst. Stillende Mütter brauchen zusätzliche Kalorien für die Milchproduktion und spezifische Nährstoffe, die ihre Milch so nahrhaft wie möglich machen. Und alle jungen Mütter befinden sich nach der Schwangerschaft und Entbindung in einem tiefgreifenden Heilungsprozess. Das richtige Essen – wärmend, nährstoffreich und leicht verdaulich – kann die Regenerationsphase unterstützen und den Weg zu einer starken und gesunden Elternschaft ebnen. *Frage dich selbst: Wer wird in diesen ersten Wochen für mich und meine Familie kochen? Wie offen bin ich für neue Aromen? Ist es mir unangenehm, andere darum zu bitten, bestimmte Gerichte für mich zu kochen?*

7. Je besser du in der Lage bist, auf deine eigenen Bedürfnisse zu hören und sie anderen mitzuteilen, umso mehr wirst du von den ersten vierzig Tagen mit Baby haben. Im normalen Trubel des Lebens verlieren wir manchmal ganz schnell die Verbindung zu unseren eigentlichen Wünschen. Oft ist unser Draht zu dem Ort in uns gekappt, der uns sagt, was wir brauchen, um erfüllt, zufrieden und inspiriert zu sein. Wir tun Dinge, von denen wir denken, dass wir sie tun sollten, weil andere uns sagen, dass wir sie tun sollten, oder weil andere es auch so gemacht haben. Jetzt, da dein Geburtstermin immer näher rückt, kannst du die Sätze vergessen, die ein „du solltest" enthalten, und stattdessen darauf hören, was du selbst für richtig hältst, für dich und dein Baby. Deine innere Stimme wird dich verlässlich durch die ersten vierzig Tage und die nächsten 18 Jahre Elternschaft begleiten. Je mehr du auf sie hörst, desto vernehmbarer wird sie sein. Trau dich ruhig, dich nach euren eigenen Bedürfnissen zu fragen und dann Entscheidungen zu treffen, die sich für dich und deine Familie richtig anfühlen – egal was andere denken. (Dazu gehört auch die ehrliche Antwort auf die Frage, ob du möchtest, dass ein Elternteil von dir oder deinem Partner nach der Geburt deines Babys eine Zeit lang bei euch wohnt und falls ja, wann und wie lange. Nur Mut! Es ist wirklich in Ordnung, Grenzen zu setzen.) *Frage dich selbst: Bin ich dazu in der Lage, anderen meine Bedürfnisse mitzuteilen? Wenn nicht – wie kann ich den Mut dazu finden? Kann ich schon jetzt anfangen zu üben?*

Die Zeit danach vorbereiten: Eine Checkliste für das dritte Trimester

Jetzt, nachdem du dich gedanklich mit den bevorstehenden Veränderungen auseinandergesetzt hast, ist es an der Zeit, aktiv zu werden. In der Phase des Sammelns kannst du in vier Lebensbereichen außerordentlich wertvolle Vorbereitungen treffen: Sie betreffen dein Essen, dein Zuhause, deine soziale Umgebung und deine Beziehung.

Die Speisekammer aufstocken

Deine Speisekammer mit genügend Vorräten für die Zeit nach der Entbindung zu füllen, heißt nicht, dass du so viele Brotlaibe und Milchkartons kaufen solltest, als stündet ihr kurz vor einem Schneesturm. Ganz im Gegenteil. Für die Rezepte in diesem Buch stockst du deine Speisekammer mit einigen der ältesten und wichtigsten Nahrungsmitteln auf, die man in Küchen finden kann. Einige davon

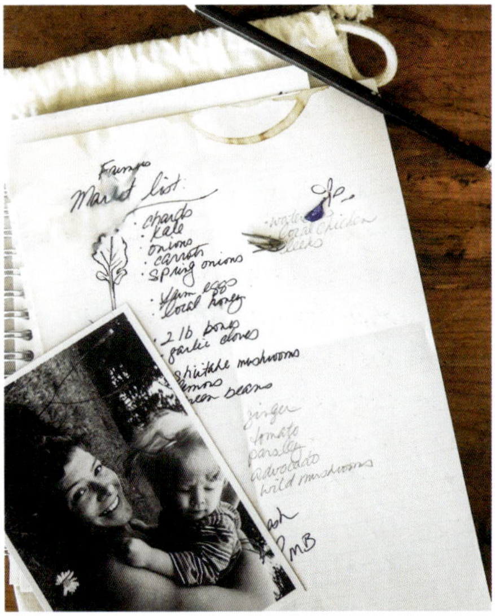

hast du vielleicht ohnehin zuhause oder verwendest sie gerne: Wurzelgemüse, Reis, Gewürze, Tees und Öle. Du besorgst dir Fleisch und Knochen (oder Gemüse), um daraus Brühen zu kochen, die Grundlage vieler Rezepte für diese Zeit. Eine überschaubare Menge frischer Produkte und frischer oder gefrorener Proteinquellen machen deine Vorräte komplett. In den Rezepten tauchen nur wenige exotische Zutaten auf – und die meisten davon sind optional. In den ersten vierzig Tagen heißt eine gesunde Ernährung vor allem eine einfache Ernährung.

Es gibt drei Wege, um deine Mahlzeiten zuzubereiten. Fast sicher ist, dass du und dein Partner einige selbst in eurer eigenen Küche kochen werdet, vor allem wenn sich der erste Trubel gelegt hat. (Die meisten der Speisen, Snacks und Getränke in diesem Buch kann man auch zubereiten, wenn man mit seinem Kopf woanders ist – nämlich beim Baby.) Ich möchte dir auch wärmstens empfehlen, ein paar Rezepte an hilfsbereite Freunde weiterzureichen, die die fertigen Gerichte dann bei dir vorbeibringen können – vielleicht mit einer Extraportion zum Einfrieren. Und am besten wäre es, wenn du jetzt, in der Phase des Sammelns, die Zeit findest, um ein paar Gerichte (oder Teile davon) vorzubereiten und einzulagern. So hast du, egal was passiert, immer etwas zu essen zuhause.

Natürlich werden die Supermärkte nicht schließen, wenn dein Baby da ist, und auch dein Herd wird weiterhin funktionieren. Doch frischgebackene Eltern sind meist vollkommen überrascht davon, wie wenig Zeit und Energie ihnen bleiben, um einkaufen zu gehen und zu kochen. Ein paar vorbereitende Handgriffe werden dir dabei helfen, eines der häufigsten Probleme junger Mütter zu vermeiden: einen knurrenden Magen.

Du wirst merken, dass meine Art des Kochens auf einer gut gefüllten Speisekammer basiert. In diesem Kochbuch findest du einfache Rezepte, die dich wieder auf die Beine bringen. Es geht keineswegs darum, sich gründlich damit beschäftigen oder mit völlig neuen Zutaten und Kochtechniken jonglieren zu müssen. Denn ganz ehrlich: Wer hat für so etwas Zeit oder Energie – selbst *ohne* ein Neugeborenes im Arm? Die wichtigsten Rezepte von *Die ersten vierzig Tage* werden aus sich wiederholenden Grundrezepten für Brühe, geschmortes Gemüse oder Reis kombiniert.

Viele davon kannst du abwandeln, je nachdem, was du gerade zuhause hast oder welche Reste vom Vortag in deinem Kühlschrank stehen. Nach ein paar Versuchen werdet ihr oder eure Freunde viele dieser Gerichte im Schlaf kochen können und dafür überhaupt nicht mehr ins Buch schauen müssen.

Ein wenig Vorausplanung in der Küche zahlt sich später in vielerlei Hinsicht aus. Erstens spart es dir und allen anderen Zeit. Wenn du verschiedene Zutaten vorrätig und ein paar vorgekochte Gerichte zuhause hast, ist es mit kurzen und schmerzlosen Einkaufslisten für deine Helfer getan. Zweitens spart ihr Geld. In vielen Rezepten überschneiden sich die Zutaten, und aus einigen wenigen hochqualitativen Nahrungsmitteln wird das Maximum herausgeholt – schon jeher das Geheimnis weiser Frauen! Ein paar selbstgekochte Mahlzeiten auf Vorrat machen Fertigprodukte und Essensbestellungen überflüssig – was sich ebenfalls positiv auf das Bankkonto auswirkt.

Um deine Vorräte sinnvoll anzulegen, empfehle ich dir folgende Schritte:

- Lies „Deine Speisekammer“ ab Seite 123 und besorge dir die Grundzutaten der Rezepte, die du am wahrscheinlichsten kochen wirst. Beginne ein paar Wochen vor deinem Geburtstermin zu üben: Befülle deinen Kühlschrank mit den frischen Produkten, die du in der ersten Woche oder den ersten zehn Tagen brauchen wirst. Brauche sie auf und achte darauf, dass sie auch wieder nachgekauft werden.
- Mache dich mit den Rezepten vertraut und probiere ein paar davon aus.
- Koche eine größere Menge der Gerichte zum Einfrieren – zum Beispiel Brühen, Suppen, Eintöpfe – und bereite ein paar Snacks zu, die du in der Speisekammer oder im Küchenschrank aufbewahren kannst.
- Bitte einen Freund, online einen Terminkalender für all diejenigen einzurichten, die in den kommenden Wochen gerne für dich kochen würden. Manche werden ihre Lieblingsessen für dich kochen wollen, andere gerne die Rezepte in diesem Buch ausprobieren. Die meisten werden dir etwas kochen wollen, was du *wirklich* gerne essen würdest. Es liegt an dir, ihnen zu sagen, was du dir wünschst – lass dich von den Rezepten in diesem Buch inspirieren und passe deine Bitte dann an die Person an, die für dich kochen will.
- Alles wird dir während der ersten vierzig Tage viel leichter von der Hand gehen, wenn du dich im Voraus um diese organisatorischen Details gekümmert hast

Den Gefrierschrank füllen

Ein paar Gerichte aus diesem Buch im Voraus zu kochen, ist schon die halbe Miete. Selbst einen großen Topf Brühe oder Suppe zu kochen, kann eine befriedigende und meditative Beschäftigung sein. Aber es ist auch eine gute Gelegenheit, um dein Team einzuladen und gemeinsam Vorbereitungen zu treffen. Frauen haben sich schon immer an Küchentischen versammelt, um zusammen Vorräte für die kommenden Monate einzukochen. Knüpfe doch an diese Tradition an und bitte eine oder zwei deiner Freundinnen oder Freunde, vorbeizukommen und gemeinsam mit dir zu kochen. Währenddessen könnt ihr plaudern, miteinander lachen und euch Geschichten erzählen. Das kurbelt die Ausschüttung von Glückshormonen an und ist gut für dich und gut für dein Baby.

Ein paar nach ihrer Wichtigkeit geordnete Anregungen zu den Rezepten, die du schon jetzt vorbereiten kannst:

1. Das nützlichste Nahrungsmittel, das du kochen, abfüllen und einfrieren könntest, ist gleichzeitig das einfachste von allen: Brühe. Ob Hühner-, Rinder-, Schweine-, Fisch- oder Gemüsebrühe: Hausgemachte, nährstoffreiche Brühen sind in den ersten vierzig Tagen ständige Begleiter. Sie können als klare Brühen gelöffelt oder mit weiteren Zutaten angereichert werden und dienen als Basis für Suppen, Eintöpfe und Congees. Schon allein das Wissen, dass du ein paar Liter eingefrorene Brühe in der Gefriertruhe hast, wird dir ein gutes Gefühl verschaffen. Du musst die Brühe nur kurz auftauen – und schon steht ein hervorragendes Essen vor dir. Die meisten Menschen beginnen mit dem Kochen von Hühnerbrühe. Aber wenn du dir noch einen zweiten großen Topf von jemandem leihst, kannst du nebenher eine zweite Brühe kochen, zum Beispiel Rinderbrühe. Es kommen dabei natürlich große Mengen Flüssigkeit heraus, und die verwendeten Knochen kannst du nochmal auskochen. Beim ersten Kochen wird die Brühe mehr Nährstoffe enthalten, aber auch beim zweiten Auskochen hat sie einen hohen Nährwert. In Einmachgläsern oder Gefrierbeuteln hält sie sich im Kühlschrank mehrere Tage, den Rest kannst du einfrieren.

2. Gehaltvollere Eintöpfe mit weiteren Zutaten benötigen natürlich mehr Vorbereitungszeit als die ganz einfachen Gerichte, daher ist es ideal, größere Mengen vorzubereiten und portionsweise einzufrieren. In den ersten Tagen nach der Entbindung – während du selbst noch etwas Leichteres isst – sind sie perfekt für deinen fleißigen, hungrigen Partner und versorgen ihn oder sie mit einer reichhaltigen Mahlzeit.

3. Die Vorbereitung von ein paar Snacks, die sich lange halten (zum Beispiel Müsli), und das Umfüllen von Tees und Kräutern in Glasbehälter sind die perfekte Aktivität für die letzten Wochen der Schwangerschaft. Klug ist auch, schon jetzt die Kräutermischung für das wohltuende Beinwell-Sitzbad vorzubereiten (siehe Seite 235). Eine weitere, sehr sinnvolle Aufgabe ist es, trockene Nahrungsmittel (Getreide, Bohnen, Hülsenfrüchte) in mit Etiketten versehene Behälter umzufüllen und mit den Informationen zur benötigten Wassermenge und den Kochzeiten zu beschriften. So wird jeder, der vorbeikommt, einen Topf Essen für dich auf den Herd stellen können.

Nützliche Geschenke

Meistens werden Babys bei ihrer Geburt mit Geschenken überhäuft. Aber es ist höchste Zeit, dass auch die Mama ein Stück vom Kuchen abbekommt. Setze also auch ein paar nützliche, „egoistische" Dinge mit auf deine Wunschliste: Nämlich die Ausstattung und Zutaten, die du für deine gute Ernährung nach der Entbindung brauchst. Das sind die Geschenke, die dir – und deshalb auch deinem Baby – in euren ersten gemeinsamen Tagen guttun werden. Und die praktisch veranlagten Menschen, die den Wink verstehen und dir diese Sachen schenken (anstatt ihre Liebe für pastellfarbene Strampler auszuleben), sind vielleicht auch diejenigen, auf die du bei so unglamourösen, aber unverzichtbaren Dingen wie Kochen, Putzen und Kinderhüten zählen kannst.

Mamas Wunschliste

- Geschenkgutscheine für den Biometzger, zum Einkaufen von Fleisch und Knochen
- Ein großes Glas Bio-Kokosöl und eine große Flasche kaltgepresstes Bio-Sesamöl zum Kochen und zur Körperpflege
- Ein großes Glas Honig und ein Glas Bienenpollen für Smoothies
- Superfoods in Pulverform für Smoothies: Kakao, Maca, Spirulina
- Eine bunte Mischung getrockneter Pilze, darunter Reishi-Pilze
- Ein Wasserfilter für deine Küche (siehe „Und was ist mit Wasser?" auf Seite 61)
- Eine paar Liter hausgemachte Rinderknochenbrühe zum Einfrieren (falls du sie nicht selbst kochst)

- Geschenkgutscheine für Tee und Kräuter
- Glasbehälter zum Aufbewahren von Nahrungsmitteln (siehe „Die wichtigsten Küchenutensilien“, Seite 136/137)
- Nussmilchbeutel
- Eine Babytrage deiner Wahl (für einen Überblick siehe Seite 62)
- Andere Küchenutensilien, die du brauchen kannst (siehe Seite 136/137)

ANMERKUNG: *Anregungen dazu, wo du die Lebensmittel findest, gibt es auf Seite 138 (Empfohlene Bestelladressen).*

Kraft tanken

Wahrscheinlich hältst du dich, schon seit du von deiner Schwangerschaft weißt, an deine eigenen Regeln einer gesunden Ernährung. Trotzdem ist nie zu spät, noch ein wenig mehr für sich zu sorgen, vor allem, um sich gut auf die Entbindung und die Erholungsphase danach vorzubereiten. Probiere die neuen Gerichte in diesem Buch schon jetzt aus – wenn du noch den Kopf frei und genügend Energie hast, um herauszubekommen, was dir am besten schmeckt und welche Wirkung ein bestimmtes Gericht auf dich hat. Auf dieses Wissen kannst du später zurückgreifen, um schnell zu entscheiden, was du in einem bestimmten Moment brauchst, um gut gewärmt und gesättigt zu sein. Besonders nahelegen möchte ich dir Folgendes:

- Sollten Rinderknochenbrühen noch kein fester Bestandteil deiner Ernährung sein, dann fang jetzt damit an. Brühen gehören zu den heilsamsten Gerichten auf diesem Planeten. Sie werden dich für die Entbindung stärken und das in ihnen enthaltene Kollagen ist gut für deine Haut: Genau das Richtige für deinen sich immer größer werdenden Bauch und die Genesung nach der Entbindung.
- Smoothies (bei Zimmertemperatur getrunken) und Suppen sind eine großartige Möglichkeit, sehr viele wertvolle Nährstoffe in flüssiger Form zu sich zu nehmen: Ideal für einen Magen, dem der größer werdende Körper des Babys immer weniger Platz lässt.
- Mama-Bowls (Seite 182–185) aus vorbereiteten Zutaten sind im Nu fertig und

unschätzbar wertvoll, um in den geschäftigen letzten Tagen der Schwangerschaft auf gesunde Weise satt zu werden. (Ganz nebenbei sind sie ein leckeres Essen für Geschwisterkinder!)

- Den ganzen Tag über ein wenig Himbeerblättertee (Seite 223) zu schlürfen, ist eines der besten Dinge, die du zur Vorbereitung der Entbindung tun kannst: Er entspannt die Gebärmutter und fördert eine schnelle Geburt. Hebammen empfehlen, ihn erst ab der 37. Schwangerschaftswoche zu trinken. Brennnesseltee (in Maßen getrunken, Seite 223) verleiht dir Energie und wertvolles Eisen.
- Fange allmählich an, auf eiskalte Getränke und stark gekühltes Essen zu verzichten. Trinke stattdessen lieber raumtemperiertes oder warmes Wasser.

Das Nest bauen

Auch wenn dein Baby keine Augen für die schönen Farben haben wird, in denen ihr sein Kinderzimmer eingerichtet habt, und es die lustigen Abziehbilder an der Wand genauso wenig bemerken wird wie sein teures Mobile – ein Spontankauf am Tag, als du allen von deiner Schwangerschaft erzählt hast –, *du* wirst deine Umgebung sehr wohl bemerken. Schon nach wenigen Tagen wird dir klar sein, ob die Kissen in deinem Bett deinen Rücken beim Stillen ausreichend stützen – oder nicht. Du wirst wissen, ob sich die Schlafzimmerlampe nachts ausreichend dimmen lässt, um ein hungriges Baby in einem schläfrigen, nur halbwachen Zustand zu behalten (wichtiger Hinweis: Wenn das gelingt, fällt es meist leichter,

---

UND WAS IST MIT WASSER?

Während der ersten vierzig Tage wirst du sehr viel Wasser trinken – und folglich auch dein Baby. Chemikalien aus dem Trinkwasser zu filtern, ist eine der besten „Reinigungsaktionen", die du deiner Küche zuteilwerden lassen kannst. Und sie hat sowohl auf deinen Körper als auch auf deine Muttermilch positive Auswirkungen. Die Angebote gehen von einfachen Filtern, die Kalk und Chlor entfernen, bis zu komplexen Einbaufiltersystemen, die sämtliche Schadstoffe herausfiltern. Falls du an einem Ort wohnst, wo die Trinkwasserqualität zu wünschen übrig lässt, und du daher schon einmal mit dem Gedanken gespielt hast, dir einen Wasserfilter anzuschaffen, es aber bislang noch nicht gemacht hast: Dies ist der richtige Moment! Oder setze ihn einfach auf deine Wunschliste!

EINE NEUE ANGEWOHNHEIT: DEIN BABY TRAGEN

Wir alle kennen Bilder von Müttern indigener Völker, die ihr Kind in einem Tuch ganz nah am Körper tragen. Diesen Frauen garantiert die unmittelbare körperliche Nähe die Sicherheit des Kindes und außerdem zwei freie Hände zum Arbeiten. In Kulturen, in denen die Beteiligung aller Mitglieder der Gemeinschaft grundlegend für das Überleben ist, ist beides wesentlich.

In modernen Gesellschaften ist es nicht ganz so verbreitet, sein Baby am Körper zu tragen, doch der Nutzen für Mutter und Kind bleibt weiterhin enorm. Viele moderne Kulturen nutzen Kinderwägen, aber diese Distanz zwischen Mutter und Kind ist eine verlorene Gelegenheit, zu genesen und Bindung aufzubauen – und zwar für euch beide. Für ein Neugeborenes kann das Leben außerhalb der Gebärmutter sehr hell, kalt und verwirrend sein. An Brust und Bauch gekuschelt spürt es dagegen eine direkte Verbindung zu deiner Mitte, dem wärmsten Teil deines Körpers. Hier kann es deinem Herzschlag lauschen, genauso wie während der Schwangerschaft, dem vertrauten Pochen, das es tief entspannen lässt. In seinem Kokon wird sich dein Baby geborgen und ruhig fühlen – und du wirst überrascht davon sein, wie schnell sich auch ein quengeliges Neugeborenes im Tragetuch oder in der Babytrage beruhigt. Auch für dich ist das Tragen des Babys ein Gewinn. Den kleinen, warmen Körper deines Säuglings an deinem Herzen zu spüren, hat eine zutiefst verbindende und Nähe stiftende Wirkung und hilft dir auch dabei, deine eigene Körperwärme zu bewahren – eines der wichtigsten Ziele der ersten vierzig Tage. Die meisten Mütter finden, dass das Tragen ihrer Babys sich zudem positiv auf ihre Stimmung auswirkt, und das wiederum trägt zu einer ruhigeren und erholsameren Zeit nach der Entbindung bei.

Doch das Tragen eines Babys sieht oft einfacher aus, als es ist. Als Teil deiner Vorbereitungen im dritten Trimester empfehle ich deshalb dringend, dir eines der verschiedenen Tragesysteme auszusuchen und dich mit seiner Funktionsweise vertraut zu machen. Es gibt sehr viele verschiedene Optionen: Wickeltücher, Tragetücher, Ringtragetücher, Bauchtragen, Rückentragen und vieles mehr. Neugeborene werden immer auf der Brust getragen, doch ansonsten gibt es kein Richtig oder Falsch. Das einzig wirklich Wichtige ist, dass ihr beide euch sicher fühlt und es für euch beide angenehm ist. Zu bestimmten Körperformen passen bestimmte Tragesysteme besser, und auch persönliche Vorlieben sind ein wichtiger Faktor. Ein Ringtragetuch stört dich vielleicht an der Schulter und möglicherweise wirst du das Rätsel des Tuchbindens nie lösen können. Am besten gehst du in ein auf Babytragen spezialisiertes Geschäft, um verschiedene Optionen auszuprobieren und die sichere Handhabung mit einer geschulten Person durchzugehen. Darüber hinaus gibt es gute Youtube-Tutorials und natürlich den Rat erfahrener Mütter, den Meisterinnen in der Kunst des Babytragens (bitte deine Freundinnen um eine kleine, persönliche Vorführung!). Befasse dich mit alldem lieber jetzt, bevor dein Baby auf der Welt ist.

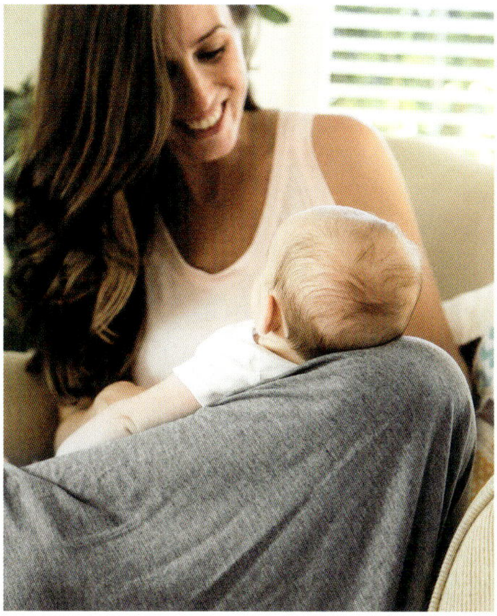

es wieder in den Schlaf zu wiegen), das Zimmer aber *genügend* erhellt, um eine Windel zu wechseln oder einem winzigen Mund den Weg zu einer prallvollen Brust zu weisen. Während der ersten vierzig Tage kann deine physische Umgebung dein Leben dramatisch beeinflussen!

In der Phase des Sammelns kannst du dich gut um dein Nest kümmern. Sobald dein Baby da ist, wirst du nicht die Energie oder Motivation haben, noch etwas zu verändern. Genau deshalb ist es so wichtig, dir noch *vorher* einen Platz herzurichten, an den du dich mit ihm zurückziehen kannst. Hier wirst du stillen, schlafen, dein Baby deinen Lieben vorstellen, sogar essen – und gleichzeitig tief im Erholungsprozess der ersten vierzig Tage versinken.

Zunächst wird das Schlafzimmer zum Mittelpunkt deines Universums. Dieses Zimmer, das früher längst vergessenen Tätigkeiten wie Schlafen und Sex vorbehalten war, verwandelt sich auf einmal in einen Multifunktionsraum. Es ist Schutzraum für Mama und Baby (wo sich beide dem Trubel entziehen können) und Lagerraum für die stetig größer werdende Ausstattung für euer Leben mit einem Neugeborenen (Wickeltisch, Wickelzubehör, Babykleidung, Milchpumpe und Fläschchen und so weiter). So bleibt zumindest der Rest eures Zuhauses relativ frei von Babysachen, und du und dein Partner habt ein wenig babyfreien Raum für euch.

Euch ein Nest einzurichten, heißt keinesfalls, alles komplett neu zu machen, sondern auf kleine Details zu achten, damit du es beim stundenlangen Stillen und Trösten deines Babys ganz sicher so gemütlich wie möglich hast. Nutze diese Zeit im dritten Trimester und schaue dir deine Umgebung einmal genauer an. Hast du ein bequemes Bett? Kannst du von dort aus dem Fenster schauen, oder hängt ein Bild in der Nähe, das du gerne ansiehst? Hast du Kissen, die dich beim Stillen ausreichend stützen? Steht neben dem Bett eine leicht zu erreichende Lampe? Um ein warmes, babyfreundliches Licht zu schaffen, kannst du entweder die Glühbirne wechseln (bloß nicht der Versuchung nachgeben, ein Handtuch oder einen Schal über die Lampe legen, hohes Brandrisiko!) oder frage herum, ob dir jemand eine Lampe mit Dimmer ausleihen könnte. Vielleicht brauchst du einen Wickeltisch, damit du dir beim Windelnwechseln nicht den Rücken ruinierst, und einen Gymnastikball, auf dem du sitzen und dein Baby in besonders kritischen Momenten beruhigen kannst.

An einen großen, gemütlichen Sessel zu denken, ist ebenfalls eine gute Investition: für all die Momente, wenn du dich nach einer aufrechteren Position sehnen wirst. Auf einem geeigneten Sessel kannst du in deiner ganzen mütterlichen Pracht thronen – und manchmal ist aufrecht zu sitzen ein sehr gutes Mittel gegen Traurigkeit. Der Sessel kann im Schlafzimmer stehen, damit du dort sitzen statt liegen kannst, oder er kann im Wohnzimmer der Ort für dich und dein Baby sein. Auch ein Beistelltisch ist eine gute Idee, um Getränke, Snacks und alles andere abstellen zu können, was in Reichweite sein sollte (notfalls tut es auch ein kleiner Klapptisch).

Während du deinen sicheren Hafen baust, solltest du darauf achten, dass dein Partner sich dort genauso wohlfühlt wie du – oder zumindest bereit ist, für ein paar Wochen einen Kompromiss einzugehen. Natürlich darfst du auf den zwölf Kissen in eurem Bett bestehen oder die Luft mit Lavendelöl parfümieren, aber vergiss nicht, dass diese ersten Wochen auch für den Zusammenhalt eurer Familie wichtig sind und alle zufrieden sein sollten.

Zu der Vorbereitung deiner Auszeit gehört auch, die Produkte in deinem Badezimmer einmal gründlich unter die Lupe zu nehmen. Stark parfümierte Kosmetika, Bade- und Hautpflegeprodukte solltest du aussortieren und für eine gewisse Zeit wegstellen. Die Bindung zwischen dir und deinem Baby funktioniert sehr stark über Gerüche – deine Haut, deinen Schweiß, deine Muttermilch, deinen Speichel und auch den seiner Haut und seiner Körperflüssigkeiten. Dein Baby wird es sich die meiste Zeit an deinen Körper, deinen Hals und dein Haar schmiegen – lass es dabei dich selbst riechen, nicht dein Shampoo oder deine Bodylotion, und schütze es darüber hinaus vor möglichen schädlichen Inhaltsstoffen. Im siebten Kapitel erkläre ich, wie man Sesam- oder Kokosöl zur Körperpflege verwenden kann. Sie verwöhnen die Haut, ohne zu stark zu duften. Gleichzeitig könntest du dir auch wehenfördernde ätherische Öle deiner Wahl besorgen (siehe Seite 84) und entspannendes Lavendelöl für die Zeit danach. Gegen Schwellungen und Schmerzen nach der Entbindung empfehle ich zudem gerne das homöopathische Mittel Arnica. Ein Fläschchen Arnica C30, zu verwenden nach den Angaben auf dem Beipackzettel, reicht für den Anfang.

Zu den eher unromantischen, aber sehr hilfreichen Utensilien für die Zeit nach der Entbindung gehören: eine Wärmflasche für die Bauchregion (im Falle eines Kaiserschnitts solltest du vor der Verwendung mit deinem Arzt über eventuelle Bedenken hinsichtlich direkter Wärme sprechen) und die verschiedenen Kräuter für das Beinwell-Sitzbad (Seite 235) zur Pflege der zarten Haut um den Damm. Für ein Sitzbad setzt man sich in wenige Zentimeter warmes Wasser – dafür sind eine niedrige Sitzwanne (zum Beispiel eine aufblasbare Babywanne) oder eine

DEINE AUSZEIT ORGANISIEREN

Wenn du als Angestellte tätig bist, planst du jetzt die Zeit, in der du nicht arbeiten wirst. Kunden, mit denen du besonders viel Kontakt hast, kannst du nun ankündigen, dass du bald eine Weile fehlen wirst, und ihnen die Person nennen, die dich vertreten wird. Das Ziel ist, alles so geordnet wie möglich zu hinterlassen, damit du dich nach der Entbindung um nichts kümmern musst außer darum, dich zu erholen und für das Baby da zu sein. Wenn du freiberuflich arbeitest, ist die Herausforderung, diese Zeit für dich zu beanspruchen, etwas größer: Es könnte sich unverantwortlich anfühlen, eine Zeit lang keine Einkünfte zu haben oder die Kunden zufrieden zu stellen. Doch solche Gefühle sind eine gute Gelegenheit, vernünftige Grenzen zu setzen und dafür zu sorgen, dass andere über dein baldiges Fehlen informiert sind: Du kannst eine Abwesenheitsnotiz einrichten und eventuell auch eine Ansage für deine Mailbox aufnehmen, um deine Kunden wissen zu lassen, dass Anfragen für sechs Wochen (oder länger) unbeantwortet bleiben werden. Wenn du dich jetzt um diese wesentlichen Dinge kümmerst, wirst du bald in aller Ruhe in den Hafen der ersten vierzig Tage einlaufen können.

Sitzbadschale (erhältlich in der Apotheke) hilfreich. Eine Sprayflasche aus Plastik ist ein günstiges Must-have, um den Dammbereich vorsichtig mit warmem Wasser zu reinigen, nachdem man auf der Toilette war. Eine Kühlbox vor der Haustür ist nützlich, denn sie lässt sich auch befüllen, wenn ihr schlaft oder gerade lieber nicht gestört werden möchtet. Andernfalls hilft ein netter Zettel an der Tür einer lieben Person, leise den Weg zum Kühlschrank zu finden. Eine neben dem Spülbecken positionierte Seife nebst Handtuch geben jedem Besucher einen Wink, sich die Hände zu waschen, um dich und dein Baby vor Keimen zu schützen. Du könntest dort auch ein Blatt mit Hinweisen deponieren, damit Helfer, die zum Kochen, Waschen oder Putzen bei euch vorbeikommen, die nötigen Infos finden, wo bei euch was steht und welche Produkte ihr verwendet.

Schließlich solltest du auch über das Maß an Privatsphäre nachdenken, das du dir für die ersten Tage mit Baby wünschst. Höchstwahrscheinlich wirst du müde und verletzlich sein, und falls du stillst, wird man oft deine Brüste sehen. Möchtest du, dass alle Besucher – auch dein Partner, deine Oma, deine Hebamme oder Doula – anklopfen, bevor sie in dein Zimmer kommen? Wird deine Tür allen offen stehen? Vielleicht sind bestimmte Momente – zum Beispiel, wenn du schläfst oder lange stillst – für Besucher einfach tabu? Ein selbstgebasteltes Stoppschild kann unerwünschten Besuch freundlich auf Distanz halten: Ruhe, bitte! Mama schläft.

Erste-Hilfe-Set für den Nestbau

- Wärmflasche und Sprayflasche
- Kräutermischung für das Beinwell-Sitzbad (Seite 235) und eine Sitzwanne oder Sitzbadschale
- Homöopathische Tropfen: Arnica C30, Phytolacca C30, Belladonna C30
- Ätherische Duftöle nach Wahl

Die Helfer um dich sammeln

Sicher kennst du das Sprichwort „Um ein Kind zu erziehen, braucht es ein ganzes Dorf". Ein weiteres Dorf braucht es, um eine Frau in ihre Mutterschaft zu begleiten. Früher waren Mütter nach der Entbindung umgeben von einem Kreis fürsorglicher Frauen – Tanten, Schwestern, der Schwiegermutter und Nachbarinnen –, und zwar von dem Moment an, in dem die Wehen einsetzten, bis zu dem Zeitpunkt, an dem das Baby einige Wochen, wenn nicht Monate alt war. Die starken und liebenden Hände dieser Frauen kümmerten sich um die Rahmenbedingungen im Leben der jungen Mutter, damit sie genügend Zeit hatte, sich auf die Heilung, ihr Baby und all die Veränderungen einzulassen. Heute leben wir oft weit von unseren Familien entfernt, und dieser Kreis von Unterstützerinnen steht nicht automatisch zur Verfügung. Eine Frau muss sich selbst aktiv darum kümmern, sich ihren eigenen Unterstützerkreis aufzubauen.

Die gute Nachricht ist: Sobald du diesen Kreis zusammen hast, wirst du dein eigenes, modernes Dorf um dich haben – eines, das du dir maßgeschneidert hast. Traditionen wie *Zuo Yuezi* haben zweifellos viele gute Seiten, erschienen einer frischgebackenen Mutter wahrscheinlich aber oft etwas klaustrophobisch, da sie – igitt! – permanent dem unerbittlich wachsamen Blick ihrer Schwiegermutter ausgesetzt war. Heutzutage kannst du dir deine eigene Liste von Menschen zusammenstellen, die du wirklich um dich haben möchtest – und deine Schwiegermutter kann dabei sein, muss es aber nicht. Dieser individuelle Kreis von Menschen, dessen Mitglieder von dir und für dich handverlesen werden, muss nicht immer gleich aussehen.

Beim Aufbau deines individuellen Dorfes merkst du vielleicht, dass Hilfe in ganz verschiedenen Formen auf dich wartet – und dein persönlicher Kreis auch eher ein Oval sein kann. Neben denen, die mit frisch gekochtem Essen oder zwei freien Händen bei dir auftauchen, um durchzufegen, den Abwasch zu machen oder dein Baby zu wiegen, damit du ein Nickerchen machen oder duschen kannst, hast du vielleicht eine Handvoll woanders lebende Freunde, mit denen du regelmäßig per Telefon, Skype oder FaceTime sprechen kannst. Ein einfaches „Und wie geht es *dir?*" kann unschätzbaren Wert für eine Mutter haben, die langsam das Gefühl hat, in all den Nachfragen nach dem Baby zu ertrinken.

Wenn du dir deinen Helferkreis organisierst, dann halte dir immer vor Augen, dass Menschen von Natur aus gerne helfen. Trotzdem könnte es sein, dass du manchem nicht Eingeweihten erst einmal erklären musst, was die ersten vierzig Tage sind und dass es eine Zeit ist, in der man ganz bewusst nichts tut. Gib ihnen dieses Buch! So werden sie besser verstehen, dass eine Frau in deiner Situation so viel Erholung und Ruhe braucht wie möglich, um den Grundstein für die Beziehung zu ihrem Kind zu legen und von dem Regenerationseffekt der ersten vierzig Tage zu profitieren. Gäbe es eine Pause-Taste für das Leben einer jungen Mutter, würde sie diese einen Tag nach der Entbindung drücken und erst wieder an die Play-Taste denken, wenn der 40. Tag vorüber ist. Hab Vertrauen, dass sie das verstehen werden, und selbst wenn nicht – sie werden merken, wie wichtig es für dich ist.

Eine der wichtigsten Übungen während dieser Phase des Sammelns ist, darüber nachzudenken, um welche Bereiche deines Lebens du dich auch während deiner Auszeit kümmern musst und wer dir dabei helfen könnte.

EINE NEUE ANGEWOHNHEIT: UM HILFE BITTEN

Zu Beginn kann es schwerfallen, andere um Hilfe zu bitten. Aber sich an andere zu wenden, wenn man es braucht, wird mit der Zeit leichter – so wie ein Muskel, der stärker wird, je länger man ihn trainiert. Fang schon jetzt mit dem Üben an, und du wirst sehen: Nach der Entbindung wirst du in dieser Hinsicht ein wahres Muskelpaket sein! Mit einem Hilferuf macht man klar, dass man etwas alleine nicht schafft. Aber man muss es auch gar nicht alleine schaffen – andere werden dir gerne helfen! Wende dich an die Menschen, von denen du glaubst, dass sie gerne mit anpacken würden. Ein kurzer Anruf oder eine Mail mit einem lieben Gruß und einer klaren Ansage sind äußerst wirkungsvoll! Es gibt keinen Grund, dich mit deinen Wünschen zurückzuhalten: Drücke sie einfach klar und freundlich aus. Nicht jeder wird imstande sein, gleich loszurennen, und das ist auch in Ordnung. Doch du wirst mit fast hundertprozentiger Sicherheit überrascht davon sein, auf wie viele offene Ohren du stößt!

Vor der Ankunft des Babys ging es um den Austausch von Energie zwischen dem Paar. Nun geht es plötzlich um den zwischen Mama und Kind. Solch eine Veränderung kann eine Beziehung in ihren Grundfesten erschüttern – denkt man nicht schon im Voraus darüber nach.

DR. ELLIOT BERLIN, CHIROPRAKTIKER FÜR DIE SCHWANGERSCHAFT, GEBURTSBERATER UND DOULA, LOS ANGELES, KALIFORNIEN

Dich schon jetzt um dein Team aus Helfern zu kümmern und es nicht auf später zu verschieben, bedeutet auch, dass der berüchtigte „Babyblues" gar nicht erst die Möglichkeit bekommt, dein rationales Denken zu vernebeln. (In den ersten Tagen mit einem Neugeborenen ist es seltsamerweise ganz einfach, zu vergessen, dass man Freunde hat, wodurch man sich unnötig einsam fühlt.) Eine frühzeitige Vorbereitung räumt auch deinen Helfern genügend Zeit ein, sich ein paar Tage frei zu nehmen, in den Familienkalender zu schauen oder Reiseplanungen anzupassen.

Auch wenn jede Frau anders ist, finden die meisten Mütter, dass man in den folgenden Bereichen auf jeden Fall Hilfe gebrauchen kann:

KOCHEN: Frischgebackene Mütter brauchen kontinuierlich nährstoffreiche, regenerierende Speisen aus frischen Zutaten – und ihr Partner (und anderen Kinder) müssen natürlich auch etwas essen. Diese Gerichte können liebe Menschen in deiner eigenen Küche oder woanders zubereiten und bei dir vorbeibringen. Sollte bei dir gekocht werden, ist es natürlich wichtig, dass die Küche sauber hinterlassen wird. Eine große Hilfe ist es, wenn sich jemand dazu verpflichtet, deinen Kühlschrank regelmäßig mit frischem Essen zu befüllen. Auch wenn zu viele SMS- oder WhatsApp-Nachrichten in den ersten vierzig Tagen dich durchaus vom Wesentlichen ablenken können, ist es sinnvoll, dass eingeladene Besucher vorher kurz bei dir oder deinem Partner nachfragen, ob ihr gerade etwas braucht.

PUTZEN: Ein sauberes, gut organisiertes Zuhause, in dem so wenig Chaos herrscht wie möglich, ist ein Geschenk des Himmels. Deine Freunde oder Familienangehörige können dir dabei helfen, dein Zuhause sauber – oder zumindest funktionstüchtig – zu halten. Diejenigen, die dir putzen helfen wollen, werden mit einem Lächeln auf den Lippen bei dir auf der Matte stehen und erwarten nicht, in irgendeiner Weise verköstigt oder belohnt zu werden.

KINDERBETREUUNG: Für eine frischgebackene Mutter ist es sehr schwer, sich auf sich selbst und ihr Neugeborenes zu konzentrieren, wenn sie sich darüber hinaus auch noch um ihre anderen Kinder kümmern muss. Vertrauenspersonen, die deine Kinder bereits kennen, können sie zur Schule bringen oder von dort abholen, bei den Hausaufgaben und beim Zubettgehen helfen oder auch einfach von Zeit zu Zeit etwas mit ihnen unternehmen.

GESELLSCHAFT: Sich um ein Kleinkind zu kümmern, kann eine einsame Tätigkeit sein. Mütter hören nach der Geburt eines Kindes nicht auf, denkende, fühlende Menschen zu sein, doch tagein, tagaus mit einem Baby zu verbringen, lässt wenig Raum für Gespräche und Austausch. Frischgebackene Mamas brauchen Menschen um sich, die regelmäßig nach ihr sehen und merken, ob sie gerade Lust auf Besuch hat und ein bisschen quatschen möchte. Sie sollten keine Erwartungen an sie haben, es nicht persönlich nehmen, wenn sie ungestört sein möchte, und immer wieder vorbeischauen, wenn sie sich Gesellschaft wünscht. Dieser hilfsbereite Menschenschlag kennt die ungeschriebenen Gesetze rund um den Besuch bei frischgebackenen Müttern – und nimmt sie ernst (siehe „Meine Traumbesucher", Seite 179). Auch dein Partner hat in dieser Zeit das Bedürfnis nach Gesellschaft. Bitte doch ein paar Leute darum, auch immer mal wieder nach ihr oder ihm zu sehen, vielleicht gemeinsam ins Kino oder etwas essen zu gehen oder, noch besser, als Ausgleich für die viele Zeit drinnen, draußen ein wenig Sport zu machen.
BABYSITTEN: Falls du nicht die Hilfe einer Doula in Anspruch nimmst (siehe „Welche Profis wichtig sind", Seite 70/71), denke darüber nach, wer aus deiner Familie oder eurem Freundeskreis gerne Zeit mit deinem Neugeborenen verbringen würde. Auch du wirst ohne Zweifel Pausen von deinem Goldkind brauchen – um zu schlafen, ein Bad zu nehmen oder dich kurz mit einer Augenmaske hinzulegen. Eine Person, der du vertraust, nimmt dir auch ein quengeliges, müdes Baby ab und verschafft dir die Zeit für solche Pausen. Sie wechselt volle Windeln, wiegt das Kleine auch mal 45 Minuten am Stück – tut also alles, was sein muss, damit du eine wohlverdiente Pause bekommst.

Menschen, die dir das Baby einmal abnehmen können, sind besonders wichtig, und das nicht nur, weil sie Zeit mit deinem heißgeliebten Kind verbringen. Auch, weil sie wissen, dass ihre Hilfe an keinerlei Bedingungen geknüpft ist. Sie sind nicht nur dann da, wenn das Baby gerade zauberhaft gelaunt und zufrieden ist. Ganz im Gegenteil: Sie möchten, dass *du* Zeit mit ihm verbringst, wenn es besonders gut drauf ist. Denn sie wünschen sich für dich, dass du im Oxytocin-Himmel schwebst und glückselig bist, dass dein Kind in deinen Armen vor Freude gluckst, schlummert oder ganz zufrieden von dir gestillt wird. Sie nehmen dir das Baby gerade dann ab, wenn es besonders miesepetrig oder übermüdet ist – helfen dir also dann, wenn es drauf ankommt: Damit du durchatmen und eine Pause machen kannst.

WELCHE PROFIS WICHTIG SIND

Freunde und Familie können dich in den ersten vierzig Tagen wunderbar unterstützen, sind aber nicht die einzige Möglichkeit, sich nach der Geburt Hilfe zu holen. Genauso wie ein Team aus Spezialisten dich durch die Entbindung begleitet (dein Gynäkologe, deine Hebamme), können dir Profis dabei helfen, leichter und glücklicher durch die Wochen danach zu kommen. Wenn du mit diesem Gedanken spielst, ist es sinnvoll, schon jetzt, im dritten Trimester, vorauszuplanen, da viele dieser Leistungen Monate im Voraus gebucht werden müssen. Ob du dir Unterstützung beim Stillen wünschst, nach jemandem suchst, der dir tagsüber mit dem Baby hilft, zwei weitere Hände gebrauchen könntest, die sich nachts um dein Kind kümmern, oder nach jemandem Ausschau hältst, der dir im Haushalt unter die Arme greift: Es gibt viele, genau dafür ausgebildete, verständnisvolle und erfahrene Menschen. Jeder dieser Profis hat sein eigenes Arbeitsgebiet, darum pass jetzt genau auf.

DIE HEBAMME: Hebammen sind nicht nur vor und bei der Geburt, sondern auch in den Wochen danach eine unverzichtbare, hochprofessionelle Hilfe. In Deutschland hat jede junge Mutter bis zu 12 Wochen, unter Umständen auch bis zum Ende der Stillzeit, Anspruch auf die Betreuung durch eine Hebamme – die gesetzlichen Krankenversicherungen übernehmen dafür die Kosten. Hebammen arbeiten entweder freiberuflich oder mit Kliniken zusammen. Sie kümmern sich kompetent um den Gesundheitszustand der Mutter und des Babys, beraten in Stillfragen, geben erste Anleitungen für Rückbildungsgymnastik und unterstützen in allen Fragen, die in den ersten Lebenswochen des Babys auftauchen. Viele Hebammen halten alternativmedizinische Angebote wie Ayurveda, Akupunktur, Homöopathie etc. bereit.

DIE DOULA: Im deutschsprachigen Raum sind Doulas ein relativ neues Angebot, das man privat bezahlen muss, das sich aber lohnen kann. Ihre Hauptaufgabe ist es sicherzustellen, dass eine frischgebackene Mama alles Nötige bekommt, um sich voll und ganz der Pflege ihres Kindes zu widmen. Dazu gehört, darauf zu achten, dass sie genug isst, trinkt und sich insgesamt wohlfühlt. Sie springen dort ein, wo sie gebraucht werden: Sie helfen im Haushalt, schauen nach der Mama, geben Tipps zum Stillen und kümmern sich um das Baby. Doulas haben kein Problem damit, deine wirklichen Bedürfnisse zu respektieren und darauf einzugehen. Auf Ayurveda spezialisierte Doulas sehen wärmendes, ayurvedisches Essen und Massagen als Teil ihres Service an.

DIE STILLBERATERIN: Stillen ist ein weites und komplexes Feld. Für manche Frauen ist es ganz einfach und kaum anstrengend, andere empfinden es als sehr seltsam und schmerzhaft. Das Stillen kann bei jedem Kind ganz anders sein. Manche Säuglinge und ihre Mütter sind von Anfang an ein eingespieltes Team. Für andere Babys ist es nicht ganz so leicht, und sie haben Schwierigkeiten, ihren Rhythmus zu finden. Es ist sehr hilfreich, von Anfang an eine vertrauenswürdige Anleitung zu haben, zum Beispiel durch eines der vielen wundervollen Bücher, die es zu allen Aspekten des Stillens gibt. (Fühle dich bitte nicht ausgeschlossen, falls du deinem Baby das Fläschchen gibst, mit Ausnahme der folgenden Zeilen gilt alles andere in diesem Buch zu neunundneunzig Prozent auch für dich!).

Eine ausgebildete Stillberaterin kann deine Art zu stillen komplett verändern. Viele Geburtskliniken bieten eine Stillberatung an. Allerdings ist es unglaublich wohltuend, an dem Ort zum Stillen beraten zu werden, an dem man die meiste Zeit stillen wird. Stillberatungen durch freie Stillberaterinnen werden in Deutschland und Österreich nicht, in der Schweiz allerdings schon von der Krankenkasse übernommen.

DIE KINDERPFLEGERIN: Kinderpflegerinnen sind auf die Kinder- und Säuglingspflege spezialisierte, ausgebildete Profis; sie können nachts und tagsüber für dich arbeiten und helfen dir bei jedem Detail der Babypflege. Sie unterstützen frischgebackene Eltern darin, den Bedürfnissen ihres Babys nachzukommen, und bringen ihnen die besten (das heißt effektivsten) Methoden zum Aufstoßen, Beruhigen, Wickeln bei. Besonders hilfreich ist eine Kinderpflegerin nach einem Kaiserschnitt, da es ziemlich schwierig sein kann, sich während des Heilungsprozesses zu bewegen. Auch Mütter von Zwillingen, Drillingen und so weiter werden eine verlässliche, professionelle Hilfe in den ersten Wochen sehr zu schätzen wissen.

Wenn es dir dein Budget erlaubt, könntest du auch darüber nachdenken, dir weitere professionelle Hilfe zu suchen: Babysitter für deine älteren Kinder, jemanden, der mit deinem Hund Gassi geht, eine Putzkraft oder sogar eine Köchin! Deine Hebamme kann dir eventuell Profis in deiner Nähe empfehlen, und natürlich kannst du selbst im Internet recherchieren: Viele Hebammen, Doulas und Stillberaterinnen haben ihren eigenen Internetauftritt. Auch ein Anruf in einem Mutter-Kind-Zentrum kann dir persönliche Empfehlungen bringen, denen du vertrauen kannst.

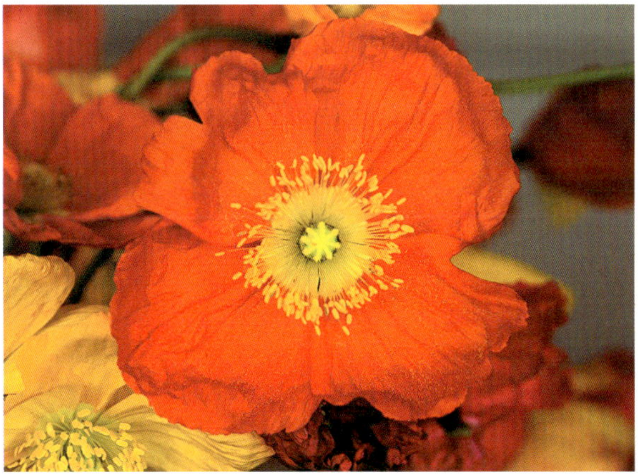

Deine Beziehung stärken

Ein Kind zu bekommen, mag eine der größten Freuden im Leben einer Frau sein, ist aber für eine Liebesbeziehung einer der größten Stressfaktoren überhaupt. In vielen Studien hat sich gezeigt, dass die Zufriedenheit in Partnerschaften nach der Geburt des ersten Kindes drastisch sinkt. Zwei Drittel aller Paare sagen, dass sich ihre Beziehung in den ersten drei Jahren nach der Geburt ihres Kindes bedeutend verschlechtert hat. Oft fallen Begriffe wie „Stress" und „ernsthafte Konflikte", wenn die Erfahrung von Paaren beschrieben wird, die sich gerade an das Leben mit einem Baby gewöhnen. Für den Fall, dass du davon träumst, wie eure Kleinfamilie bald nonstop, umgeben von glitzerndem Feenstaub, miteinander kuscheln wird, könnte dich die Realität ziemlich hart treffen. Natürlich, du erwartest gelegentliche mitternächtliche Streitereien genauso wie die Tage, an denen ihr euch vor lauter Erschöpfung nur noch wie Zombies durch die Welt bewegt, aber ernsthafte Konflikte und eine mögliche Scheidung?

Solch ein tragisches Ende kann man zum Glück vermeiden. Mit etwas Voraussicht und Vorbereitung – bevor die Zeitbombe Baby einschlägt – könnt ihr vielleicht eine wirklichkeitsnähere Perspektive einnehmen und als Paar überleben. Auch vor deiner Schwangerschaft brauchte eure Beziehung kontinuierliche Liebe und Aufmerksamkeit, sonst begann sie zu welken. Das Gleiche gilt für das Leben mit Kind, nur die Umstände sind anders. Sich schon lange vor dem Geburtstermin die Zeit genommen zu haben, ganz ehrlich über die neue Dynamik als Familie zu reden, macht einen großen Unterschied, wenn man auf einmal mit der Pflege eines Neugeborenen mehr als beschäftigt ist. Es hilft, eure jeweiligen Rollen als Eltern aus einer biologischen Perspektive zu sehen – zu verstehen, für welche Aufgaben die Natur Frauen vorgesehen hat, sobald sie ein Kind bekommen: Sie sind fürsorglich und stillen, beruhigen und trösten – all das mit einem ganz klar nach innen gerichteten Fokus. Dem gegenüber steht der Vater oder der unterstützende Partner, der darauf programmiert ist, Mutter und Kind zu beschützen und zu versorgen, indem er nach draußen loszieht. Wenn man mit einem neugeborenen Baby dasteht, prallen diese beiden Rollen oftmals aufeinander.

Diese von der Biologie vorgegebenen Rollen zu akzeptieren, ist ein erster Schritt. Der nächste Schritt ist, euch genauer zu überlegen – und zwar wiederum schon *bevor* das Baby kommt –, wie ihr euch das Leben mit Baby vorstellt. Vielleicht kommt dabei heraus, dass du davon ausgehst, eine Aushilfe zu engagieren, die bei euch putzt oder babysittet, dein Partner allerdings ein eher ungutes Gefühl bei dem Gedanken an weitere Ausgaben bekommt. Im Gegenzug kann es sein, dass dein

VIER FRAGEN, DIE EURE BEZIEHUNG RETTEN KÖNNEN

Nehmt euch im dritten Trimester – also genauer gesagt: jetzt! – etwas Zeit, um euch gegenseitig vier grundlegende Fragen zu stellen, die euch dabei helfen können, viel unnötigen Stress zu vermeiden. Vielleicht findet ihr nicht auf alle schon jetzt präzisen Antworten, aber schon allein die Tatsache, vor der Entbindung über diese Themen gesprochen zu haben, kann die Basis für eine auch weiterhin starke Beziehung legen.

1. Wie werden wir die Aufgaben, die mit dem Baby auf uns zukommen, aufteilen?
2. Welche Auswirkungen hat das Baby auf unsere Finanzen? (Dazu gehört auch die Zeit, in der die Mutter nicht arbeiten wird, und die Ausgaben für professionelle Unterstützung jeder Art.)
3. Wie wird unser Neugeborenes unser Liebesleben beeinflussen?
4. Wie verändert sich unser Sozialleben, wenn das Baby auf der Welt ist?

Partner ganz natürlich davon ausgeht, auch weiterhin zum Kampfsporttraining zu gehen – und damit zwei Abende pro Woche nicht zuhause zu sein –, oder weiterhin viel geschäftlich reisen möchte, während du dachtest, er oder sie würde von nun an mehr zuhause sein, um dich so viel wie möglich zu unterstützen. Die Karten schon jetzt (und nicht dann, wenn du völlig übernächtigt und hormongesteuert bist) auf den Tisch zu legen, erleichtert es, vernünftige Lösungen zu finden.

Dein Partner fühlt sich während der ersten vierzig Tage vielleicht allein gelassen. Oft fühlt er sich vom Beginn der Wehen an so, als hätte er plötzlich keine klar definierte Rolle mehr. Zuzulassen, sich auf seine (oder ihre) Art um das Baby zu kümmern, trägt viel dazu bei, dass er sich nicht ausgeschlossen fühlt. Ganz sicher macht er es nicht genauso wie du – aber ihm den Raum zuzugestehen, auf seine eigene Weise eine Windel zu wechseln oder ein gereiztes Baby in den Schlaf zu wiegen, wirkt Wunder für eure Partnerschaft. Genauso hilfreich ist es, an zwei oder drei Abenden pro Woche eine gewisse Zeit nur für euch beide zu reservieren – ja, auch schon in den allerersten Tagen –, um aktiv Nähe zueinander herzustellen. Das kann ein entspanntes Gespräch bei einem Teller Suppe oder ein Moment aufmerksames Kuscheln sein, während das Baby schläft. Diese exklusive Zeit miteinander hält euch zusammen, auch in stressigen Zeiten.

Und obwohl eine Frau in dieser Zeit vielleicht nicht mehr wiederzuerkennen ist – vor lauter Hormonschüben, Gefühlsschwankungen von himmelhochjauchzend bis zu Tode betrübt, sie ständig damit beschäftigt ist, zu stillen oder das Baby in den Schlaf zu wiegen: Partner müssen sich immer vor Augen halten, dass sie bald wieder sie selbst sein wird. Die ersten vierzig Tage sind schnell vorbei, und ihr werdet sie beide überstehen, auch wenn das manchmal unmöglich erscheint – zum Beispiel in den Momenten, in denen eine leere Tube Babysalbe einen mitternächtlichen Weinkrampf hervorrufen kann. Genauso wie eine junge Mutter ihr Herz öffnen und ihren Partner an der Erfahrung teilhaben lassen kann, das Baby großzuziehen, können die Partner das Ihre beitragen, indem sie die junge Mutter, so gut es geht, unterstützen. Schon kleine Gesten, wie sich frühmorgens ums Wickeln zu kümmern, damit sie ausschlafen kann, oder ihr beim Stillen – ungefragt – ein Glas Wasser zu bringen, bewirken viel. Junge Mütter wiederum können eine liebevolle Beziehung am Leben erhalten, wenn sie auch kleine Bemühungen des Partners honorieren. Dafür reicht oft schon ein Augenkontakt beim Dankesagen, eine leichte Berührung oder eine zärtliche Geste der Anerkennung. Man kann es auch aussprechen und dem Partner regelmäßig versichern, dass er oder sie in eurer neuen Familienkonstellation eine maßgebliche und unverzichtbare Rolle spielt. Im Zweifelsfall ist es gut, sich daran zu erinnern, dass jede Unstimmigkeit größer und schlimmer erscheint, wenn man übermüdet, hungrig und überfordert ist.

Sich selbst würdigen

In den letzten Wochen der Schwangerschaft wird immer klarer, dass du dich am Übergang zu einem ganz neuen Ich befindest. Wenn du Mutter wirst, ob zum ersten oder zum dritten Mal, durchlebst du einen bedeutenden Übergangsritus, eine Initiation, die Stärke, Mut und Flexibilität erfordert. Viele Jahrtausende lang wusste man um die Rolle der Frauen im Zyklus des Lebens – sie erfuhren Anerkennung für alles, was es erfordert, ein Baby zur Welt zu bringen, für alles, was sie hinter sich ließen und auf sich nahmen, um Mutter zu werden.

Der modernen Gesellschaft mangelt es ganz offensichtlich an Zeremonien oder Ritualen, um die bedeutenden Übergänge im Leben zu feiern. Klar, eine Babyparty für eine werdende Mutter ist schnell organisiert, aber bei dieser Art von Feier dreht sich am Ende meist doch alles nur um die Babyausstattung. Die bedeutenden Identitätsveränderungen, vor denen die schwangere Frau steht, werden dagegen selten thematisiert. Eine Art von Zeremonie oder ein Ritual vor der Entbindung ist eine Form, um diese Veränderungen zu würdigen und Respekt und Spiritualität in den Prozess zu bringen, wenn aus einer Person plötzlich zwei Menschen werden.

BLESSINGWAY: EIN FEST FÜR DIE WERDENDE MUTTER

Freunde und Familienangehörige können eine werdende Mutter durch viele verschiedene Rituale spüren lassen, dass sie etwas Besonderes ist und geschätzt wird. Hier ein paar Ideen dafür:

Stellt euch in zwei Reihen auf – in der einen die Frauen, die schon Mütter sind, in der anderen die, die keine Kinder haben. Die werdende Mutter umarmt zum Abschied alle Frauen ohne Kinder und wechselt dann in die Reihe der Mütter.

Alle Teilnehmer des Rituals schreiben liebevolle, unterstützende Botschaften auf bunte, kleine Stoffquadrate, aus denen ihr dann eine tibetische Gebetsfahne macht. Die werdende Mutter kann sie mit in den Geburtsraum nehmen und sich auch später daran freuen.

Stellt euch im Kreis auf und gebt eine schöne, mit Wasser gefüllte Glasflasche weiter, während ihr stärkende und gute Wünsche für die werdende Mutter und ihre bevorstehende Entbindung im Kopf formuliert. Bei der Entbindung wird sie von diesem stärkenden Wasser trinken können.

Bereitet ein Fußbad aus wohlriechenden ätherischen Ölen, Wasser und Blütenblättern für die werdende Mutter vor.

Verziert ihren Bauch mit schadstofffreien Farben oder Henna (Henna hält länger – so kann sie ihren bemalten Bauch mit hoher Wahrscheinlichkeit mit in den Geburtsraum nehmen!).

Fordert jede Frau dazu auf, zur Feier eine Wildblume mitzubringen. Flechtet einen Kranz für die Mutter daraus.

Verteilt an alle Teilnehmer eine Kerze, die man anzündet, wenn die Geburt beginnt, und auspustet, wenn das Baby geboren ist. (Ihr könnt euch durch eine im Voraus organisierte Telefonkette oder eine WhatsApp-Gruppe Bescheid geben.)

Bietet der werdenden Mutter einen Raum, um mögliche Ängste, Hoffnungen und Sorgen mit euch zu teilen. Sie kann sie laut aussprechen oder auf ein Blatt Papier schreiben, das am Ende der Feier verbrannt wird.

Alle Frauen setzen sich im Kreis hin. Eine Frau beginnt damit, einen Wollfaden um ihr Handgelenk zu wickeln, und gibt das Knäuel dann an die nächste weiter. Der Wollfaden symbolisiert die Verbundenheit mit der werdenden Mutter. Dann wird eine Schere zum Durchtrennen des Wollfadens herumgereicht und jede Frau verknotet ihr Stück am Handgelenk, während sie ein paar unterstützende Worte für die werdende Mutter sagt. Die Armbänder werden erst gelöst, wenn die Wehen einsetzen. So werden alle guten Wünsche noch einmal freigesetzt.

Egal welcher Religion du angehörst und wie spirituell du bist: Eine *Blessingway*-Feier oder eine andere Zeremonie vor der Entbindung macht bewusst, dass bald etwas Wunderschönes und Wichtiges passieren wird.

Traditionell war das *Blessingway* ein Ritual der Navajo, das eine werdende Mutter bei der Vorbereitung auf Geburt und Mutterschaft unterstützte. Heutzutage gibt es in Amerika Millionen Formen von *Blessingway*-Feiern, und diese Art von Zeremonie bürgert sich in jüngster Zeit auch bei uns ein. Die einzige Bedingung ist, dass du dir die Zeit nimmst, um von anderen gewürdigt zu werden. Auf der Gästeliste kann ein einziger Name stehen oder 100 – alles ist erlaubt, solange du dich gut und geliebt dabei fühlst.

Vielleicht möchtest du für deine Feier ein paar Tees aus dem Rezeptteil vorbereiten oder deine Gäste mit einer besonderen heißen Schokolade (siehe Seite 230) und ein paar süßen Leckereien verwöhnen. Meistens kommen Frauen zu dieser Art von Fest, und es versammeln sich Freundinnen und weibliche Familienangehörige um die werdende Mutter, aber man kann es auch anders machen. Ich kann dich nur ermuntern, deine Lieben um solch eine Zeremonie zu bitten, wenn du Lust darauf hast!

Jede Art von Zusammenkunft mit deinen engsten Freunden oder Familienangehörigen während des dritten Trimesters (ob bei einer *Blessingway*-Feier, einer Babyparty oder einem Kochabend) ist auch eine perfekte Möglichkeit, bei den anderen nachzuhaken, wer dir gerne bei deiner To-do-Liste für die Zeit nach der Entbindung helfen würde. Vielleicht erstellt jemand eine Liste der Aufgaben für die ersten vierzig Tage und schreibt danach die Namen von Freiwilligen daneben.

Hier ein paar Vorschläge dafür:

- Ein warmes Gericht vorbeibringen, einmal oder mehrmals pro Woche.
- Vorräte für die Rezepte in diesem Kochbuch besorgen oder Gerichte vorkochen, damit du sie einfrieren kannst.
- Dir ein paar Stunden im Haushalt helfen oder Besorgungen für dich und deine Familie machen.
- Eine Massage, Akupunktur oder Fußreflexzonenmassage buchen oder selbst durchführen – natürlich bei dir zuhause. (Die ausübende Person muss Erfahrung mit den spezifischen Bedürfnissen von Müttern nach der Entbindung haben!)
- Einen kleinen finanziellen Beitrag leisten, um dir professionelle Hilfe in der Zeit nach der Entbindung zu finanzieren.

Auch wenn eine *Blessingway*-Feier nicht dein Ding sein sollte, hast du die Möglichkeit, diesen besonderen Moment deines Lebens entsprechend zu würdigen. Schau dafür einfach nach unten. Dir etwas Zeit zum Betrachten deines Körpers zu nehmen – und seine unglaubliche Stärke und Schönheit zu sehen –, ist garantiert ein großer Schritt auf dem Weg zur Selbstliebe. Die Rundung deines Bauches und deiner Brüste, dein dichtes Haar – du bist rund und voll, bereit für den Übergang in die Mutterschaft. Finde in diesen letzten Tagen der Schwangerschaft ein paar Momente, um deine Aufmerksamkeit auf deinen Körper zu lenken: wenn du deinen Bauch unter der Dusche einseifst, dich anziehst oder tagsüber bei alltäglichen Aufgaben. Vielleicht möchtest du, dass dein Partner oder eine enge Freundin Fotos von dir macht: Du, an der Schwelle zur Mutterschaft, nur einen Herzschlag entfernt von der Entbindung.

Für die meisten werdenden Mütter ist der Geburtstermin eher ein Anhaltspunkt. Andere wissen schon genau, wann ihr Kind Geburtstag haben wird, weil sie einen Termin für den Kaiserschnitt ausgemacht haben. Für jede werdende Mutter sind die bevorstehenden Ereignisse jedoch ungewiss und voller Geheimnisse. Durch die Vorbereitungen in den letzten Wochen der Schwangerschaft konntest du diesem Mysterium ein wenig Struktur verleihen und so viel Ordnung wie möglich in dieses von Grund auf unvorhersehbare Ereignis bringen. Du hast die Zeit nach der Entbindung vorbereitet, deine Gedanken auf den bevorstehenden Lebensabschnitt ausgerichtet, deinen Körper gewürdigt. Nun bist du bereit – mehr als bereit! –, dich auf die transformierende Reise ins Unbekannte zu machen.

CHECKLISTE FÜR DIE PHASE DES SAMMELNS

Hast du …

… deine Vorratskammer aufgefüllt, ein paar Gerichte vorgekocht, jemanden darum gebeten, einen Online-Terminkalender für die Freunde und Familienangehörigen einzurichten, die gerne für dich kochen würden, und ein paar leckere Rezepte an Freunde weitergegeben?

… dich um dein Nest gekümmert – einen Schutzraum, der gemütlich und praktisch ist?

… Freunde und Familienangehörige um die Hilfe gebeten, die du dir wünschst, und ihnen gesagt, wie sie nach der Geburt deines Kindes mit dir kommunizieren können?

… dich mit deinem Partner (mehrmals) hingesetzt, um ehrlich darüber zu sprechen, was ihr von eurem neuen Leben mit Kind erwartet?

… in dir (täglich!) die starke, fähige und wunderschöne Frau gesehen, die du bist?

4

AN DER SCHWELLE

Dies ist der Moment, auf den du so lange gewartet hast: Dein Baby ist kurz davor, aus seinem Universum in deiner Körpermitte hinaus in die Welt zu kommen.

Kraft und Durchhaltevermögen für diese heldenhafte Tat besitzt du ohnehin. Du trägst sie in dir, in deiner DNA, untrennbar mit deiner Weiblichkeit verwoben.

Und beim Überschreiten dieser Schwelle wirst du nicht alleine sein.

Der Beginn der Wehen wird dich mit einem gewaltigen Strom weiblicher Stärke verbinden, einer Energie, die Frauen – und ihre Babys – seit Anbeginn der Zeiten durch jeden Schritt einer Entbindung begleitete.

Eine Entbindung gehört zu den bedeutendsten Initiationen im Leben einer Frau. Denn wenn ein Kind geboren wird, kommt auch eine Mutter zur Welt.

Die Überquerung der Brücke zwischen den fast 40 Wochen Schwangerschaft und den ersten vierzig Tagen als Mutter ist eine der schwersten und abenteuerlichsten, aber auch bestärkenden Reisen überhaupt. Egal ob es dein erstes Baby ist oder dein fünftes: Eine Entbindung ist mehr als nur ein natürlicher Teil des Lebens. Es ist viel mehr als etwas, das einfach nur so *passiert.*

Wenn es losgeht, wirst du bereiter sein, als du selbst denkst. Bei einer Entbindung gibt es viele unbekannte Variablen, aber einige Dinge, die du *sehr wohl* kontrollieren kannst. Du hast inzwischen wahrscheinlich über die meisten Details der Geburt nachgedacht. Du weißt, ob du bei der Entbindung eine Hebamme oder eine Gynäkologin an deiner Seite haben wirst. Du weißt, ob du dein Kind im Krankenhaus, in einem Geburtshaus oder zuhause zur Welt bringen willst, und hast dich über die Voraussetzungen einer Wassergeburt informiert, falls du dein Baby gerne auf diesem Weg bekommen möchtest. Du weißt in etwa, wie das Netzwerk aussieht, das dich in den nächsten Wochen unterstützen wird. Es kann klein und stark sein und nur aus deinem Partner oder einer vertrauten Freundin bestehen. Oder du hast einen größeren, liebevollen Kreis aus Unterstützern um dich, in dem sowohl dein Partner als auch eine Hebamme oder eine Doula und ausgewählte Freunde und Familienmitglieder ihren Platz haben. Vielleicht hast du eine klare Vorstellung von der Unterstützung, die du dir darüber hinaus noch wünschst. Das können Techniken zur Schmerzbewältigung sein – wie Hypnobirthing oder die Atemtechniken, die du im Geburtsvorbereitungskurs geübt hast – oder eine Umgebung, die zu einer wärmeren und intimeren Geburtserfahrung beiträgt: Zum Beispiel eine Playlist mit Mut machender oder entspannender Musik und die Geschenke, die du bei deiner *Blessingway*-Feier bekommen hast.

Eine Entbindung kann man sehr unterschiedlich gestalten, es gibt hier keine richtigen oder falschen Entscheidungen. Solange die treibende Kraft hinter jeder Entscheidung dein eigenes Wohlbefinden ist – und auch die Wünsche deines Partners gelten –, kannst du nichts falsch machen. Darüber hinaus gibt es viele umfassende und gut durchdachte Angebote, die dich dabei unterstützen, deine Entbindung so zu gestalten und dich so vorzubereiten, wie du es für richtig hältst – ganz egal ob du dir eine natürliche Geburt wünschst oder der Termin für deinen Kaiserschnitt schon im Kalender steht.

Dieses Buch hat zum Ziel, werdende Mütter auf die ersten vierzig Tage vorzubereiten und sie während dieser Zeit zu begleiten. Aber um die Früchte dieser ersten Wochen mit deinem Kind auch wirklich ernten zu können, musst du zunächst die ganze Großartigkeit einer Geburt begreifen. Der Trubel der Vorbereitungen im dritten Trimester oder die Konzentration auf die medizinischen Aspekte der Entbindung können dazu führen, dass du die emotionale, psychische und physische Größe dieses Übergangsrituals nicht an dich heranlassen kannst. Zu Beginn der Entbindung an diese enorme weibliche Kraft zu denken, die jedes Mal erwacht, wenn ein Kind geboren wird, hilft dir dabei, dich für alles zu stärken, was vor dir liegt.

Genauso wie es eine Form des Erinnerns ist, in den Heilungs- und Regenerationsprozess der ersten vierzig Tage einzutauchen, erfordert auch das Erspüren dieser großen und mystischen Quelle der Unterstützung Erinnerung. In jeder gebärenden Frau befindet sich ein riesiger Schatz von uralter weiblicher Kraft und Widerstandsfähigkeit, ein angeborenes Wissen deines Körpers, was zu tun ist. Öffnet man sich ihm, hilft dir dieses Wissen durch alle Unwägbarkeiten der Entbindung. Aber natürlich schadet auch eine gute Vorbereitung nie!

CHECKLISTE FÜR DIE ENTBINDUNG

Die Kliniktasche ist seit Wochen fertig gepackt. Aber welche anderen Dinge können deine Entbindung einfacher machen und inspirieren? Hast du …

… Getränke und ein paar leichte Snacks vorbereitet?

… dir ein paar Gegenstände ausgesucht, die während der Entbindung dabei sein sollen?

… entschieden, welche Musik du während der Entbindung hören willst? (Vielleicht bittest du deinen Partner oder eine gute Freundin darum, dir eine Playliste zu erstellen?)

… ätherische Öle besorgt?

… darüber nachgedacht, ob und wie du deine Plazenta aufbewahren und mitnehmen möchtest?

Oft haben Frauen während der Entbindung eine ganz neue Begegnung mit sich selbst. Es kann sein, dass sie auf längst vergessene Traumata oder tief vergrabene Ängste stoßen, es kann aber auch ein, dass sie tief in sich eine Kraft entdecken, die sie niemals erwartet hätten.

AUS *RETURN TO THE GREAT MOTHER* VON DR. ISA GUCCIARDI, GRÜNDERIN UND DIREKTORIN DER STIFTUNG „THE SACRED STREAM“, BERKELEY, KALIFORNIEN

Ein Kind zur Welt zu bringen, erfordert viel körperliche Ausdauer. Für die Wehen und die Entbindung solltest du dich deshalb bestmöglich mit Nahrung, Flüssigkeit und Energie versorgen. Obwohl es verschiedene Meinungen dazu gibt, was Frauen während der Entbindung essen und trinken sollten – und es früher in Geburtskliniken generell verboten war, überhaupt etwas zu essen, falls ein Kaiserschnitt notwendig werden sollte –, raten heutzutage alle Hebammen und fast alle Ärzte dazu, angemessene Getränke und leichte Kost zu sich zu nehmen, wenn man will.

Im Prinzip können isotonische Getränke lebenswichtige Salze ersetzen, die bei den Anstrengungen einer Entbindung verloren gehen, und vollkommen erledigten Müttern den nötigen Energieschub verleihen. Dennoch ist es klug, auf die künstlichen Farbstoffe, Aromen und den hohen Zuckeranteil der Sportgetränke aus dem Supermarkt zu verzichten und stattdessen zu natürlichen, hausgemachten Alternativen zu greifen. In deiner Speisekammer steht schon alles, was du brauchst, um dir günstige, hilfreiche Getränke zu mixen. Ein Ingwer-Zitronen-Switchel (siehe folgende Seite) ist die natürliche Variante eines Energydrinks. Apfelessig, Ingwer und Honig ergeben ein Getränk, das dich nachhaltig mit Flüssigkeit versorgt, gegen Übelkeit hilft und durch die ausgleichenden Probiotika zudem den Magen beruhigt. Brühe ist eine weitere Option – sie wird seit Jahrhunderten dafür geschätzt, Frauen während der Entbindung wertvolle Elektrolyte und leicht verwertbare Kalorien zu liefern. Es kann sich als außerordentlich hilfreich erweisen, diese Getränke im Voraus zuzubereiten und bei der Entbindung dabeizuhaben. Auch einfache Snacks wie Avocados, Bananen oder Smoothies können tolle Energielieferanten sein. Tatsache ist allerdings, dass dein Körper während der Entbindung vielleicht kein festes Essen behalten kann, nicht einmal Smoothies. Wehen sind berüchtigt dafür, bei manchen Frauen Erbrechen auszulösen. Manchmal werden die wenigen Schlucke einer revitalisierenden Flüssigkeit alles sein, was du brauchst, um dich für die nächste Phase zu wappnen.

Obwohl dich vielleicht schon allein die Vorstellung ekelt, erlebt derzeit die uralte Praxis, die Plazenta wegen ihrer hervorragenden heilenden Eigenschaften einzunehmen, eine Renaissance. Vor allem junge Mütter in den USA schenken diesem Organ sehr viel Aufmerksamkeit, aber auch im europäischen Raum beginnt sich dieser

INGWER-ZITRONEN-SWITCHEL

Früher wurde der Switchel auch „der Punsch für die Heuernte“ genannt: Dieses Getränk und seine unzähligen Varianten waren jahrhundertelang der bevorzugte Durstlöscher amerikanischer Erntehelfer. Es spendet dem Körper Flüssigkeit und Energie – das perfekte Getränk für die Entbindung! Es steckt voller Antioxidantien, Probiotika, Mineralien und hat darüber hinaus auch entzündungshemmende Eigenschaften. Speziell für die Entbindung wird dieser Switchel mit Bachblütentropfen ergänzt, einem wunderbaren, aus Blüten gewonnenen Heilmittel, das bei Stress eine positive Wirkung auf Körper und Geist hat. Dieses Rezept ergibt in etwa vier große Gläser Switchel. Natürlich kannst du gleich das Doppelte zubereiten, um sicher zu sein, dass du auf jeden Fall genug von diesem Energie spendenden Durstlöscher dabeihaben wirst!

Für etwa 1 Liter

60 ml Honig
250 ml heißes Wasser
750 ml kaltes oder raumtemperiertes Wasser bzw. Mineralwasser mit Kohlensäure
1 TL Apfelessig
120 ml frisch gepresster Zitronensaft

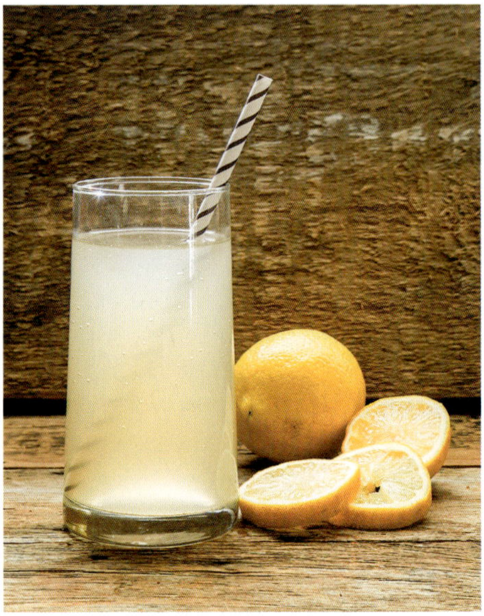

1 TL frisch geriebener Ingwer/Ingwersaft (falls vorhanden, kannst du eine Knoblauchpresse verwenden)
3 Tropfen Bachblütentropfen RESCUE
¼ TL Meersalz

Das heiße Wasser in eine Tasse oder Schale gießen und den Honig darin auflösen. In einem größeren Krug mit dem kalten oder raumtemperierten Wasser, dem Essig, dem Zitronensaft, dem geriebenen Ingwer/Ingwersaft, den Bachblütentropfen und Meersalz vermischen.

Dieses Getränk hält sich bis zu eine Woche im Kühlschrank. Vor dem Servieren kurz umrühren! Die Mengen des verwendeten Honigs und aller anderer Geschmacksträger können natürlich nach Wunsch angepasst werden.

AUS GUTEM GRUND HEISST ES *MUTTER* NATUR

Hast du dich jemals gefragt, wieso die Natur in unserer Sprache weiblich ist? Wieso es nicht Vater Erde oder Vater Natur heißt? Das Wesen unserer Erde basiert, genau wie wir Frauen, auf bemerkenswerten Gegensätzen: Sie erneuert sich und zerstört, ist friedlich und launisch, grausam und fürsorglich. All diese Wesenszüge leben in uns, um dann zum Vorschein zu kommen, wenn wir sie am meisten brauchen. Niemals sonst wirst du solch eine Bandbreite an Emotionen und Gefühlen erleben wie während einer Entbindung! Du wirst deine Stärke und Willenskraft spüren, du wirst demütig sein und gleichzeitig bestärkt. Du wirst denken, dass du das niemals schaffst, und es dann doch schaffen. Hinter dir werden bei alldem die vielbesungenen Göttinnen stehen, die Göttinnen der Naturgewalten, der Erde und des Universums: In der griechischen Mythologie ist es Gaia, bei den indigenen Andenvölker Pachamama, in der keltischen Tradition Danu, in der nordischen Mythologie Frigg. Wenn du tief durchatmest und dich öffnest, wirst du dich mit der Kraft dieser mythischen Heldinnen verbinden, mit dem Herz von Mutter Natur. Sich mit dieser Energie zu verbinden, kann ganz verschieden aussehen. Es kann gut sein, dass es laut wird. Erlaube dir zu stöhnen, zu brüllen, zu schreien, zu singen und zu weinen. Wenn du Geräuschen den Raum gibst, dich ganz zu durchströmen, kann das starke Gefühle in dir mobilisieren – und du kannst ihnen Ausdruck verleihen.

Trend auszubreiten. Vielleicht interessierst auch du dich dafür! Die Plazenta aufzubewahren, wird dir ermöglichen, in den ersten Wochen nach der Entbindung und auch darüber hinaus von ihrer regenerierenden Wirkung zu profitieren.

Überall auf der Welt, von Italien bis Vietnam, haben Hebammen ihre Patientinnen alten Traditionen folgend dazu ermutigt, während einer bestimmten Phase nach der Entbindung ihre Plazenta einzunehmen. Auch in der TCM übernimmt die Plazenta in den ersten Wochen nach der Entbindung seit Jahrhunderten eine Hauptrolle. Es heißt, dass sie Müttern dabei hilft, sich von den Anstrengungen der Geburt zu erholen, den Milchfluss verstärkt und ausgleichend auf Gefühlsschwankungen und den unausgeglichenen Hormonhaushalt wirkt. Plazenta kann gekocht, in Smoothies gemixt oder getrocknet und zu leicht einnehmbaren Plazenta-Kapseln und homöopathischen Plazenta-Nosoden verarbeitet werden. Falls du deine Plazenta gerne zu dir nehmen würdest, egal in welcher Form, solltest du das planen. Du kannst jemanden engagieren, der deine Plazenta in etwas verwandelt, das du gerne einnehmen würdest (frage dafür am besten deine Hebamme oder eine Doula, sie werden wissen, wo du die richtigen Experten finden kannst) oder sie selbst für dich zubereiten.

AROMATHERAPIE: DIE NATÜRLICHE UNTERSTÜTZUNG FÜR DEINE ENTBINDUNG

Seit Frauen Kinder zur Welt bringen, haben die weisen Frauen an ihrer Seite zur natürlichen Unterstützung der Entbindung pflanzliche Arzneimittel genutzt. Indigene nordamerikanische Hebammen waren berühmt dafür, die in Wäldern wachsenden Waldlilien, wilden Ingwer, Traubensilberkerzen und Frauenwurzel zur Geburtsunterstützung, Schmerzlinderung und gegen Nachblutungen zu verwenden. Auch heute greifen manche Hebammen auf Naturheilmittel zurück, um einer zögerlichen Entbindung zu mehr Geschwindigkeit oder einer erschöpften Mutter zu mehr Energie zu verhelfen. Oft werden Pflanzen in der Form von ätherischen Ölen verwendet, natürlichen Duftstoffen, die in jedem Teil der Pflanze vorkommen (Blüten, Wurzeln, Stiel, Rinde und so weiter) und durch Dampf oder Kaltpressung destilliert werden. In diesen Ölen konzentriert sich die Kraft der Heilpflanzen in einer schnell einsatzbereiten Form. Die Öle werden entweder direkt auf Schläfen oder Handgelenke aufgetragen, man kann sie aber auch auf einer Kompresse verwenden: Drei bis vier Tropfen in eine Schüssel mit warmem oder kaltem Wasser geben, ein Tuch auf die Wasseroberfläche legen, dann das Tuch auswringen und auf Gesicht, Nacken oder den unteren Rücken legen. Auch gut: Ein paar Tropfen eines ätherischen Öls auf ein Taschentuch tropfen und einatmen oder etwa 20 Tropfen in eine Sprühflasche voller Wasser geben, damit ihr im Geburtsraum immer wieder für eine motivierende Note in der Luft sorgen könnt. Wenn du mit ätherischen Ölen experimentierst, solltest du immer im Hinterkopf behalten, dass man nicht alle Öle direkt auf der Haut anwenden darf.

Es folgen fünf ätherische Öle, die sich zur Unterstützung des Geburtsvorganges eignen, einige lassen sich gut kombinieren. Den Gebrauch dieser Öle bitte mit deiner Hebamme oder deinem Gynäkologen besprechen und wehenfördernde Öle nicht während der Schwangerschaft verwenden.

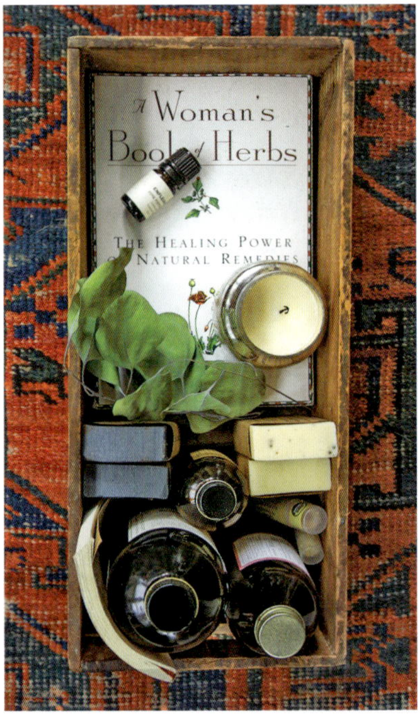

MUSKATELLERSALBEI: Hilft beim Abbau von Spannungen und wirkt wehenfördernd.

JASMIN: Hilft bei Gebärmutterkrämpfen und wirkt wehenfördernd.

LAVENDEL: Kann Gebärmutterkrämpfe lindern, Wehen fördern und die Mutter beruhigen.

MYRRHE: Beschleunigt den Geburtsvorgang, indem es die Öffnung des Muttermundes fördert.

NEROLI: Hilft gegen Ängste und Verspannung.

Egal ob du dein Kind in einem Geburtshaus oder Krankenhaus bekommst, du wirst Vorbereitungen zu ihrer Aufbewahrung und dem Transport treffen müssen. Bei deinen letzten Untersuchungen vor der Entbindung kannst du dieses Thema mit deinem Gynäkologen oder deiner Hebamme besprechen.

Herzlichen Glückwunsch, bald geht es los! Du bist mehr als bereit. Du hast literweise hilfreiche Getränke vorbereitet, inspirierende Gegenstände für den Geburtsraum beisammen und einige Techniken zur Schmerzbewältigung erlernt, jetzt muss dir nur noch bewusst sein, dass eine Entbindung extrem viel Vertrauen und Hingabe erfordert. Du musst an die Fähigkeit deines Körpers glauben, dein Kind zur Welt zu bringen, und dich mit der Kraft verbinden, die alle Frauen, die ein Kind zur Welt gebracht haben und zur Welt bringen werden, zusammenhält. Und sobald du Mama geworden bist, wird dir klar werden, dass die ersten vierzig Tage mit deinem Kind – und auch die Tage danach – genauso viel Vertrauen und Hingabe verlangen.

DAS ÖFFNEN DER TORE

Während es in den ersten vierzig Tagen vor allem darum geht, „die Tore zu schließen", geht es bei der Entbindung darum, sie zu öffnen. Eigentlich dreht sich bei der Geburt alles um das Öffnen. Der Muttermund öffnet oder weitet sich zehn Zentimeter, damit das Baby in den Geburtskanal rutschen kann. Falls du gefühlt noch meilenweit von einer solchen Öffnung entfernt bist, falls dein Geburtstermin schon kam und ging, könnte TCM wirkungsvolle Methoden für dich bereithalten, um den Geburtsvorgang einzuleiten. Akupunktur kann die Öffnung der „Tore" deines Körpers sanft unterstützen. Und auch wenn die Wehen schon begonnen haben, gibt es Dinge, die alles gut am Laufen halten. Die berühmte amerikanische Hebamme Ina May Gaskin, die für ihre wegweisende Arbeit mit dem Alternativen Nobelpreis ausgezeichnet wurde, empfiehlt, dass sich werdende Mütter sehr genau überlegen sollten, wen sie mit in den Geburtsraum nehmen. Ihrer Erfahrung nach sind manche Unterstützer bloße „Zuschauer" und während der Entbindung vor allem damit beschäftigt, ihre eigenen Erfahrungen zu machen. Andere dagegen sind „Mitwirkende" und unterstützen die Mutter aktiv durch ihr Handeln, ihre Worte und Energie. In ihrem Buch *Spiritual Midwifery* von 1976, das bis heute nichts von seiner Aktualität verloren hat, schreibt Gaskin: „Eine Entbindung kann sich verlangsamen oder sogar zu einem Stillstand kommen, solange sich an den Energien im Raum nichts verändert. Jeder, dessen Anwesenheit keine richtige Hilfe ist, benötigt eine emotionale Unterstützung, die eigentlich der Mutter gehören sollte." Höre auf deine Intuition und frage dich, wessen Energie dich während der Entbindung wirklich unterstützen wird.

PLAZENTA-SMOOTHIES

Diese Smoothies werden mit frischer Plazenta zubereitet. Dafür die Plazenta mit kaltem Wasser abspülen, in sechs größere Stücke zerlegen, die Membran entfernen und dann in kleinere Stücke schneiden, etwa fünf mal fünf Zentimeter groß. Für den ersten Smoothie kannst du gleich eines beiseitelegen. Den Rest wickelst du separat in Frischhaltefolie und gibst sie dann in einen Gefrierbeutel mit Zippverschluss, den du horizontal ins Gefrierfach legst. Für den nächsten Smoothie taust du eine Portion unter kaltem, fließendem Wasser auf und mixt sie dann mit den anderen Zutaten. Bei Zimmertemperatur trinken.

PLAZENTA-SMOOTHIE MIT SCHOKOLADE

Für 1 großes Glas

1 Stück frische oder gefrorene Plazenta (ca. 5 cm)
2 EL gesüßtes oder ungesüßtes dunkles Kakaopulver
2 EL Erdnuss- oder Mandelmus
1 TL Kokosöl
1 EL Honig
250–500 ml Kokoswasser (je nachdem, welche Konsistenz du dir wünschst)
Optional als Toppings: Kokosraspeln, Goji-Beeren, Kakao-Nibs oder Schokostückchen

Alle Zutaten in den Standmixer geben. Einen großen Schuss kaltes Wasser dazugießen, um eventuell noch gefrorene Plazenta aufzutauen. Alles kräftig durchmixen, bis ein cremiger Smoothie entsteht. Sofort trinken!

PLAZENTA-SMOOTHIE MIT BEEREN

Für 1 großes Glas

1 Stück frische oder gefrorene Plazenta (ca. 5 cm)
250 ml Granatapfelsaft (von der säuerlichen Sorte), Traubensaft oder Guavensaft (süß) bzw. für einen süß-sauren Geschmack beides; nach Wunsch auch mehr
150 g frische Beeren (Himbeeren sind perfekt!)
2 EL Joghurt oder Kokosmilch, nicht fettreduziert
1 EL Kokosöl
1 EL Honig, auf Wunsch auch mehr
½ Banane (optional)
1 EL Chiasamen oder Chiasamen-Pulver (optional)
1 TL Leinsamen, gemahlen (optional)

Alle Zutaten in den Standmixer geben. Einen großen Schuss kaltes Wasser dazugießen, um eventuell noch gefrorene Plazenta aufzutauen. Alles kräftig durchmixen, bis ein cremiger Smoothie entsteht. Falls dir der Smoothie zu dickflüssig ist, mit etwas Saft oder Wasser verdünnen. Sofort trinken!

DIE KRAFT DER PLAZENTA

Während der Schwangerschaft hat deine Plazenta eine klar definierte Aufgabe – sie versorgt den Embryo mit lebenswichtigen Nährstoffen –, doch ihre Kraft endet nicht mit der Entbindung. Die meisten Säugetiere – von der Katze über das Pferd bis zum Hund – fressen die Plazenta nach der Geburt ihrer Babys. Obwohl noch relativ wenig Forschung zur „Plazentophagie", dem Verzehr der Plazenta, existiert, ist bekannt, dass sie Prostaglandine enthält, die der Gebärmutter helfen, sich nach der Geburt wieder zusammenzuziehen, sowie Oxytocin (das „Liebeshormon", welches die liebevolle Bindung von Mutter und Kind unterstützt und anregend auf den Milchfluss wirkt).

In den USA entscheidet sich derzeit ein wachsender Anteil von Frauen dafür, die Plazenta zur Unterstützung des Heilungsprozesses nach der Entbindung zu verzehren oder einzunehmen. Wenn man es schafft, den Ekelfaktor zu überwinden – und genau das war die Idee hinter den Rezepten für die (wirklich) leckeren Plazenta-Smoothies –, kann der Verzehr der Plazenta einen wichtigen Beitrag zu deiner Genesung leisten. Neben den bereits erwähnten Prostaglandinen und dem Oxytocin kann die Plazenta auch für die Aufnahme von Nährstoffen sorgen, die du während der Schwangerschaft und Entbindung verloren hast. Sie kann Nachblutungen mildern, die Stimmung aufhellen – und somit einer Wochenbettdepression entgegenwirken. Die Kraft der Plazenta ist manchmal fast direkt spürbar. Viele Partner sagen, dass sie sofort merken, wenn ihre gerade zur Mutter gewordene Partnerin ihre tägliche Dosis einmal auslässt.

Während der Schwangerschaft hat die Plazenta das wachsende Baby mit Nährstoffen versorgt und sich darüber hinaus um die Produktion und Regulierung von Hormonen gekümmert. Ein wichtiges Plazenta-Hormon ist CRH (Corticotropin-Realeasing-Hormon), das für Stressabbau sorgt. Normalerweise fällt CRH in den Zuständigkeitsbereich des Hypothalamus, doch in der Schwangerschaft produziert auch die Plazenta große Mengen dieses Hormons, das auch nach der Geburt in ihr verbleibt. Befürworter des Plazentaverzehrs sind überzeugt, dass das Einnehmen der Plazenta in den Tagen nach der Entbindung den CRH-Spiegel stabilisiert und eine stressfreiere Mutterschaft bewirken kann.

Hast du Interesse, die Kraft der Plazenta selbst zu erleben? Dazu gibt es mehrere Möglichkeiten. Du kannst sie in etwa fünf Zentimeter große Stücke zerteilen und einfrieren, damit du jeden Tag einen Plazenta-Smoothie trinken kannst, bis das letzte Stückchen aufgebraucht ist. Genauso gut kannst du Experten beauftragen, deine Plazenta in auf Basis von TCM hergestellten Kapseln oder in homöopathische Globuli bzw. Nosoden zu verwandeln, die leicht einzunehmen sind. Hersteller von Plazenta-Kapseln sind im deutschsprachigen Raum allerdings rar, dagegen gibt es eine ganze Reihe von Apotheken, die sich auf die Herstellung von Plazenta-Nosoden spezialisiert haben. Darüber hinaus kann die Plazenta zu einer Tinktur verarbeitet werden, die dir für mehrere Jahre reichen wird – einige Frauen nehmen sie zur Stärkung vor ihrer nächsten Schwangerschaft ein. Wie bei jedem Arzneimittel solltest du mit einem Spezialisten über die korrekte Dosierung sprechen und auf die Reaktionen deines Körpers achten.

Deine Plazenta einzunehmen, kann ein bedeutungsvoller Schritt sein, um den Kreis von Schwangerschaft und Entbindung zu schließen. Dein Körper hat die Plazenta während der Schwangerschaft gebildet, um dein Baby mit Nährstoffen zu versorgen. Nun können dein Körper – und damit auch das Baby, das er weiterhin versorgt – nach der Entbindung von ihren positiven Eigenschaften profitieren.

5

Der Übergang:

DIE ERSTEN VIERZIG TAGE

Jetzt bist du auf der anderen Seite. Du hast, nach ungefähr 40 Wochen Vorfreude, dein Kind geboren: Es ist das größte Geschenk, das du der Welt jemals machen wirst. Mit einem heftigen Atemstoß ist dein Kind vom Inneren deines Körpers in der Außenwelt angelangt.

Ihr beide seid nun an einem ganz neuen Ort. Dein Baby befindet sich plötzlich in einem verwirrenden Universum voller Lichter, Geräusche und Gesichter, die es anschauen. Du wiederum musst dich an einen Körper gewöhnen, der sich unfassbar weit gedehnt hat, an ein Herz, das immer größer wird, und an eine Familie, die sich für immer verändert hat. Bei euren ersten tastenden und vorsichtigen Schritten als Mutter und Kind seid ihr beide Anfänger.

Die Zeit des Übergangs erlaubt es dir, wieder festen Boden unter die Füße zu bekommen und in aller Ruhe deinen Weg in diesen neuen Lebensabschnitt zu finden. Diese Zeit und dieser Ort sind weit von der Außenwelt und dem Leben entfernt, das du bislang kanntest. Hierhin kannst du dich zurückziehen, während du dich von Schwangerschaft und Entbindung erholst und dein Baby kennenlernst. Dieser sanfte Kokon ermöglicht dir eine Pause vor der langen Reise der Elternschaft.

Es ist das lange Einatmen nach dem langen Ausatmen.

In diesen ersten vierzig Tagen kann es so wirken, als wolle alle Welt vorbeikommen und dein Baby in den Arm nehmen. Doch um ganz bei deiner neuen Rolle anzukommen – die dir erstaunliche Mengen Energie, Aufmerksamkeit und Liebe abverlangt –, musst zunächst du in den Arm genommen werden.

Diese Zeit des Übergangs ist eine Einladung, einmal stillzuhalten und andere machen zu lassen.

Du und dein Baby – ihr seid nun gemeinsam hier. Obwohl die Nabelschnur, die euch verband, durchtrennt wurde, ist eure Verbindung stark und lebendig. Sie pulsiert vor Intensität, stärker als jede andere Beziehung, die du bislang erlebt hast. Wahrscheinlich ist ein großer Teil eures Miteinanders ganz instinktiv: Dein Baby folgt dem angeborenen Impuls, nach deiner Brust zu suchen oder zu weinen, wenn es etwas braucht. Deine Art, dich um dieses kleine Wesen zu kümmern, kann genauso natürlich sein. Du stellst dich ganz schnell auf seine verschiedenen Geräusche, Bewegungen und Zeichen ein. Diese allererste Kennenlernphase von Mama und Kind kann ganz organisch und selbstverständlich verlaufen.

Es kann aber auch anders sein. Aller Voraussicht nach ist die Bandbreite deiner Gefühle in diesen Tagen überraschend groß. Und auch die klügsten und am besten vorbereiteten jungen Mütter erfahren, dass das Leben mit einem Neugeborenen voller unerwarteter Herausforderungen und Prüfungen ist. Wenn der Gegenüber ein winziges Baby ist, gestaltet sich das Kennenlernen holprig und verwirrend, wunderschön und erfüllend zugleich.

Wie könnte es auch nicht? Die Aufgabe, sich um einen Säugling zu kümmern, ist von gigantischem Ausmaß! Es ist einer der härtesten Jobs überhaupt, erfordert rund um die Uhr Bereitschaftsdienst sowie unermüdliches Engagement. Das Berufsrisiko ist hoch, und es umfasst unter anderem Schlafentzug, wunde Brustwarzen und tränenreiche Streitereien über die richtige Wickeltechnik mit deinem Partner. Der geforderte Einsatz ist immens, und schon bei den einfachsten Fragen rund um das Leben des Babys wird es emotional: Isst es genug? Stimmt alles mit meiner Muttermilch? Macht es so in die Windel, wie es sollte? Schläft es genug? „Bonden" wir so, wie es sein sollte? Was ist überhaupt mit „Bonding" gemeint? Und ist es normal, so, erschöpft, besorgt oder ängstlich zu sein?

Es ist eine unfaire Laune der Biologie, dass hier eine Person Geschäftsführerin, Managerin, Küchenchefin und Putzkolonne zugleich sein muss: die Mama. Du stehst bei der Pflege dieses hilflosen kleinen Wesens an vorderster Front, und du bist diejenige, die sich mit allen drängenden Fragen auseinandersetzen muss. Aber du bist beim Antritt dieser Stelle nicht komplett ausgeruht und fit. Ganz im Gegenteil. Du hast gerade eines der wunderbarsten Kunststücke vollbracht, die eine Frau überhaupt leisten kann: Du hast einen Menschen gemacht. Du hast dieses Baby über neun Monate in dir getragen, es ist durch deinen Körper und dein Blut gewachsen. Dann begannen die Wehen, und schließlich hast du es geboren: Ein physischer und psychischer Härtetest und kraftvoller Übergangsritus, der ganz sicher all das übertroffen hat, was du je erlebt hast.

Während deiner Schwangerschaft war es ein und dasselbe, dich um dich selbst und dein Baby zu kümmern. Nun ist dein Baby auf der Welt, und du musst dich gleichzeitig von Schwangerschaft und Geburt erholen, dich an das Leben mit einem Neugeborenen gewöhnen und ihm kontinuierlich die hohe Aufmerksamkeit widmen, die es braucht. Wenn du deine Rolle als Mutter antrittst (und auch wenn du erneut Mama wirst), merkst du ganz schnell, dass dies eine vielfältige und endlose Herausforderung ist. Obwohl du dich gerade so sehr verausgabt hast, musst du nun *noch* mehr Energie aufbringen.

Während dieser Zeit bewegst du dich von einer Welt in eine andere. Die Idee einer Pause zwischen diesen beiden Lebensabschnitten mag seltsam oder befremd-

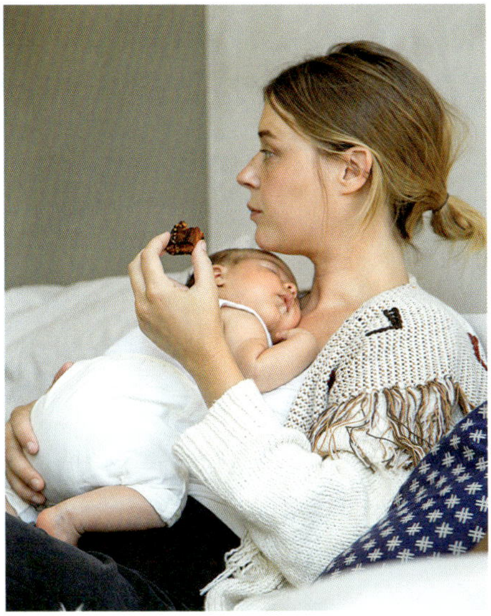

lich wirken, aber bei genauerer Betrachtung wird klar, dass sie so natürlich und nötig ist wie das Einatmen vor dem Ausatmen. Den Rest der Welt vierzig Tage außen vor zu halten, schafft einen Raum, in dem du dich körperlich erholen, so richtig ausruhen und all das Neue in diesen ersten Wochen mit dem Baby auch mental bewältigen kannst. Für eine junge Mutter ist plötzlich nichts mehr wie zuvor. Die Zeit nimmt eine seltsame und formlose Gestalt an, Tag und Nacht verschmelzen miteinander, während sie stillt, wickelt und ihr Kind in den Schlaf wiegt. Auch ihr Körper ist fremd geworden. Er schwitzt seltsam, ist aufgebläht und schmerzt, und die Brüste können vom einen Moment auf den anderen voller Milch sein. Manchmal wirken selbst die kleinsten Dinge wie aufzustehen oder zu duschen wie eine zu große Anstrengung.

Zudem können die Erfahrungen von Schwangerschaft und Entbindung einen mental und emotional ziemlich durchschütteln. Laut TCM muss man sich mit den komplexen Gedanken und Gefühlen nach der Entbindung befassen und sie nicht durch Geschäftigkeit und Ablenkung unterdrücken. Sonst kann das *Qi* nicht mehr richtig fließen, und Krankheiten könnten entstehen – damit sind Angstzustände oder Depressionen gemeint. Die Zeit des Übergangs bietet dir dagegen die wichtige Möglichkeit, nachzuspüren, was sich *wirklich* unter der Oberfläche befindet, und dich langsam und mit Anmut auf deine neue Wirklichkeit einzulassen. Der Übergang ist ein Refugium, in dem sich eine frischgebackene Mutter von allem erholen darf, was sie gerade durchgestanden hat, und sich in die Richtung dessen aufmachen kann, was vor ihr liegt.

Gleichzeitig ist es der perfekte Ort, um deine Flügel auszubreiten. Nach den Regeln des *Zuo Yuezi* gehört eine Entbindung (neben der Pubertät und der Menopause) zu den drei offensten Momenten im Leben einer Frau. Nimmt man auf diese Offenheit keine Rücksicht, kann sie anfällig für Erschöpfung oder Krankheiten machen. Andererseits kann sie aber auch dazu führen, dass eine Frau wunderbar aufblüht, denn die Heilung und Erholung nach der Entbindung können Schönheit und Vitalität verstärken. Die alten Weisen wussten das bereits und sagten, dass manche Frauen nach ihren ersten vierzig Tagen noch strahlender wirken als zuvor!

In der Phase des Sammelns hast du dir dein Nest eingerichtet. Einen ausgesprochen gemütlichen Raum, in den du dich während der kostbaren Momente des Schlafes kuscheln kannst und auch während der scheinbar endlosen Stunden des Stillens. Du hast dir ein Netzwerk aus Helfern aufgebaut, lieben Menschen, die dir im Haushalt helfen möchten. Und nicht zuletzt hast du deine Vorratskammer, deine Gefriertruhe und deinen Kühlschrank mit allem gefüllt, was in diesen ersten Tagen zur Stärkung wichtig ist. Diese Vorbereitungen sollten dir nun, in den wackligen, unsicheren Wochen des Übergangs, ein Anker sein. Jetzt, wenn du manchmal auch die einfachsten Dinge kaum hinbekommst, vor lauter Erschöpfung nicht mehr klar denken kannst, dich deine Gefühle ebenso überfluten wie die Hormone und du so simple, wichtige Sachen vergisst wie zu essen: Jetzt wird dich diese Vorbereitung auffangen, bevor du fällst.

So wie du und dein Baby – und deine Schwangerschaft und Entbindung – keinem bestimmten Ideal entsprechen müssen, soll sich auch diese Zeit des Übergangs individuell gestalten. Es gibt nicht die perfekten Schritte, nach denen alles ablaufen muss. Der Übergang ist ein Raum, den du nach deinen Wünschen absteckst. Er enthält all deine Erlebnisse und wird dir helfen, kleine Dinge zum Positiven hin zu verändern. Du brauchst dafür wenig mehr als deinen Willen, ein paar klar gezogene Grenzen und die Bereitschaft, Fürsorge und Pflege anzunehmen – von anderen und von dir selbst.

Solltest du einmal zweifeln, dann rufe dir die fünf Säulen der ersten vierzig Tage in Erinnerung, deine Wegweiser für diese heilsame Reise nach der Entbindung.

AUSZEIT: Ziehe die Grenzen deines Universums für eine Zeit lang enger.

WÄRME: Bewahre und beschütze deine Lebensenergie und tanke neu auf.

UNTERSTÜTZUNG: Nimm Hilfe von deinem Netzwerk an, um deine ganze Kraft fürs Baby zu haben.

RUHE: Schaffe eine Umgebung, in der du gut schlafen und dich erholen kannst.

RITUAL: Würdige die Bedeutung und den Zauber dieser Zeit!

RUHE: EINE WEISE INVESTITION

Nach der Lehre des traditionellen *Zuo Yuezi* befindet sich eine Frau nach der Entbindung in einem sehr offenen Zustand und ist viel sensibler als sonst gegenüber physischen und emotionalen Anstrengungen. Wenn der Körper schmerzt, die Sinne wund sind und die Nerven bloß liegen, können schon so harmlos erscheinende Dinge wie ein kurzer Spaziergang, ein kalter Windstoß oder eine gedankenlose Bemerkung Erschöpfung, Krankheit oder Depressionen auslösen.

Dass das *Qi*, die Lebensenergie, durch Ruhe und eine bewusste Ernährung bewahrt und gestärkt werden kann, gilt auch heutzutage noch. Obwohl die junge Mutter kaum etwas tut, investiert sie in ihre Gesundheit und Energie, unbezahlbare Voraussetzungen fürs Älterwerden. Führt man sich vor Augen, was der eigene Körper in dieser Phase nach der Geburt alles leisten muss, wird schnell klar, wieso es so wichtig ist, in diesem verletzlichen Moment sein *Qi* zu erhalten und zu stärken, dem Blut Nahrung zu geben und den Hormonhaushalt auszugleichen.

Einer der überraschendsten und gleichzeitig am seltensten erwähnten Aspekte dieser Zeit sind wohl die Blutungen, die in den drei bis zehn Tagen nach der Geburt am stärksten sind und in leichterer Form noch bis zu sechs Wochen andauern können. Während der Schwangerschaft hat sich das Blutvolumen um bis zu 50 Prozent erhöht, außerdem wird eine beträchtliche Menge an Gewebe gebildet. Nach der Entbindung wird Überflüssiges abgebaut, der Körper regeneriert sich und findet zu seinem Gleichgewicht zurück, ein Prozess, der oft als „reinigend" bezeichnet wird und der eine gute Gelegenheit ist, sich von Giftstoffen zu befreien.

Die Gebärmutter bildet sich zurück und wandert an die ursprüngliche Position. Nach der traditionellen chinesischen Medizin ist sie, das erst seit kurzer Zeit leere „Kinderzimmer", nun besonders anfällig für Kälte und Wind. Hält man sich nicht warm genug, kann das die Durchblutung im Unterleib verlangsamen, was verhindert, dass die Gebärmutter zu ihrer vorherigen Größe zurückkehrt und überflüssiges Blut ausgeschieden wird. Spätfolgen davon können Regelschmerzen, Endometriose bis zu späteren Fehlgeburten sein, aber auch Beschwerden im unteren Rücken oder unangenehme Wechseljahre.

In den ersten Tagen nach der Geburt fällt der Spiegel der Hormone Östrogen und Progesteron drastisch ab, was oft starke Stimmungsschwankungen um den dritten Tag herum auslöst, wenn parallel dazu das Prolaktin ausgeschüttet wird. Dieses signalisiert der Brust, die bislang kleine Mengen Kolostrum, die sehr nährstoffreiche Vormilch, für den winzigen Magen des Babys produziert hat, nun mit der eigentlichen Milchproduktion zu beginnen. Das geschieht meist um den dritten Tag, kann nach einem Kaiserschnitt aber auch länger dauern. Keine Sorge: Die reichhaltige Vormilch versorgt das Baby bis zu diesem Zeitpunkt. Sobald die richtige Milch einschießt, enthält sie genau die immunstärkenden Antikörper, die dein Baby braucht, und wird in der Menge automatisch und ganz exakt auf sein Hungergefühl abgestimmt sein.

Die Hautzellen sind unterdessen damit beschäftigt, entstandene Schäden zu reparieren, etwa Risse am Damm oder Nahtstellen nach einem Kaiserschnitt. Die Leber verarbeitet Medikamente, die während der Entbindung eingenommen wurden, und das Lymphsystem leitet die Giftstoffe aus – eine häufige Ursache für Abgeschlagenheit in den ersten Tagen nach der Geburt.

Die Krönung von alledem: In dieser Zeit wächst auch noch das Gehirn, das haben Forschungen gezeigt. Diejenigen Hirnregionen, die mit dem komplexen emotionalen Urteils- und Entscheidungsvermögen verbunden sind, werden durch die Mutterschaft vergrößert und umstrukturiert.

All dies ist eine unglaubliche Koordinationsleistung unseres Körpers, die durch die Ernährungs- und Verhaltenstipps in diesem Buch angeregt und verstärkt wird.

DIE WEISEN MENSCHEN HINTER DIESEM BUCH

Ein großer Anteil des Wissens in diesem Buch stammt aus Gesprächen mit den folgenden Personen, die unser Projekt großzügig durch ihre Zeit und Energie unterstützten:

Dr. Elliot Berlin, Chiropraktiker für die Schwangerschaft, Geburtsberater und Doula

Vasu Dudakia, ayurvedischer Arzt bei Veda Holistic Health in Los Angeles

Siddhi Ellinghoven, spirituelle Lehrerin, Doula, Beraterin für Schwangerschaft, Geburt und Elternschaft

Cecilia García, Schamanin aus dem Volk der Chumash

Lindsay Germain, Doula für die Zeit nach der Geburt

Dr. Stacey Greene, Chiropraktikerin, Mitgründerin des Evolutionary Healing Instituts in Miami

Dr. Isa Gucciardi, Gründerin der Stiftung „The Sacred Stream"

Jenna Humphreys, Hebamme, Doula und Spezialistin für die Herstellung von Plazenta-Kapseln

Davi Khalsa, Krankenschwester und Hebamme

Dr. Angela Kim-Lee, Psychiaterin (besonders für junge Mütter mit emotionalen Problemen), Mitglied des Netzwerks „Postpartum Support International"

Jilian Lavender, Lehrerin für vedische Meditation am London Meditation Centre

Shell Walker Luttrell, Hebamme, Gründerin der Hebammenpraxis „Midwives Rising!" in Phoenix und des Stillnetzwerks „Eats on Feets"

Ana Paula Markel, Geburtsberaterin, Doula und Gründerin von BINI Birth, einem Ausbildungszentrum rund um Schwangerschaft, Geburt und Elternschaft in Los Angeles

Marty New, Gründer von „Climbtime Yoga" für Eltern und Kinder, Santa Barbara

Ulrike Remlein, Geburtsberaterin, Doula und Mitglied des Rote-Zelte-Netzwerks

Alison Sinatra, Yogalehrerin und Organisatorin der „Goddess Retreat-Seminare"

Marijke de Zwager, Hebamme

UND MEINE VERWANDTEN:

Dr. Ching Chun Ou, Ärztin für traditionelle chinesische Medizin, Akupunkteurin, Expertin für alle Themen rund um den Kinderwunsch

Dr. Li-Chun Ou, Arzt für traditionelle chinesische Medizin, und Kräuterexperte

Und natürlich … **Dr. Ju Chun Ou** alias Tante Ou, Ärztin für TCM und Akupressur

Die vier Phasen des Übergangs

Zeit wird nie eine größere Illusion sein als in den ersten Wochen mit einem Neugeborenen. Du kannst genauestens Buch darüber führen, wie oft es Hunger hat, darauf achten, wie oft es in die Windel macht – aber deine Tage und Nächte werden so sehr ineinander verschwimmen, dass die Welt plötzlich nur noch aus Stillen und den Momenten zu bestehen scheint, an denen du gerne geschlafen hättest. Auf einmal sind Wochentage vage Konzepte, und die Worte „Essenszeiten" und „Schlafenszeit" werden seltsam unspezifisch. Trotzdem überschneiden sich die Erfahrungen von Frauen in deiner Situation genug, um dir ein Gefühl dafür geben zu können, was dich in den vier Phasen des Übergangs wahrscheinlich erwarten wird. Diese grobe Einteilung gibt dir allgemeine Leitlinien dazu an die Hand, wie sich euer kleines Universum in den nächsten Wochen entwickeln wird.

PHASE 1: DIE WEICHE LANDUNG (TAG 1–7)

Viele Frauen verbringen die ersten Tage nach der Entbindung in der Klinik oder im Geburtshaus, in dem das Baby zur Welt kam. Hausgeburten werden immer beliebter, deshalb werden immer mehr unter euch diese Tage zuhause verbringen. Meistens wirst du gleich wieder ganz normal essen und trinken können, lediglich nach einem Kaiserschnitt kann es sein, dass du dich wegen der Verdauung an bestimmte Essensregeln halten musst und dass dir empfohlen wird, zunächst nur Brühen und Tees zu trinken. Oft werden Frauen von der Tatsache überrascht, wie kaputt sie nach der Entbindung sind, selbst wenn es schnell ging. Die ersten 24 Stunden nach der Entbindung sind mit nichts vergleichbar. Das erste Gefühl ist höchstwahrscheinlich Erleichterung: Es ist vorbei, man hat es geschafft, das Baby ist endlich da. Und obwohl der Einschuss des berühmten Oxytocins drei Minuten brauchen kann – sobald es da ist, erfüllt es Mütter mit Erstaunen und Bewunderung, vor allem über den bloßen körperlichen Aspekt des Ganzen: Dieses Kind war in dir drin, und jetzt ist es draußen!

Sobald du aus dem Kranken- oder Geburtshaus entlassen wirst – oder die Hebamme ihre Sachen packt und sich verabschiedet –, beginnt sich der Nebel zu lichten, und langsam zeichnet sich ab, wie deine Familie von nun an aussehen wird. Diese allerersten Tage mit deinem Kind sind mit großer Wahrscheinlichkeit wunderschön, denn beim Stillen und wenn du dein Kleines einfach nur im Arm hältst, strömen Wogen von Oxytocin durch deinen Körper. Es kann aber auch sein, dass die ersten Tage eine riesige Herausforderung sind, denn auf der Suche nach festem Boden unter den Füßen hast du völlig unbekanntes Terrain betreten. Vor allem, wenn es dein erstes Kind ist, wirst du dir beim nächtlichen Stillen oder

Windelnwechseln möglicherweise die Frage stellen – und sie vielleicht auch laut aussprechen –, wie *so* viele Frauen das vor dir nur schaffen konnten. In den ersten Tagen haben Babys überhaupt nichts mit diesen rotwangigen Engelchen gemein, die immer in den Armen dieser schönen, gelassenen Hollywood-Mütter liegen. Keine Spur davon! Auch wenn dein kleiner Junge oder dein kleines Mädchen das schönste Baby der Welt ist (alle Mütter denken das übrigens), bleibt es ein seltsames Wesen, dessen Augen nur schwer fixieren können und das aus nicht immer nachvollziehbaren Gründen durchdringend schreien kann. Meistens rollt es sich zusammen wie ein kleiner Ball (denn es glaubt immer noch, weiterhin in seinem alten Kinderzimmer zu sein – deinem Bauch) und tut eines der folgenden vier Dinge: schlafen, schreien, essen oder in die Windel machen. Nein, ein idealer Partygast ist es nicht wirklich! Hoffentlich werden dir zwei oder mehr helfende Hände durch diese kritische Zeit helfen. Lass sie ruhig helfen! Denke daran, dass du und dein Baby es euch hinter der geschlossenen Schlafzimmertür gemütlich machen dürft, solange ihr wollt. Falls Freunde Essen vorbeibringen möchten, können sie es in die Kühltasche vor der Haustür legen – das können sie auf dem Zettel lesen, der dort klebt.

Es kann sein, dass du dich in dieser ersten Woche Hals über Kopf in dein Baby verliebst, vielleicht brauchst du aber auch ein wenig länger. Denke daran, dass es nicht den einen richtigen Weg gibt, um deine Beziehung zu deinem Kind aufzubauen. Obwohl du es geboren hast, ist es nicht länger ein Teil deines Körpers. Im Grunde genommen ist es ein Fremder, und vielleicht müsst ihr eine richtige Kennenlernphase durchmachen, bevor die Liebe über euch hereinbricht. Es ist wichtig für dich und deinen Partner, sich in eurem eigenen Tempo in euer Baby verlieben zu dürfen. Das Baby verbringt gerade ohnehin die meiste Zeit schlafend – seine Reise in eure Welt war ziemlich anstrengend –, also kein Grund zur Eile.

In der ersten gemeinsamen Woche bewegen sich deine Hormone wieder in Richtung ihres Zustandes vor der Schwangerschaft, und es kann sein, dass sie deine Gefühle dabei gleich mitnehmen. Es ist normal und zu erwarten, dass du um den dritten Lebenstag deines Babys ein wenig Babyblues bekommst. Die ersten vierzig Tage haben offiziell begonnen, und du darfst dir so viel Raum wie möglich für dich und all deine Gefühle geben. Die meiste Zeit verbringst du gerade in deinem Bett oder deinem urgemütlichen Sessel. Was Bewegung betrifft, solltest du auf die Anweisungen der Person hören, die dich medizinisch betreut. Vermutlich wird es heißen: Mach langsam, langsam, langsam! Bewege dich auch zuhause mit Vorsicht, höchstwahrscheinlich ist dein Körper noch ziemlich wund. Schon allein aufzustehen und von deinem Bett ins Badezimmer zu gehen, fühlt sich vielleicht an wie ein Fußmarsch in ein anderes Bundesland.

Das Wichtigste in diesen ganz frischen, allerersten Tagen ist, dich und dein Kind mit der Kunst des Stillens vertraut zu machen (oder, falls es nicht dein erstes Kind ist, dich wieder daran zu gewöhnen). Wir sind Säugetiere, und obwohl es ein so wesentlicher, grundlegender Teil unseres Lebens ist, muss sich das Füttern eines anderen Menschen mit dem eigenen Körper nicht immer einfach oder intuitiv anfühlen. Falls sich auch nur ein kleines Detail anstrengend für dich anfühlt, falls du Fragen zum Anlegen des Babys und dem Milchfluss hast oder irgendwelche Schmerzen dich plagen, dann hole dir Rat bei Experten. Eine Stillberatung ist eine wunderbare Sache! Stillberaterinnen können dir bei allen technischen Fragen Rede und Antwort stehen, sind umsichtig und freundlich für dich da und sollten dir, falls das Stillen gar nichts für dich ist, auch dabei helfen können, den richtigen Ersatz zu finden (siehe Seite 70/71 für mehr Infos zur Stillberatung). Achte darauf, zur Unterstützung des Immunsystems und zur Prävention einer Brustentzündung genug Vitamin C zu dir zu nehmen. Im Falle einer Soor-Infektion helfen ein paar Tropfen von mit Wasser verdünntem Grapefruitkernextrakt, die zwischen den Stillphasen auf die Brustwarzen aufgetragen werden.

Diese erste Woche ist besonders aufregend, weil du und dein Partner euer Baby kennenlernt, dein Hormonspiegel sich langsam einpendelt und dein Körper anfängt, sich vom Erlebnis der Entbindung zu erholen. Zu diesem Zeitpunkt stehst du noch auf der Schwelle der ersten vierzig Tage, du befindest dich quasi offiziell in den Startlöchern zu deinem restlichen Leben als Mutter. Obwohl es manchmal verlockend erscheinen mag, gibt es kein Zurück. Zum Glück ist es auch schön, wenn es vorangeht. Weiches, wärmendes Essen hilft immer! Es gibt deinem immer noch langsamen Verdauungsapparat genügend Zeit, um wieder in Schwung zu kommen, und wirkt in dieser verunsichernden Übergangsphase zum Leben als Mutter beruhigend und tröstend wie eine gemütliche Decke.

Irgendwann zwischen dem 3. und 10. Lebenstag wird euer Kinderarzt dein Baby für eine kurze Kontrolluntersuchung sehen wollen. Dies ist ein großer Schritt aus eurem gemütlichen Kokon. Macht schön langsam, packt euch warm ein, wenn es draußen kalt ist, und geht direkt nach dem Termin wieder nach Hause. Pass auf dich selbst einfach genauso gut auf wie auf dein Baby.

PHASE 2: DER WAHRE BEGINN (TAG 8–15)

Wenn die allerersten Tage vorbei sind, wirst du wahrscheinlich ganz verschiedene Gefühle haben, was diesen neuen Lebensabschnitt angeht. Dein Körper befindet sich gerade in einer tiefen Heilungsphase, und du fängst langsam an, dich stärker zu fühlen, auch wenn die Blutungen noch andauern können. In diesem Moment

Nach einer Entbindung durchläufst du höchstwahrscheinlich den größten Transformationsprozess deines ganzen Lebens! Sei nachsichtig mit dir selbst – es braucht viel Liebe und Geduld, um diese Zeit zu überstehen. Sorge dafür, dass alles verschwindet, was dich stresst: Termine, Arbeit, Hausarbeit – vielleicht sogar Familienmitglieder! Habe nur Menschen um dich, die dich aufrichtig unterstützen, dich sein lassen, wo du bist, dich sagen lassen, was du brauchst, und die wissen, wie es ist, Mutter zu werden. Es sollten Menschen sein, die es aushalten, dass du durcheinander bist – denn jeder große Wandel wird begleitet von ein wenig Durcheinander.

ULRIKE REMLEIN, GEBURTSBERATERIN, DOULA UND MITGLIED DES ROTE-ZELTE-NETZWERKS, ALTENTHANN

empfinden junge Mütter atemberaubend viel Liebe für ihr Kind, spüren aber auch, wie die Realität langsam zu ihnen durchdringt, und stellen sich die ganz große Frage: Wie soll ich mich nur um mich selbst *und* um dieses kleine Wesen kümmern? Wer steht an erster Stelle? Wahrscheinlich wirst du dich für dein Baby entscheiden. Die großen Mengen Prolaktin in deinem Körper (das sogenannte „Pflegehormon") helfen dir dabei. Sogar bei Vätern lässt sich nach ein paar Tagen mit Baby eine verstärkte Prolaktinausschüttung beobachten. Und jetzt, wo du so sehr mit der Pflege deines Babys beschäftigt bist, wirst du deine Helfer brauchen. Du kannst dich den Bedürfnissen deines Kleinen nur widmen, wenn sich auch jemand um dich kümmert – und manchmal kann das heißen, dass man dich einfach nur in Ruhe lässt!

In dieser zweiten Woche bist du immer noch aktiv am Erholen. Die anfänglichen Schmerzen haben wahrscheinlich nachgelassen, und vielleicht spürst du die Versuchung, wieder loszulegen. Tu es nicht! Jede größere Aktivität hat körperliche Folgen: Wenn du dich überforderst, können verstärkte Blutungen einsetzen, und es kann sein, dass du plötzlich ganz besonders abgespannt bist oder das Stillen seltsam schwierig wird. Wenn du diese ganze Situation langsam mehr und mehr begreifst – ja, dieser kleine Mensch wird jetzt wirklich bei uns bleiben –, spürst du vielleicht Müdigkeit oder Angst, die du im Trubel der allerersten Tage gar nicht wahrnehmen konntest. Für manche Frauen ist das Leben mit einem Neugeborenen die erste richtige Erfahrung mit Schlafmangel (siehe „Der Müdigkeitsfaktor“, Seite 201). Zu wenig Schlaf ist kein Spaß. Schlafmangel kann Krankheit, kognitive Störungen, Depressionen und Heißhunger auf ungesundes Essen auslösen. Gute Gründe, um weiterhin viel Zeit im Bett oder in deinem gemütlichen Sessel zu verbringen und so viel zu schlafen wie nur möglich. Dein Baby sollte so nah wie möglich bei dir sein. Wenn du es in der Babytrage oder dem Tragetuch ganz nah am Körper hast, entsteht eine Intimität, die auf euch beide beruhigend und entspannend wirkt.

Nun fängt dein Baby an, regelmäßig in die Windeln zu machen, und zeigt dir damit, dass es deine Milch gut verträgt und verdauen kann. Juhu – du bist auf dem richtigen Weg! Und auch wenn du weiterhin sehr genau auf dein Kind achtest und allzeit bereit sein musst zu stillen, wird dir das immer leichter fallen. Das sind gute Nachrichten! Denn dein Baby hat gerade einen Wachstumsschub und muss häufiger gestillt werden. Achte darauf, wie es größer wird – allein durch deine Muttermilch! –, und erlaube dir, durchzuatmen und dich in diese neue Welt hineinzufinden. Gerade jetzt ist es sehr wichtig, genug zu trinken. Flüssigkeit ist der Grundbestandteil von Muttermilch, und ohne kannst du gar nicht stillen. Das Ziel sind zwei Liter täglich. Das heißt: acht Gläser à 250 Milliliter. Stilles Wasser ist die erste Wahl, aber du kannst auch immer mal wieder zu Alternativen greifen, wie leckeren, nährstoffreichen Kräutertees (Rezepte und Anregungen findest du auf Seite 221–228). Alle Flüssigkeiten sollten warm oder zumindest bei Zimmertemperatur getrunken werden, damit es nicht zu der berüchtigten Auskühlung kommt.

Du solltest weiterhin weiche, wärmende Gerichte zu dir nehmen (alle Gerichte in diesem Buch kannst du unendlich oft essen, also mach dir keine Sorgen, wenn du eines besonders häufig isst). Du kannst langsam aber auch wieder zu herzhafteren Optionen greifen, bei denen du ein wenig mehr kauen musst. Mit dem stärkeren Hunger – schließlich erfordert das Stillen enorm viel Energie und setzt voraus, dass du genügend isst – wird auch deine Lust auf reichhaltigere Mahlzeiten größer. Mama-Bowls (siehe Seite 182–185) sind einfach, gehen schnell und machen satt.

Dein Hunger mag im zweiten Teil dieser Übergangsphase an Fahrt gewinnen, doch alles andere verlangsamt sich eher. Dein Partner geht jetzt vielleicht wieder zur Arbeit, und die anfängliche Aufregung um das Baby hat sich gelegt. Du und das Baby seid nun öfters allein, ihr habt weniger Ablenkung und Störungen. Diese Ruhe nach den geschäftigen ersten Lebenstagen deines Babys kann eine willkommene Verschnaufpause sein – oder unangenehm ruhig. Diese Tage bringen wenige neue, aber wichtige Erkenntnisse, zum Beispiel: Dieser winzige Mensch produziert mehr Schmutzwäsche pro Tag als ein Erwachsener in einer Woche. Babykacke

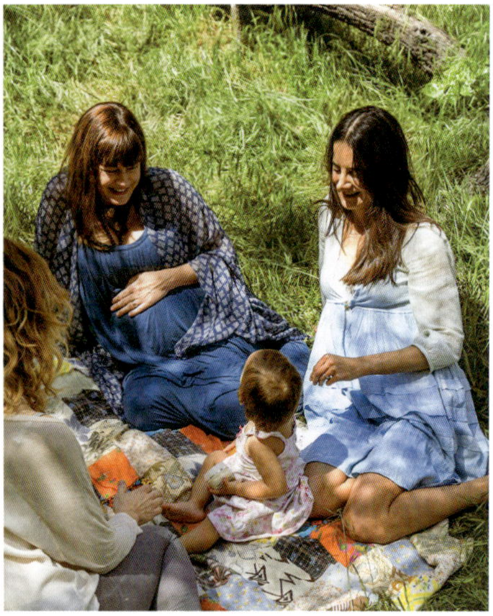

hinterlässt dauerhafte Flecken auf Laken, Decken und Stramplern. Und ein richtig aufgepumpter Gymnastikball ist beim Beruhigen eines Säuglings wirklich Gold wert.

Während nun die Tage dieser Übergangsphase einer nach dem anderen vergehen, musst du standhaft und stark die wichtigste Türhüterin deiner heiligen Hallen bleiben. Es werden weiterhin Besucher klingeln: Babys haben eine starke Anziehungskraft. Von Zeit zu Zeit ist ein freundliches Gesicht eine willkommene Abwechslung, andere Male eher eine Belastung. Bei der Entscheidung darüber, wen du hineinlassen möchtest und wann, solltest du eines immer im Hinterkopf behalten: Diese Zeit gehört dir. Freunde und Familienangehörige, Nachbarn und Bekannte – viele werden den Weg zu dir suchen und fragen, ob sie kurz vorbeischauen können, einfach nur um Hallo zu sagen und dich zu umarmen. Du allein hältst die Schlüssel zu deinem Schutzraum in der Hand. Nutze dein Urteilsvermögen, um zu entscheiden, ob ein Besucher dir helfen oder ganz im Gegenteil erwarten wird, dass du ihn bewirtest (siehe „Meine Traumbesucher", Seite 179). Es ist vollkommen in Ordnung, dass manche noch ein wenig warten müssen, um dein Baby kennenzulernen, sogar Familienangehörige! Stell dir immer die Frage, was ihre Absichten sind. Wollen sie mir helfen, würden sie auf Nachfrage den Abwasch machen oder ein quengeliges Baby im Arm halten, damit ich duschen kann – oder wollen sie einfach nur eine Ladung Babyglück abbekommen? Welche Energie werden sie mitbringen – werden sie geben oder nehmen?

PHASE 3: DEIN NEUER NORMALZUSTAND (TAG 16–22)

Zu diesem Zeitpunkt haben sich die Wolken etwas gelichtet. Aus der überwältigenden Neuartigkeit des Lebens mit Baby ist ein (etwas) einfacheres Jonglieren zwischen seinen Bedürfnissen und deiner Erholung geworden. Dein Kind schläft nun länger am Stück und ist aufgeweckter und aufmerksamer, wenn es wach ist – und es ist nun wirklich hinreißend. Langsam beginnen die subtilen Nuancen eurer Kontaktaufnahme. Du fängst an, seine Sprache zu entschlüsseln und seine Zeichen zu verstehen. Ihr beide kommuniziert jetzt tatsächlich, in einer großartigen Sprache ohne Worte, die nur zwischen Mutter und Kind existiert. In diesen Tagen wird

Müttern aber auch klar, wie monoton Babypflege sein kann – eine Tatsache, die in vielen Babyratgebern unter den Tisch fällt. Und während du selbst Tag für Tag die gleichen Dinge erledigst, sind der Schlaf und das Nahrungsbedürfnis deines Kindes weiterhin frustrierend unstrukturiert. Es ist ganz natürlich, bereits jetzt nach einem Muster oder Rhythmus zu suchen, aber dein Baby ist noch nicht bereit für so etwas. Jedes Mal, wenn du denkst, du hättest den Code geknackt, fängt es an, es anders zu machen. Ächz!

Nach den ersten zwei Wochen fühlt sich deine aus ein paar Quadratmetern zwischen Schlafzimmer, Küche und Badezimmer oder auch nur ein paar Schritten zwischen Schaukelstuhl und Sofa bestehende Welt unglaublich klein an. Stunden vergehen sehr langsam, wenn man den größten Teil des Tages mit Stillen verbringt (die meisten Babys haben zwischen der zweiten und dritten Woche einen erneuten Wachstumsschub). Wer hätte gedacht, dass das Stillen so viel Zeit kostet? Wahrscheinlich läuft es inzwischen ziemlich gut, aber es ist nie zu spät, um sich an eine Expertin zu wenden. Sollte irgendein Aspekt des Stillens dir weiterhin Schwierigkeiten bereiten, dann wende dich einfach an eine Stillberaterin.

Vielleicht genießt du es, dass dein Alltag mit Kind so reduziert ist, und ziehst unglaublich viel Freude aus den kleinsten Dingen, wie seinen Geräuschen und Grimassen – vor allem, wenn dein gewohnter Alltag bislang schnelllebig und übervoll war. Vielleicht findest du so viel Monotonie aber auch einsam und erdrückend. Es kann so wirken, als würde dein Leben von nun an für immer so aussehen, als würdest du für alle Ewigkeit mit deinem Baby an der Brust an diesem Sessel festkleben. Manchmal ist es schwer zu realisieren, dass diese Phase ein Ende hat, dass sich alles verändern und wandeln wird, dass sich alles *immer* verändert und wandelt. Lies „Die Kunst stillzusitzen“ auf Seite 147. Dort findest du Tipps, wie du all diese Eintönigkeit überstehen kannst.

Macht dir etwas zu schaffen, dann höre auf die Signale deines Körpers. Er gibt dir direktes Feedback und erinnert dich daran, auf dich selbst zu achten. Deine Brüste werden hart und empfindlich, selbst wenn du regelmäßig stillst? Dann brauchst du auf jeden Fall mehr Schlaf und musst vielleicht auch mehr trinken (siehe Tipp auf Seite 61). Du kannst vor lauter Erschöpfung nicht schlafen, obwohl dein Baby endlich schläft und du es auch gerne würdest? Dann solltest du etwas zur Beruhigung deiner überstrapazierten Nerven zu dir nehmen, zum Beispiel einen Schlaftrunk aus warmer Milch (Seite 230) oder heiß duschen. Vielleicht bekommst du danach eine Rückenmassage mit Rosen-Kokos-Körperöl (siehe Seite 234)? Ein paar kleine, liebevolle Maßnahmen können viele Probleme schon im Keim ersticken.

Eltern und Baby brauchen diese ersten vierzig Tage, um ihre mentalen, emotionalen und spirituellen Energien aufeinander abzustimmen und um miteinander, füreinander, eine gemeinsame Basis zu schaffen. Denn was da gerade geschieht, ist ungeheuerlich: Ihr baut das Selbstwertgefühl und Vertrauen dieses neuen Wesens auf, indem ihr seiner Seele die Zeit gebt, um wirklich auf der Erde zu „landen" und sich sicher zu fühlen. Wenn ihr ihm ausreichend Zeit lässt, ist euer Kind später durch nichts zu erschüttern!

SIDDHI ELLINGHOVEN, SPIRITUELLE LEHRERIN, DOULA UND BERATERIN FÜR SCHWANGERSCHAFT, GEBURT UND ELTERNSCHAFT, SANTA BARBARA, KALIFORNIEN

In dieser dritten Phase wirst du vielleicht immer noch dagegen ankämpfen, Routinen für dein Baby finden zu wollen und ihm Schlafens- und Essenszeiten aufzuzwingen. Versuche, das sein zu lassen. Zu diesem Zeitpunkt werden sich die Angewohnheiten deines Babys weiterhin verändern. Vielleicht wird es ein paar Tage lang viele Dinge auf die gleiche Weise tun: Nach dem Stillen einschlafen, morgens zur gleichen Uhrzeit aufwachen, sich durch ein bestimmtes Lied beruhigen lassen – um dann all das für etwas ganz Neues aufzugeben. Diese Strukturlosigkeit kann nervtötend sein und dich sogar zur Weißglut bringen. Gleichzeitig ist es eine ausgezeichnete Möglichkeit, sich in Kontrollverzicht zu üben. Den Gedanken loszulassen, dass du allein weißt, wie alles laufen sollte, ist ein wichtiger Teil des Elternseins – und es wird sich als sehr nützlich herausstellen.

Dein Verdauungssystem ist jetzt wieder in Schwung gekommen, und deine Organe rücken an ihre übliche Position zurück, also kannst du nun ruhig zu herzhafteren und gehaltvolleren Gerichten übergehen. Setze traditionelle Gerichte (siehe Powerfood, ab Seite 187) auf deinen wöchentlichen Speiseplan. Diese nährstoffreichen Gerichte werden dir bei der Regenerierung deines *Qi* helfen, dein Blut aufbauen und deinen Hormonhaushalt stabilisieren. Und schäme dich wirklich nicht, um Hilfe zu bitten, wenn sie nicht von selbst kommt. Bitte deine Freunde und Familienangehörigen um Essen, Gesellschaft, eine kleine Fußmassage – egal was. Menschen freuen sich über klare Wünsche! Äußere diese Woche ein paar davon.

Nach diesem wochenlangen Stillstand sehnen sich deine Muskeln sicher regelrecht nach Bewegung. Du kannst ein paar sanfte Yogaübungen machen oder einen kurzen Spaziergang, falls es das Wetter erlaubt (siehe „Bewegung oder Stopp-Taste?", Seite 218). Achte dabei immer auf deinen Körper. Schalte einen Gang zurück, wenn sich etwas anfühlt, als wäre es zu viel. Es gibt viele Gelegenheiten für Bewegung, wenn die ersten vierzig Tage vorüber sind.

PHASE 4: EIN NEUER RHYTHMUS (TAG 23–40)

Herzlichen Glückwunsch! Du hast es bis zum Endspurt geschafft. Vielleicht spürst du immer noch ein wenig Schmerzen, doch viel von deiner früheren Stärke ist zurück, und was das Baby angeht, hast du langsam, aber sicher den Dreh raus. Hilfreich ist dabei, ist, dass dein Baby gerade von selbst mit erkennbaren Gewohnheiten beginnt. Es schläft jetzt mehrere Stunden am Stück und isst zu bestimmten Tageszeiten, nicht mehr den *ganzen* Tag. Vielleicht hat es gerade wieder einen Wachstumsschub und öfters Hunger, aber das wird der letzte sein, bis es etwa drei Monate alt ist. Und alle weiteren wichtigen Veränderungen werden von nun an etwa alle drei Monate passieren, nicht mehr alle paar Tage.

Weil wir gerade von Schlaf gesprochen haben: Bei dir wird durch das Stillen jede Menge Stress reduzierendes und Schlaf förderndes Oxytocin ausgeschüttet, auch in der Nacht – anders als bei deinem Partner. Daher kann es für den anderen Elternteil noch anstrengender sein als für die Mutter, mitten in der Nacht vom weinenden Kind geweckt zu werden. Hab Verständnis dafür, dass sich dieser Schlafmangel manchmal anstaut, und sei nicht verletzt, wenn er oder sie aufs Sofa umzieht, um morgens einigermaßen funktionieren zu können. Jetzt ist im Übrigen ein guter Zeitpunkt, um ehrlich darüber zu sprechen, wie es euch miteinander und mit eurer Zusammenarbeit geht – und eventuell Anpassungen vorzunehmen.

Wenn die Phase des Übergangs sich dem Ende zuneigt, wirst du deine Milchpumpe vielleicht schon völlig ohne Probleme bedienen können und einen Vorrat Muttermilch in den Kühlschrank oder ins Gefrierfach stellen – für die Momente, in denen du nicht bei deinem Baby bist. Dieses Kochbuch hält für diese letzten Tage deiner Auszeit – und die Tage danach – viele verschiedene Rezepte bereit. Dich zu wärmen und zu nähren, steht weiterhin an erster Stelle.

Du und dein Baby, ihr seid in den letzten Wochen unglaublich gewachsen, und zwar als Individuen und als Team. Mit Sicherheit hast du Heldentaten vollbracht, die du niemals für möglich gehalten hättest! Du hast wahrscheinlich einhändig und im Dunkeln eine Windel gewechselt, dein nacktes, schreiendes Baby in der anderen Hand. Du hast beim Stillen leckere Gerichte gefuttert. Und sehr wahrscheinlich warst du erschöpfter, frustrierter und verliebter in dein Kind als jede andere Mutter auf dem Planeten. Mit der Ausnahme der Mutter dort drüben. Und der anderen dort drüben. Und dieser Frau dort …

Am Ende dieser Zeit wirst du merken, dass du viel stärker und vitaler geworden bist als in den Tagen nach der Entbindung – auch wenn sich alles noch neu und ungewohnt anfühlt. Es kann sein, dass dieses Leben weiterhin ein wenig fremd ist, und es kann auch sein, dass du dir deinen Körper von vor der Schwangerschaft zurückwünschst (siehe „Deinen Körper nach der Entbindung akzeptieren", Seite 166–167) oder dich danach sehnst, wieder so viel zu schlafen wie früher. Doch du hast gelernt, zu spüren, was du in kritischen Momenten wirklich brauchst, hast Besuchern Grenzen gesetzt und um Hilfe gebeten, wenn es nötig war. Du machst dich langsam bereit für das Leben nach den ersten vierzig Tagen. Herzlichen Glückwunsch, dass du es bis hierhin geschafft hast!

Sollte man ein einziges Merkmal der ersten Wochen Mutterschaft nennen, dann ist das ihre starke Widersprüchlichkeit. Deine Gefühle reichen von reinster Freude (ganze Wogen Oxytocin durchströmen dich jedes Mal, wenn du stillst oder mit deinem Baby kuschelst) über Melancholie, Langeweile bis zur Verzweiflung. Es ist wirklich wichtig, dich von sozialen Verpflichtungen freizumachen (und ja, dazu zählt auch das Bewirten einer ganzen Wagenladung neugieriger Verwandter) und, falls irgend möglich, auch von beruflichen Verpflichtungen. Denn deine Gefühle müssen den Raum einnehmen können, den sie wirklich brauchen.

Deine behutsame Auszeit – in der du die Grenzen deiner Welt kurzzeitig enger ziehst, um dich mit deinem Baby dorthin zurückzuziehen statt dich gleich hinauszuwagen – ist die erste Säule der ersten vierzig Tage. Es ist ein Jahrtausende altes Ritual der Selbstliebe und des Rückzugs, das es dir buchstäblich und metaphorisch erlaubt, wund und bloß zu sein. Einen Säugling zu stillen, bedeutet, viel öfter halbnackt herumzusitzen, als du es dir jemals vorstellen konntest. Das Wissen, dass du dabei ungestört und unbeobachtet bist, macht alles wesentlich einfacher.

Diese Auszeit ermöglicht es auch, dass deine neue Minifamilie (du, dein Partner, dein Baby und die anderen Kinder, die du vielleicht schon hast) die schönsten und unvergesslichsten Momente für sich alleine hat – genauso wie die nicht so schönen, über die du vielleicht lieber den Mantel des Schweigens breiten möchtest.

Wenn du dem Großteil der Welt, ausgenommen von deinen lieben Unterstützern, erst einmal auf Wiedersehen sagst und die unsichtbare Zugbrücke zu deinem Zuhause nach oben ziehst, sparst du – und das ist das wirklich Entscheidende – viel Energie und Aufmerksamkeit, die du normalerweise für andere Menschen und an anderen Orten aufwenden würdest. Du kannst sie ungeteilt der Person schenken, die sie gerade am meisten braucht – deinem Kind.

Für dein Baby bist du alles. Du bietest ihm Nahrung, Wärme und Schutz, du zeigst ihm, wie es schlafen und sich beruhigen kann. Du bist in diesem tosenden Meer voller Reize sein Anker – und sein Wellenbrecher. Du bist der Quell seines Lebens. Deine Berührungen, dein Herzschlag, deine Stimme, dein Geruch und Geschmack, der durch die Hormone in deiner Haut, deinem Speichel und deiner Muttermilch freigesetzt wird – all das prägt sein erstes Bild von der Welt.

Gleichzeitig wird dein Baby dir deinen eigenen Zustand spiegeln: ruhig und ausgeglichen – oder überwältigt und gestresst. Deshalb ist es so wichtig, dass du dich deinen eigenen Bedürfnissen genauso widmest wie seinen. Ihr seid jetzt zwar zwei verschiedene Menschen, aber während dieser paar kostbaren, unwiederbringlichen Wochen seid ihr in vielerlei Hinsicht noch eins.

6

Auftanken:

WAS ESSEN?

Fast 40 Wochen lang hast du das Baby in deinem Bauch gehegt und genährt, jetzt bist du an der Reihe. Als roter Faden zieht sich eines durch die ersten vierzig Tage: dich in den Mittelpunkt der Familie zu stellen und jeden Tag durch kleine Entscheidungen dafür zu sorgen, dass dein Energievorrat nicht versiegt.

Nahrung ist mehr als nur ein Teller Suppe. Es geht auch um das Gefühl, wertgeschätzt und gestützt zu werden. Es speist sich daraus, wie du dich zuhause fühlst, oder daraus, dass eine gute Freundin dir aufmerksam zuhört und dich versteht. Aber alles beginnt mit einem Teller Suppe, denn es ist der einfachste und befriedigendste Weg, deinen Energievorrat aufzutanken.

Meinen großen Aha-Moment hatte ich am Herd einer guten Freundin. Sie hatte mich gebeten, beim Kochen für eine gemeinsame Freundin zu helfen, die vor kurzem entbunden hatte. Es war eine Zeit nach der Geburt meines dritten Kindes, ich hatte mich – nach einem holprigen Start – wieder erholt und war bereit, etwas für andere zu tun. Ich hatte kein Rezept dabei, aber ein paar meiner Lieblingszutaten zum Kochen in der Tasche. Die frischgebackene Mutter kam kurz nach mir an. An ihrer Brust schlief zufrieden ihr wenige Wochen altes Baby, doch sie selbst wirkte verängstigt und bleich. Es schien, als würde sie über ihrem eigenen Körper schweben – energetisch ausgemergelt, trotz ihres kurvigen Körpers und ihrer vollen Brüste.

Sie sank in den Sessel, den wir aus dem Wohnzimmer geholt hatten, übergab uns vorsichtig, aber dankbar ihr Kind und begann zu erzählen. Seit der Geburt ihres Kindes waren unerwartete Spannungen in ihrem Zuhause aufgekommen und belasteten sie sehr. Ihre Schwiegereltern waren mit festen Vorstellungen zur Elternschaft und Führung eines Haushalts angereist und hatten alles Mögliche zu kritisieren – und zu ihrer großen Überraschung war ihr Mann nicht fähig, sie davor zu beschützen. Dies zeigte seine Wirkung, erschütterte ihr Selbstvertrauen und Wohlbefinden.

Wir schnitten also Karotten in Scheibchen, setzten einen Topf Wasser auf, wiegten ihr Baby in unseren Armen und hörten zu. Ich folgte meinem Bauchgefühl und setzte eine Brühe mit ein paar schönen Hühnchenteilen auf. Nachdem diese ein Weilchen gekocht hatte, gab ich etwas Gemüse dazu, das mich auf dem Markt angelacht hatte, weil es so frisch aussah. Da ich um ihre Angstgefühle wusste, gab ich ein paar Kartoffeln hinzu, die der Suppe ein kräftiges, erdendes Element geben würden, und wegen ihres blassen Gesichts auch ein Stück Ingwer, das sie wärmen würde. Ganz zum Schluss schmeckte ich die Suppe mit jeweils einem Schuss aus meiner mitgebrachten Kollektion von flüssigen Gewürzen ab, Sojasauce und ein paar Spritzer Reiswein, um der Suppe ein harmonisches Aroma – süß, sauer und salzig – zu verleihen.

Als die Suppe fertig war, schöpfte ich drei große Schüsseln voll. Der Dampf kitzelte uns in der Nase, färbte unsere Wangen rot, und schon nach dem ersten Löffel wirkte die junge Mama deutlich weicher, so als ob die Wärme etwas in ihr zum Schmelzen gebracht hätte. Die verspannten Schultern lockerten sich, die besorgten Augenbrauen entspannten sich, ihr Körper sah insgesamt gelassener und ruhiger aus. Es war eine kleine, aber dennoch wichtige Veränderung: eine Art des Zulassens. Eine Suppe zu essen, die jemand liebevoll für sie zubereitet hatte, ermöglichte ihr, sich ihre Gefühle zu erlauben und zugleich traurig und froh zu sein. Ihre Grundbedürfnisse wurden gestillt – sie bekam zu essen und wurde wahrgenommen –, und sie konnte sich deshalb ausruhen und sicher fühlen.

Wenn sich Freunde oder sich liebende Menschen gegenseitig bekochen, entsteht eine kraftvolle Verbindung zwischen ihnen. Essen nährt Zellen und die Sinne – und es erreicht auch die verletzlichsten und hintersten Winkel in uns, die vielleicht nach Zuspruch und Trost schreien. So etwas Einfaches wie ein großes Einmachglas Suppe, das ich einem Vater am Krankenhausaufzug in die Hand drücke oder in eine Kühltasche vor einer Haustür lege, enthält viel mehr als nur reichlich Nährstoffe. Es ist ein Weg, Fürsorge und Liebe weiterzugeben, die eine Frau im tiefsten Inneren erreichen können. Eine vollkommene, wortlose Geste, die sie dazu einlädt, sich etwas Zeit und Ruhe zu gönnen.

Kochen, für die Zeit nach der Geburt

Das Kochen für die Zeit nach der Geburt ist in China traditionell immer Frauensache gewesen. Mit Töpfen und riesigen Suppenkellen bewaffnet, wachte die Schwiegermutter, eine Tante oder Großmutter über die Ernährung der jungen Mutter und achtete auf alle Bedürfnisse, die zur Erholung beitrugen. Sie waren auf keine Kochbücher angewiesen, denn die täglichen Menüs, die sie in diesem Monat oder noch ein paar Wochen länger zubereiteten, hatten schon ihre Urgroßmütter an ihre Großmütter und ihre Großmütter an sie selbst weitergegeben. Sie hatten ihre Geschichten gehört, hatten sie bei der Arbeit beobachtet und so ein umfassendes Wissen über all das verinnerlicht, was in der Zeit nach der Geburt vonnöten war.

Sie wussten, dass mit Ingwer und Essig zubereitete Schweinsfüße blutreinigend wirken und „Wind“ und „Feuchtigkeit“ lindern, und sie servierten Leber und Weinsuppe, um den Kreislauf anzuregen. Sah die junge Frau etwas zu blass aus, schnalzten sie missbilligend mit der Zunge und kochten dann in Windeseile einen Eintopf aus Tauben und Lilienknospen, der auch die Erschöpftesten wieder auf die Beine bringt.

Eine volle Wasserkaraffe auf dem Nachttisch würden sie schleunigst wieder wegstellen. Während der Stillzeit sollte eine Frau zwar viel trinken, einfaches Trinkwasser aber galt schon immer nicht nur als zu „kalt“ (und, kam es nicht aus einer natürlichen Quelle, als ein mögliches Gesundheitsrisiko), sondern auch als eine verlorene Gelegenheit, etwas für die Gesundheit zu tun. Die Frau, die in diesen Wochen den Kochlöffel in der Hand hielt, servierte stattdessen unendliche Mengen Tee aus getrockneten Longans und Roten Datteln, von dem es heißt, dass er revitalisiert, und bestand darauf – war es ihr *wirklich* ernst mit *Zuo Yuezi* –, dass ihr Schützling immer mal wieder an einem Glas Ingwerwein nippte, um einen Extraschub Wärme zu bekommen. (Ja, richtig gelesen: Wein. Seine guten wärmenden Eigenschaften überwogen offenbar jegliche Bedenken wegen des Alkoholgehalts.)

Die chinesischen Matriarchinnen wussten, dass die Küche der Ort ist, an dem man seine Liebsten heilen kann. Essen als Medizin einzusetzen, war tief in ihnen verwurzelt, und die verschiedenen Zutaten wanderten nicht allein wegen ihres guten Geschmacks in ihre Töpfe, sondern aufgrund ihrer überaus wertvollen Eigenschaften, die Vitalität, Schönheit und ein langes Leben versprachen. (Die richtigen Nahrungsmittel, so sagte man, ließen einen 100 Jahre alt werden – und zwar mit einer Haut, die auch in hohem Alter noch so weich und fest sein würde wie ein reifer Pfirsich.)

In bestimmten Lebensphasen – Pubertät, Schwangerschaft oder Alter – spezielle Gerichte zu essen, galt als völlig normal und so einleuchtend, wie im Januar andere Kleider zu tragen als im Juli. Dieses taoistische, ausgleichende Ernährungsprinzip richtet sich nach den wechselnden Bedürfnissen des Körpers, es balanciert extreme Situationen aus und wirkt Mangelzuständen entgegen – es geht also nicht nur darum, etwas gegen den plötzlichen Heißhunger auf, sagen wir mal, Spaghetti mit Fleischbällchen zu tun.

Für Frauen mit neugeborenen Kindern bedeutete dies eine Ernährung, die sehr eisenhaltig war (für die Blutbildung), viele Proteine enthielt (für die Wundheilung und den stabilen Hormonspiegel), reich an Fettsäuren war (für die Muttermilch), an Vitaminen und Antioxidantien (für eine schnellere Heilung des Gewebes) und an Heilkräutern und Gewürzen (um Entzündungen vorzubeugen und, falls nötig, die Milchbildung anzuregen). Es kam nicht infrage, vor und nach der Geburt ein paar Vitamintabletten einzuwerfen, und zu meinen, damit sei es getan. Es war das tägliche Essen und Trinken, das dafür sorgte, sie wirklich zu nähren und wiederaufzubauen.

In unseren westlichen Augen wirken manche Regeln des *Zuo Yuezi* ziemlich extrem. Angeblich aß eine Mutter in Südwestchina nach der Geburt ihres Kindes acht bis zehn Eier täglich, um das wachsende Gehirn des Kindes über die Muttermilch mit viel Cholesterin zu versorgen. Natürlich ist es nichts für schwache Nerven, zur Stärkung der eigenen Niere so viele Schweinenieren zu essen wie meine Tante Ou (nämlich insgesamt 108, zwei pro Tag). Für die meisten Frauen ist es heutzutage schwer vorstellbar, dass sie solch riesige Mengen dieser nährstoffreichen Nahrungsmittel vertilgen könnten – oder wollten. (Und ich halte es auch für keine besonders gute Idee, denn auch von etwas Gutem kann man zu viel bekommen.) Dennoch steckt viel Weisheit in alledem. Die Art, sich nach der Geburt des eigenen Kindes zu ernähren, kann Energie schenken, stärken und heilen, und oft gelingt das mit ganz einfachem Essen am besten.

Ich liebe es, mich in die Geschichten und Bräuche rund um diese uralten heilenden Gerichte zu vertiefen. Es stecken Lebensweisheiten in Hülle und Fülle darin, und für einige der besonders eindrucksvollen, aufwändigen dieser alten Rezepte benötigt man jede Menge ziemlich ausgefallener Zutaten. Da es in diesem Buch darum geht, im hier und heute für junge Mütter zu kochen, konzentriere ich mich auf die Grundlagen des *Zuo Yuezi* – angefangen bei der überaus wichtigen Bedeutung der „Wärme“ bis zur Anregung der Energie, Blutbildung und Milchproduktion. Ich borge mir zwar ein paar wichtige Zutaten aus der Speisekammer meiner Tante, verwende sie aber sparsam, Seite an Seite mit dem, was alltäglich bei uns üblicherweise gegessen wird. Ich interpretiere traditionelle Rezepte neu: auf eine einfachere Art, die besser zu dem Lebensstil der Frauen passt, für die ich koche. Es sind einfache Gerichte, die allen schmecken und auch noch leicht nachzukochen sind.

Dabei ist hilfreich, dass die Küche des *Zuo Yuezi*, wie übrigens die der meisten Rituale der Mutterpflege weltweit, verlockend einfache und wohlig leichte Gerichte hervorbringt: Suppen, Brühen, Porridge, gedünstetes und geschmortes Gemüse, Eintöpfe und Tees, eben alles, was man aus einem runden Gefäß essen oder trinken kann – und neben dem Magen auch noch die Hände wärmt.

EIN PAAR GEDANKEN ZU FLEISCH

Die Mutterpflege nach TCM-Prinzipien sieht vor, dass Frauen nach Entbindung viele tierische Produkte zu sich nehmen: Fleisch, Knochenbrühen, tierische Fette, Innereien, Eier, Fisch und ab und zu auch Milchprodukte. Mit all diesen Nahrungsmitteln wird in diesem Buch gekocht. Wer sich weitgehend pflanzlich ernährt, bekommt vielleicht Lust, in dieser Zeit ein paar Rezepte auszuprobieren, muss das aber natürlich nicht. Viele der hier vorgestellten Mahlzeiten und Getränke basieren auf pflanzlichen Zutaten – wunderbaren Proteinlieferanten mit gesunden Fetten. Sie können nach Wunsch angepasst und durch nährstoffreiche Nahrungsmittel ergänzt werden, die man am liebsten isst (zum Beispiel Kokosöl, Hefeflocken, Bienenpollen etc.). Falls du gerne Sojaprodukte verwenden willst, rate ich zu Tempeh. Es wird aus fermentierten Sojabohnen gemacht und hat offenbar geringere Auswirkungen auf den Hormonhaushalt als der nicht fermentierte Tofu. Bei importierten Produkten immer auf das Bio-Siegel achten: Denn Bio-Tempeh besteht aus nicht gentechnisch veränderten Sojabohnen.

Essen, in den ersten vierzig Tagen

Mit Suppen gefüllte Töpfe, Kannen voll aromatischen Tees, Schüsseln mit dampfendem Reis: Alles, was in den ersten vierzig Tagen auf den Tisch kommt, ist angenehm rund. Sehr passend für dieses abschließende Kapitel der Schwangerschaft, die Zeit eines wunderbar gerundeten Körpers, während der man es sich zuhause gemütlich macht.

Auch der Prozess, in dem diese Gerichte entstehen, ist in einer ähnlichen Weise rund. Wenn man einer chinesischen Tante beim Suppekochen zuschaut, sieht man, dass nichts daran linear oder logisch ist. Es fühlt sich an, wie ohne einen Plan in einem Forschungslabor zu sitzen. Ohne zu fragen, weiß sie, welches Gericht gerade am besten passt: Sie hat sofort bemerkt, ob man kaputt, gestresst oder übermäßig angespannt ist. Aber das Rezept für ihre Medizin hat sie nicht schriftlich. „Es liegt mir im Blut“, würde sie auf Nachfragen sagen oder: „Oma flüstert es mir ins Ohr.“ Messbecher oder Küchenwaagen kann man vergessen. Denn all diese Angaben zu Mengen, Verhältnissen und Kochzeit sind ja immer flexibel.

Diesem Ansatz folgen auch die Rezepte in diesem Buch. Sie sind Orientierungshilfen und Grundideen, die leicht nachgekocht und auf unendlich viele Arten variiert werden können, je nachdem, was in der Küche steht und auf was man gerade Lust hat. Es geht um Lebens-Mittel, und zwar im buchstäblichen Sinn, nicht um Michelin-Sterne. Viele Gerichte kann man in nur einem Topf kochen, ohne

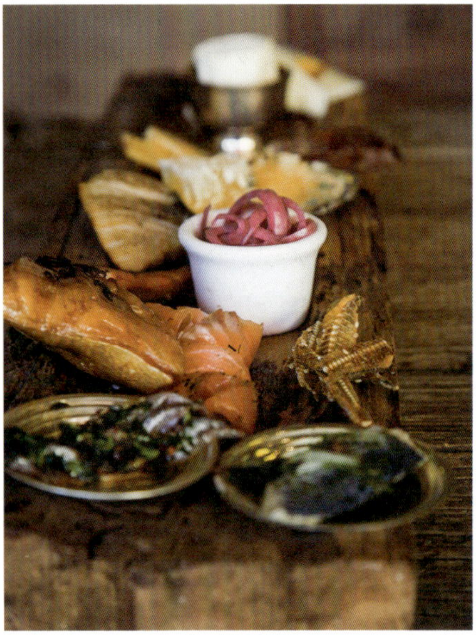

besonderes Küchenwissen, und über mehrere Tage hinweg essen. Fast immer können Zutaten ergänzt oder durch vom Vortag Übriggebliebenes ersetzt werden. Und genauso soll es sein. Erweitere oder verändere die Rezepte nach Lust und Laune – spontan oder mithilfe der Tipps und Ratschläge, die dabeistehen. Sobald du einmal mit den Grundideen vertraut bist, kommst du sicherlich auch in den Flow und kannst den Messbecher im Schrank lassen!

Wenn du häufig kochst, aber auch, wenn du gerne essen gehst, wird dir in den folgenden Rezepten einiges bekannt vorkommen. Sich beim Kochen an der Tradition zu orientieren ist „in". Zuerst war es Slow Food, dann die Brühen, die angesagt waren. Aktuell tauchen Reisporridges und Ochsenschwanzeintöpfe bei Foodbloggern und in hippen Pop-up-Restaurants rund um die Welt auf. Die junge Generation entdeckt derzeit, dass die althergebrachten, einfachen Arten des Kochens (man könnte auch sagen: Omas Rezepte) gleichzeitig total unkompliziert sind. Falls Kochen überhaupt nicht dein Ding ist, dann fass dir ein Herz und bitte Freunde, die gerne kochen, darum. Es kann sehr gut sein, dass es für sie überhaupt kein Problem sein wird, dich nach den Rezepten in diesem Buch zu bekochen.

Zur Frage, wann und wie genau du die folgenden Gerichte essen sollst: *Die ersten vierzig Tage* möchte dir keinen starren Ernährungsplan vorsetzen. Oder kannst du dir etwa vorstellen, mit einem Neugeborenen im Arm strengen Ernährungsregeln zu folgen? Es wäre das genaue Gegenteil deiner derzeit so ungeordneten Welt, in der alles Kopf steht, weil dein Kind ausgerechnet nachts ständig hungrig ist und du plötzlich tagelang das Haus nicht verlässt. Und überdies ist die Erfahrung einer Entbindung und des Mutterseins nicht für alle gleich – jede Frau ist anders und hat ihre eigenen Bedürfnisse. Der Rezeptteil ist deshalb nur grob nach der Art der Gerichte und Getränke eingeteilt. Nimm dir jede Freiheit, wenn du ihn durchblätterst. Schau dir an, welche Nahrungsmittel ich empfehle und welche eher nicht, und welche Gerichte am besten zu deinen ersten Tagen als Mutter passen. Doch höre immer auf deine Intuition und wähle die Rezepte aus, die dein Körper oder Geist deinem Bauchgefühl nach brauchen könnte, um stark und ruhig zu sein.

Falls dieser „intuitive“ Weg, um herauszufinden, was dein Köper essen möchte, leichter klingt als es in Wirklichkeit ist, solltest du im Kopf behalten, dass eine Entbindung jedes Gefühl verstärkt – angefangen von den Hungerattacken nach dem Stillen bis zu der Kälte, die du verspürst, wenn du müde bist oder zu wenig gegessen hast. Nimm dir vor dem Essen eine Minute, um dich zu fragen: „Was fehlt mir? Was brauche ich genau jetzt?“ Vielleicht merkst du, dass du auf einmal ein richtig gutes Gespür in Bezug auf Essen bekommst, vielleicht sogar zum allerersten Mal.

Natürlich kannst du auch einfach die Gerichte auswählen, die leicht zuzubereiten sind oder dir höchstwahrscheinlich schmecken werden. Diese zwei Gründe reichen schon allemal!

Auffällig ist, dass alle traditionellen Ernährungsleitlinien für die Zeit nach der Entbindung vorsehen, dass ein kleines Repertoire an Gerichten häufig gegessen wird: Frischgebackene Mütter essen immer und immer wieder die gleichen Speisen und profitieren von den heilsamen Eigenschaften einiger weniger essentieller Gerichte und Getränke, die Dinge werden ganz einfach gehalten. Dies ist eine große Erleichterung für alle Beteiligten. Du oder die lieben Menschen in deiner Umgebung müssen nicht jeden Tag ganz von vorne mit Kochen anfangen. Von einem großen Topf Suppe oder Eintopf kann man mehrmals essen (versuche aber, immer wieder etwas zu verändern, zum Beispiel durch eine Handvoll Nudeln oder ein hineingerührtes Ei). Außerdem kannst du dieses Buch Freunden zeigen, damit sie Gerichte für dich kochen, die du noch nie gekostet hast. Das Mantra neuer Mütter lautet: *Gutes Essen kann sehr einfach sein.*

Wenn die erste große Welle der Hilfe verebbt und du dir auf einmal wieder allein etwas zu essen machen musst, dann denke daran: *Du schaffst das*. Frauen haben schon seit Urzeiten Essen warmgemacht, während ihr Baby im Raum nebenan schlief, oder mit dem Baby im Tragetuch an der Brust Reis gewaschen. Egal aus welchem Kulturkreis du stammst: Es ist fast sicher, dass deine Vorfahren mit ihrer freien Hand einfache Speisen zubereiteten und dass sie sich nicht damit stressten, etwas Perfektes auf den Tisch zu stellen. Diese einfache Art zu kochen steckt tief in uns. Wir haben nur vergessen, wie natürlich und unkompliziert es sein kann, für uns selbst zu kochen.

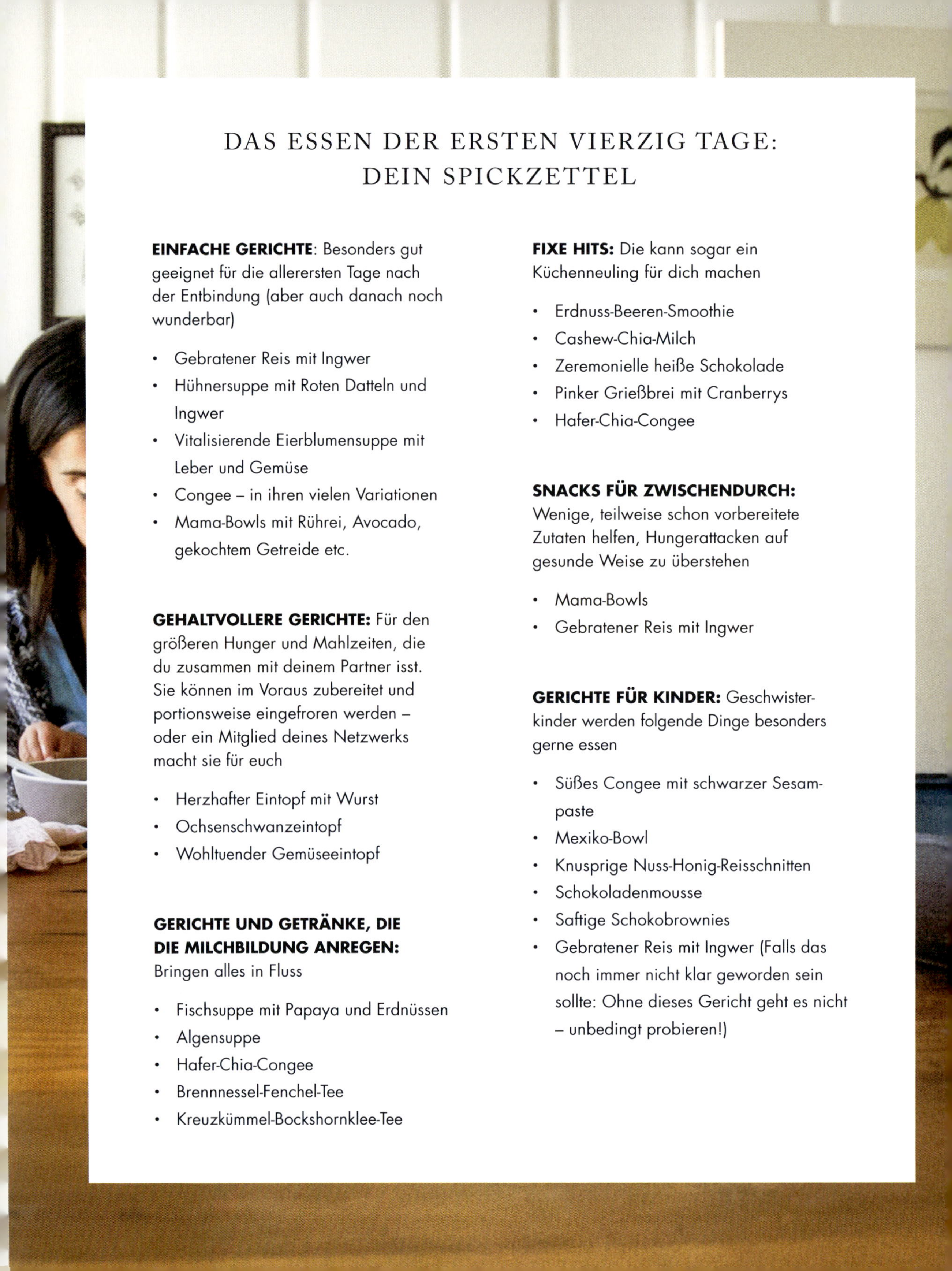

DAS ESSEN DER ERSTEN VIERZIG TAGE: DEIN SPICKZETTEL

EINFACHE GERICHTE: Besonders gut geeignet für die allerersten Tage nach der Entbindung (aber auch danach noch wunderbar)

- Gebratener Reis mit Ingwer
- Hühnersuppe mit Roten Datteln und Ingwer
- Vitalisierende Eierblumensuppe mit Leber und Gemüse
- Congee – in ihren vielen Variationen
- Mama-Bowls mit Rührei, Avocado, gekochtem Getreide etc.

GEHALTVOLLERE GERICHTE: Für den größeren Hunger und Mahlzeiten, die du zusammen mit deinem Partner isst. Sie können im Voraus zubereitet und portionsweise eingefroren werden – oder ein Mitglied deines Netzwerks macht sie für euch

- Herzhafter Eintopf mit Wurst
- Ochsenschwanzeintopf
- Wohltuender Gemüseeintopf

GERICHTE UND GETRÄNKE, DIE DIE MILCHBILDUNG ANREGEN: Bringen alles in Fluss

- Fischsuppe mit Papaya und Erdnüssen
- Algensuppe
- Hafer-Chia-Congee
- Brennnessel-Fenchel-Tee
- Kreuzkümmel-Bockshornklee-Tee

FIXE HITS: Die kann sogar ein Küchenneuling für dich machen

- Erdnuss-Beeren-Smoothie
- Cashew-Chia-Milch
- Zeremonielle heiße Schokolade
- Pinker Grießbrei mit Cranberrys
- Hafer-Chia-Congee

SNACKS FÜR ZWISCHENDURCH: Wenige, teilweise schon vorbereitete Zutaten helfen, Hungerattacken auf gesunde Weise zu überstehen

- Mama-Bowls
- Gebratener Reis mit Ingwer

GERICHTE FÜR KINDER: Geschwisterkinder werden folgende Dinge besonders gerne essen

- Süßes Congee mit schwarzer Sesampaste
- Mexiko-Bowl
- Knusprige Nuss-Honig-Reisschnitten
- Schokoladenmousse
- Saftige Schokobrownies
- Gebratener Reis mit Ingwer (Falls das noch immer nicht klar geworden sein sollte: Ohne dieses Gericht geht es nicht – unbedingt probieren!)

Ein paar einfache Leitlinien

1. ESSE WEICHE GERICHTE.

Auf der ganzen Welt bevorzugen traditionelle Formen der Mutterpflege weiches, suppiges, warmes, feuchtes, cremiges, öliges und relativ mildes Essen – hier und da mit einem Hauch Süße. Wenn das für dich irgendwie nach Babynahrung klingt – stimmt! Nach der anstrengenden Entbindung und den neun Monaten, in denen die Organe in deinem Bauch immer weniger Platz zur Verfügung hatten, ist deine Verdauung geschwächt und braucht etwas Schonung, bevor es wieder richtig losgeht. Suppiges Essen, das ohnehin breiig bis flüssig ist und wärmt, ist dafür optimal, vor allem in den ersten sieben oder 14 Tagen. Wenn warme Flüssigkeit durch deine Kehle in den Magen fließt – dem wichtigsten Teil deines Verdauungssystems, der deinem ganzen Körper Kraft gibt –, trifft sie dort mit deinen warmen Verdauungssäften zusammen. Dein Körper muss zur Verdauung und Absorption der Nährstoffe weniger Energie aufwenden, und so bleibt mehr Energie übrig, damit dein Körper warm bleibt, heilt und sich regeneriert. (Genau aus diesem Grund wird überall auf der Welt seit der Erfindung des Kochens für Kranke Suppe gekocht!) Suppen gleichen den Flüssigkeitshaushalt aus und beugen dementsprechend Trockenheit im Verdauungsapparat vor, die Verstopfung bewirken kann.

Falls du glaubst, dass dich derartige Gerichte auf keinen Fall satt machen: Zu weichen, cremigen, suppigen Gerichten gehören zum Beispiel auch Currys mit Kokosmilch oder eine bei niedriger Hitze lang gekochte Linsensuppe. Jede Kultur hat ihre eigenen Varianten davon. Manche Gerichte in diesem Kochbuch haben eine asiatische Note, zum Beispiel durch den Ingwer, aber der Spielraum zum Improvisieren ist groß, wenn deine Lieblingszutaten in der Vorratskammer stehen.

Stelle dir vor, wie eine große, mit einem dieser Gerichte gefüllte Schüssel deinen ganzen Körper wärmt, so als wäre dein Bauch eine strahlende Sonne. Das in etwa ist der Effekt, den wir erreichen wollen: dass du von innen heraus gewärmt wirst. Nahrungsmittel wie Bohnen, Reis und Mandeln kannst du einweichen, damit sie weicher und leichter verdaulich werden, oder sie noch länger und mit mehr Flüssigkeit kochen.

Zur Frage, welche Gerichte du wann am besten essen solltest: Generell ist es besser, mit leichteren Speisen anzufangen. Gebratener Reis mit Ingwer ist eines der ersten Gerichte, die man in China nach einer Entbindung isst, und *Miyeok Guk* (Algen-Suppe) bringt man in Korea Frauen ins Krankenhaus mit. Nach und nach wird dein Verdauungsfeuer wieder stärker werden, und du kannst zu gehaltvolleren Eintöpfen und festeren Speisen übergehen. Es gibt keine in Stein gemeißelten

Regeln. Lass dich von deinem Körper leiten. Wenn du dich nach einer größeren, schwereren Mahlzeit müde fühlst oder dir kalt ist, könnte das ein Zeichen dafür sein, dass sie noch zu schwer für dich war.

ANMERKUNG: Die Gerichte in diesem Buch enthalten wenige Produkte mit Weizen oder Gluten, vor allem, weil sie in den heilenden Kochtraditionen, die mich inspiriert haben, nicht verwendet werden. Das heißt nicht, dass du auf Gluten verzichten musst – passe die Rezepte nach Lust und Laune an und iss weiterhin, was dein Körper gewöhnt ist. Jetzt ist nicht der richtige Moment für radikale Veränderungen.

2. LASS KEINE KÄLTE ZU.

Da das oberste Ziel die Wärme ist, gehören kalte Speisen und eisgekühlte Getränke zu den wenigen Dingen, die du wirklich streichen solltest. In östlichen Ernährungslehren wird fast immer auf kaltes Essen und kühles Wasser verzichtet, nicht nur nach einer Entbindung. Es heißt, das sei in etwa das Gleiche, wie das Verdauungsfeuer direkt mit kaltem Wasser zu begießen. Es verlangsame die Verdauung oder „stoppe" sie sogar, zwinge den Magen und die Milz zu unnötig harter Arbeit. Darüber hinaus wird das Essen direkt aus dem Kühlschrank als stressig und unnatürlich erachtet. (In den meisten Haushalten gab es bis vor wenigen Generationen keine Kühlschränke.) Nahrungsmittel und Getränke, die du nicht aufwärmen wirst, sollten mindestens eine halbe Stunde vor dem Verzehr aus dem Kühlschrank genommen werden, damit sie zumindest Zimmertemperatur erreichen.

Für frischgebackene Mütter gilt diese Regel ganz besonders, da Kälte in der Bauchregion auch die Blutzirkulation verlangsamen kann, die gerade jetzt so wichtig ist, damit die Gebärmutter und die gesamten Fortpflanzungsorgane an ihre übliche Position zurückkehren. Es mag wie ein Ammenmärchen klingen, aber viele Frauen, die während der Periode Eis essen, spüren tatsächlich, dass auf einmal verstärkt Krämpfe auftreten.

Neben dem Tipp, auf kaltes Essen zu verzichten, wird Müttern geraten, Nahrungsmittel mit kühlenden Eigenschaften zu meiden. Was heißt das? Es sind Nahrungsmittel gemeint, die nach der Verdauung und der Aufnahme der Nährstoffe kühlend auf den Körper wirken. Die offensichtlichsten Kandidaten sind Wassermelonen, Gurken und Radieschen, doch eigentlich gilt jedes rohe Gemüse und Obst als kühlend, genauso wie ohnehin schon kalte Milchprodukte, zum Beispiel Milch und Joghurt.

Interessanterweise verstärkt laut Ayurveda knuspriges Essen den *Vata*-Überschuss bzw. den Wind im Körper junger Mütter, hat darüber hinaus schlechte

Auswirkungen auf die Verdauung und bewirkt kritische, angespannte Gemütszustände. Bringt man diese zwei Ansätze nun zusammen, sind leckere große Eisbecher und selbst kalte Gemüsesticks mit Dip, die nach der Entbindung gegessen werden, in etwa das Gleiche, wie im Unterhemd durch ein Unwetter zu rennen. Ein warmes Reis-Congee hingegen ist dann eher das warme Schaumbad in einem Badezimmer voller flauschiger Handtücher. Die in diesem Buch versammelten Rezepte machen dir das leichter, denn die kühlenden Übeltäter bleiben einfach draußen.

Aber was tun, wenn du unbändige Lust auf ein paar Karotten oder einen knackigen Salat bekommst? Iss sie auf jeden Fall und genieße sie. Tu es einfach nicht zu oft – und richte deine Ernährung keinesfalls einseitig auf rohe Produkte aus. Wenn du magst, kannst du dir deine Portion frischen Spinat in den Grünen Gute-Laune-Smoothie mixen (Seite 200). Man trinkt ihn bei Zimmertemperatur, und er enthält gesunde Fette, die das „kalte" Gemüse durch Wärme ausgleichen. Wenn Vanilleeis einfach unwiderstehlich verführerisch ist, dann genehmige dir eines – aber bitte nur von Zeit zu Zeit. Achte darauf, ob dir danach vielleicht kälter ist als sonst. Ein sanfterer Weg, deine Lust auf Süßes zu befriedigen, wäre die Kokoscreme mit Gewürzen (Seite 216): Sie enthält ähnliche Zutaten, ist aber besser temperiert.

3. LIEBE GUTE FETTE.

Die Zeit nach der Entbindung ist der richtige Zeitpunkt für ein ausgiebiges Techtelmechtel mit gesunden Fetten, die regelmäßig gegessen werden sollten. Die traditionellen Speisepläne für Mütter nach der Entbindung umfassen Gerichte, die reich an gesättigten Fettsäuren und Omega-3-Fettsäuren (zum Beispiel Arachidonsäure und DHA) sind und daher wesentlich für die Entwicklung des Nervensystems deines Kindes. Man findet sie in tierischen Fetten, guten Eiern und fettem Fisch (sowie in Ölen wie Lebertran). Studien haben einen positiven, messbaren Effekt auf die Muttermilch erwiesen, deren Qualität für das Wachstum und die Entwicklung des Gehirns deines Kindes wichtig ist.

Diese Fette sind auch für dich lebenswichtig. Sie sind sozusagen das Super-Benzin in deinem Tank und verleihen dir, Kalorie für Kalorie, mehr Energie als jedes andere Lebensmittel. Hochqualitative Fette – Bio-Butter und Bio-Fleisch vom Bauern deiner Wahl, fettreiche Kaltwasserfische wie Sardinen, und kaltgepresste Pflanzenöle von Kokos, Olive, Walnuss, Sesam und Avocado – sind nach der Entbindung besonders wichtig. Sie bringen deinen Stoffwechsel in Schwung und ermöglichen deinem Körper, in den kommenden Monaten nach und nach das gesunde Gewicht zu erreichen, das zu dir passt. (Studien haben gezeigt, dass

Proteine tierischen Ursprungs aus biologischer Haltung ein gesundes Immunsystem unterstützen und gesättigte Fettsäuren den Körper mit verwertbarer Energie versorgen, die nicht in Form von Körperfett hängenbleibt. Versprochen!) Darüber hinaus stimulieren sie die Durchblutung, wärmen von innen, sind gut für einen stabilen Hormonhaushalt und eine ausgeglichene Gemütslage, helfen deinem Gehirn beim Arbeiten und sorgen für Zuversicht und einen klaren Kopf. Nicht zuletzt befeuchten sie deine Verdauungsorgane und helfen der Verdauung, in Gang zu bleiben, und damit dir selbst, dich wohlzufühlen.

Jedes Mal, wenn du nach einem Teller, einer Tasse oder einem Glas greifst, solltest du deshalb an gesunde Fette denken. In diesem Buch findest du ganz verschiedene Möglichkeiten, um sie in deinen Speiseplan einzubauen – angefangen von dem mitgekochten Speck, der eine Brühe anreichern kann, bis zum Löffel Butter, der warme Getränke verfeinert. Wenn du bereits hochwertiges Schweineschmalz zum Kochen verwendest (es enthält wunderbare gesättigte Fettsäuren), kannst du es für alle hier aufgeführten Eintöpfe benutzen. Wenn du Milchprodukte gut verträgst, kannst du auch weichen, cremigen Ziegenkäse unter die heißen Gerichte rühren. Und noch ein Tipp: Wenn dir kalt wird, dann rühre ein wenig vollfette Kokosmilch in eine Tasse heißen Tee oder nasche ein wenig Nussmus – so versorgst du deinen Kreislauf blitzschnell mit einer Menge guter Fettsäuren. Fette sind der absolut sichere Weg, dein inneres Feuer anzufachen.

4. MACH DICH NICHT VERRÜCKT.

Achte darauf, wie dein Essen (vielleicht) auf dein Kind wirkt, aber bleib dabei entspannt. In jeder Kultur, von Ost bis West, gibt es bestimmte Nahrungsmittel, die für stillende Mütter tabu sind: Es sind bestimmte Produkte, die Blähungen in seinem winzigen Magen verursachen könnten, nachdem es gestillt wurde. Sie reichen von dicken Bohnen und Hülsenfrüchten über Kreuzblütler (Blumenkohl, Weißkohl, Rosenkohl, Grünkohl) und kalte pasteurisierte Milch bis zu fermentierten Nahrungsmitteln wie Sauerkraut und so weiter.

Wenn du eines dieser Nahrungsmittel gegessen hast, kann es sein, dass dein Baby schmerzerfüllte Schreie von sich gibt – eine Qual für beide, auch die besorgte Mutter – und sein Bäuchlein aufgebläht ist. Dies ist ein Anzeichen für Blähungen und mit Sicherheit auch ein Hinweis, das von nun an besser nicht zu essen. Aber es kann auch sein, dass überhaupt nichts passiert – vor allem, wenn du selbst dieses Nahrungsmittel normalerweise sehr gut verträgst. Kein Buch und kein Heilpraktiker können dir mehr sagen als dein eigener Körper. Darum solltest du dich statt an strikte Verbote besser an schonende Rezepte halten, die kaum blähende Zutaten enthalten, und beobachten, wie dein Baby nach bestimmten Mahlzeiten reagiert. Werde wegen dieses Themas bloß nicht neurotisch – Schuldgefühle machen nur noch mehr Stress. Tatsache ist, dass Neugeborene häufig weinen und nicht selten Schmerzen im Bauchbereich haben, während sie sich an das Leben außerhalb der Gebärmutter gewöhnen. Am Weinen ist nicht unbedingt die Mama schuld! (Sind Blähungen ein Thema für euch, hilft oft eine sanfte Bauchmassage, bei der der Bauch des Babys mit etwas Sesam- oder Olivenöl oder einem speziellen Gewürzöl im Uhrzeigersinn massiert wird. Eine weitere Möglichkeit könnten Babyprobiotika sein. Frag deinen Kinderarzt danach – aktuelle Forschungen belegen ihre positive Wirkung auf die Verdauung von Säuglingen.)

In diesem Buch halten wir uns an das, was seit jeher bei der Vermeidung von Blähungen hilft: Wir verwenden kleine und leichtverdauliche Bohnen (die noch weniger blähen, wenn man sie vor dem Kochen für ein paar Stunden in Wasser einweicht), empfehlen, warme statt kalte Milch zu trinken oder auf Nussmilch umzusteigen, falls dein Körper empfindlich auf Kuhmilch reagiert. Darüber hinaus verwenden wir Gewürze und Kräuter wie Ingwer, Fenchel und Kamille, die für ihre günstige Wirkung bei Blähungen bekannt sind. Schwerer verdauliches grünes Blattgemüse wie Grünkohl wird sehr gut weich gekocht (und in den ersten beiden und eventuell auch den darauffolgenden Wochen ganz weggelassen, wenn das Verdauungssystem des Neugeborenen noch nicht ausgereift ist. Im Zweifelsfall durch Spinat ersetzen!). Doch man sollte immer im Kopf behalten, dass sich die feinen Arbeitsabläufe eines Verdauungsapparats nicht im Voraus kalkulieren lassen. Meine Empfehlung lautet deshalb: Entspanne dich, achte darauf, was passiert, und reagiere flexibel.

Wenn du allerdings weißt, dass bestimmte Nahrungsmittel eine spürbar blähende Wirkung bei dir haben, mach vorerst einen großen Bogen darum – das versteht sich von selbst.

5. TRINKE VIEL.

Du musst die Flüssigkeit auftanken, die du bei der Entbindung verloren hast, und deinen Körper dabei unterstützen, eine ganz neue Art flüssiger Nahrung zu produzieren: Muttermilch. Habe deshalb immer einen Krug zimmerwarmes Wasser am Bett und in der Nähe des Sessels stehen, in dem du beim Stillen sitzt, und trinke währenddessen immer ein Glas. Noch besser ist warmes Wasser – das in Asien ganz normal ist, da es ganz nebenbei auch noch für Wärme sorgt. Du musst nicht ganze Liter mehr als sonst in dich hineinschütten, stelle dich einfach darauf ein, immer wieder einen Schluck zu trinken und dich ganz allgemein ausreichend mit Flüssigkeit zu versorgen. (Die Faustregel lautet 8 mal 8: täglich acht Gläser à 250 Milliliter.). Die folgenden Rezepte können dabei eine gute Hilfe sein! Brühe ist ein wunderbares, leckeres Getränk, das Energie spendet, ohne das Verdauungssystem zu belasten. Auch Kräutertees können in großen Mengen getrunken werden – fülle einfach deine Wasserflasche mit warmem oder zimmerwarmem Tee aus Roten Datteln und Goji-Beeren oder Brennnessel-Fenchel-Tee (beide Seite 221) und trinke ihn wie Wasser.

Aus ayurvedischer Perspektive ist es sehr wichtig, über den Tag verteilt immer wieder warmes Wasser zu trinken. Es wärmt, nährt und beruhigt – und besänftigt auch die durch Magensäure ausgelösten Heißhungeranfälle zwischen den Mahlzeiten, die einen spontan nach ungesunden Snacks greifen lassen, anstatt den Hunger auf eine gesunde Weise zu stillen. Warmes Wasser hilft auch dabei, gute Entscheidungen zu treffen: Denn es beruhigt den Bauch. Die allerbesten Entscheidungen werden aus dem Bauch heraus getroffen – und die brauchst du jetzt mehr als je zuvor.

VASU DUDAKIA, AYURVEDISCHER ARZT BEI VEDA HOLISTIC HEALTH, LOS ANGELES, KALIFORNIEN

6. LASS ANDERE FÜR DICH KOCHEN.

Ein Vorteil der Rezepte in diesem Buch ist, dass sie von ganz unterschiedlichen Menschen zubereitet werden können. Verteile die Aufgaben gemäß den Talenten deiner Helfer. Der erfahrene Koch kann aus dem Nichts etwas für dich zaubern, findet die Zutaten in deiner vorausschauend organisierten Speisekammer und kann mit etwas eingefrorener Brühe aus deiner Gefriertruhe eine Suppe oder einen Eintopf für dich kochen. Ein Küchenneuling dagegen kann Gemüse waschen und zum Dünsten vorbereiten, dir einen Smoothie mixen oder einfach nur einen Snack für dich aus der Küche holen. Und, ganz wichtig: Jeder kann den Abwasch machen oder mal kurz durchwischen. Das Einzige, was du tun musst: fragen.

GUT ODER BÖSE?
KAFFEE, WEIN UND MEHR

Wahrscheinlich hast du deinen Koffeinkonsum während der Schwangerschaft drastisch reduziert oder ganz auf Kaffee verzichtet. Ist nun der Moment gekommen, um dir wieder einen Latte macchiato zu gönnen? Spuren von Koffein können in die Muttermilch gelangen, und der zarte Körper eines Neugeborenen im „vierten Trimester" kann sie tatsächlich viel schwerer verarbeiten und ausscheiden als ein älteres Kind, daher können sie sich auf sein Nervensystem auswirken. (Auch auf dich hat Koffein Auswirkungen: Es hemmt die Aufnahme von Eisen, weshalb Kaffee nicht nach eisenreichem Essen getrunken werden sollte!) Drei Tassen (750 Milliliter) pro Tag oder mehr würden dein Baby mit großer Wahrscheinlichkeit sehr stark reizen – und das wäre, ehrlich gesagt, kein sehr freundlicher Empfang in der Welt außerhalb deiner Gebärmutter.

Um auf der sicheren Seite zu sein, kannst du versuchen, während der ersten vierzig Tage ganz auf Koffein zu verzichten. Vielleicht könnte entkoffeinierter Kaffee und die in ihm enthaltenen Spuren Koffein schon reichen, um dir etwas Auftrieb zu verschaffen? In Biomärkten gibt es darüber hinaus viele gute Alternativen aus Getreide oder Zichorie. Die belebende Wirkung von Kakao in der zeremoniellen heißen Schokolade (Seite 230) oder der Schoko-Haselnuss-Milch (Seite 197) könnten dich überraschen. Brennnesseltee (Seite 223) spendet auf eine sanfte und nachhaltige Weise Energie, und so seltsam es vielleicht klingt: Brühen kann man auch am Morgen trinken – das erdet und spendet viel Energie. Ich persönlich starte gern mit einem Becher Fischbrühe (Seite 146) in den Tag.

Wenn die Sehnsucht nach Koffein weiterhin bleibt, kannst du auf die üblichen Alternativen ausweichen: Schwarzer Tee enthält viel weniger Koffein als Kaffee und grüner Tee noch weniger. Ein kleiner Espresso enthält wiederum viel weniger Koffein als eine große Tasse Filterkaffee. Strenge Regeln sind natürlich nie ideal, aber achte immer auf dein Baby, beobachte seine Signale und sei freundlich zu euch beiden.

Das Wichtigste ist vielleicht Folgendes: Falls du dich dafür entscheidest, doch ein wenig Kaffee zu trinken, dann sollten es Bohnen aus biologischem Anbau sein. Die Pestizidrückstände bei konventionellen Kaffeebohnen gehören zu den höchsten aller Kulturpflanzen. Bei konventionellen Entkoffeinierungsverfahren werden zur Extrahierung des Koffeins meist chemische Lösungsmittel verwendet. Nach biologischen oder anderen alternativen Richtlinien arbeitende Unternehmen verwenden ein Verfahren auf Wasserbasis. Das ist besser für dein Baby und besser für dich selbst.

Am Abend stehst du dann vor einem weiteren Dilemma: Darfst du zur Entspannung nun das Glas Rotwein trinken oder nicht? Es wurde schließlich Ingwerwein an Mütter ausgeschenkt, und in manchen Kulturen wird Bier getrunken, um die Ausschüttung von Prolaktin und den Milchfluss anzuregen. Die meisten Experten stimmen darin überein, dass ein moderater Konsum von Bier oder Wein (das heißt: gelegentlich ein kleines Glas) dem Baby nicht schadet, wenn man stillt. Falls du dich für das Gläschen Alkohol entscheidest, dann trinke es zu einer Mahlzeit und gib deinem Körper Zeit, den Alkohol ein wenig abzubauen, bevor du wieder stillst – das sind circa 2 bis 3 Stunden nach einem Glas Wein oder einem Glas Bier. (Der Ethanolgehalt in der Muttermilch wird proportional zum Alkoholgehalt in deinem Blut weniger.) Wenn deine Brüste in dieser Zeit unangenehm voll werden, kannst du die Milch mit der Hand ausstreichen oder abpumpen und wegschütten. (Harten Alkohol solltest du allerdings, wie du sicher schon weißt, überhaupt nicht trinken.) Probiere mal aus, wie es sich mit einem Martiniglas voll Ingwer-Zitronen-Switchel (Seite 82) auf einer Party anfühlt – es benebelt den Kopf nicht und steckt voll guter Probiotika.

Was essen und wann essen

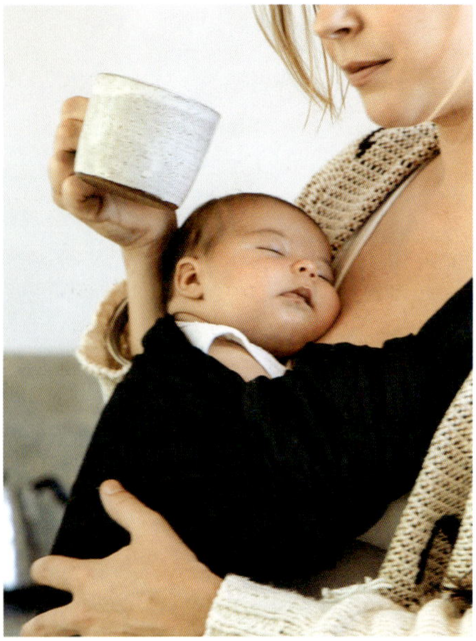

Wenn dir danach ist, kannst du Frühstücks-, Mittags- und Abendessenszeiten fürs Erste getrost vergessen. Die normale Art, einen Tag zu planen, geht flöten, sobald ein Neugeborenes auf der Welt ist, und darum solltest du dich nicht von üblichen Essenszeiten oder Portionen einschränken lassen. *Iss, wenn du Hunger hast,* nicht wenn die Zeit dafür ist. Bist du morgens um drei wach und hungrig, dann wärme dir eine Tasse Nussmilch oder einen Teller Congee auf. Wenn du um sieben Uhr morgens schon seit Ewigkeiten wach bist, ist ein Teller Suppe vielleicht genau das Richtige. (In asiatischen Ländern gelten Suppen und Hühnchen-Congees übrigens als exzellentes Frühstück.) Achte auf einen guten Start in den Tag und iss schon morgens Proteine – auch im Hinblick auf das Stillen. Leichte Kost ist gut für die allerersten Tage, aber danach ist es für junge Mütter wichtig, viele Proteine, Fette und komplexe Kohlenhydrate zu essen – also auf gehaltvollere Gerichte überzugehen und sich nicht nur von Brühen und gedämpftem Gemüse zu ernähren!

Zwischendurch kannst du auf Smoothies, Nussmilch oder Snacks zurückgreifen. Die oberste Regel: Sorge für eine konsequente und nachhaltige Ernährung, und falls du momentan andere Sachen im Kopf hast, dann bitte andere darum, dich dabei zu unterstützen,

Eine kleine Warnung: In euren allerersten Tagen als Eltern ist es in Ordnung, wenn gemeinsam eingenommene Mahlzeiten vorerst auf der Strecke bleiben. Wahrscheinlich braucht dein Partner deftigere Gerichte als du, und du hast vermutlich zu anderen Zeiten Hunger als er. Falls du bis dato diejenige gewesen sein solltest, die meistens gekocht hat, hinterlässt das eine Lücke – daher sollte sichergestellt werden, dass euer Netzwerk euch beim Kochen hilft, damit alle satt werden. Wenn du nach und nach deinen Rhythmus findest, empfehle ich euch, mindestens eine Mahlzeit am Tag gemeinsam zu essen: Vielleicht ein gemütliches Abendessen auf dem Sofa, mit eurem Baby direkt neben euch (es kann ja noch nicht krabbeln und sich auch noch nicht umdrehen!). Essen ist gemeinsam verbrachte Zeit, ein Anker für die Familie – ein Moment des Miteinanders.

Deine Speisekammer

Auf den folgenden Seiten geht es um die Nahrungsmittel, die man meiner Meinung nach für die ersten vierzig Tage auf Vorrat zuhause haben sollte: Es sind die Grundzutaten für die meisten Rezepte, ein paar Dinge zum Knabbern zwischendurch und ein paar Extras, die du nicht unbedingt brauchst – von denen ich aber hoffe, dass du Lust bekommst, sie auszuprobieren.

Diese Nahrungsmittel sind einfach und vollwertig. Dazu gehören getrocknete und unverderbliche Produkte, die du im Vorratsschrank oder in der Speisekammer aufbewahren kannst (wenn du eine hast), frische Produkte für den Kühlschrank, die man wöchentlich nachkaufen kann, und ein paar Sachen für die Gefriertruhe.

Du wirst sehen: Du kannst auch Produkte verwenden, die du sowieso magst (oder gerade zuhause hast). Du musst deine eigene Küche nicht völlig umkrempeln, um die Rezepte aus diesem Buch zu kochen. Deine Speisekammer soll auch weiterhin nach dir aussehen, und alles soll einfach und vertraut bleiben. Im Rezeptteil gibt es viele Ideen und Zutaten zum Ausprobieren, aber sie können auch eine Ergänzung zu den Gerichten sein, die du schon oft gekocht hast und gerne isst.

Die meisten Zutaten findest du im Supermarkt, viele gibt es im Biomarkt oder auf dem Bauernmarkt, nach einigen wenigen wirst du etwas suchen müssen, in besonderen Geschäften oder im Internet. Mit einer guten Auswahl dieser Grundzutaten und Extras zuhause bist du schon mal gut ausgerüstet, um in den nächsten Tagen und Wochen gut essen zu können. Ob dein Partner oder eine gute Freundin für dich kochen wird oder du den Großteil selbst machst: Wenn du deine Speisekammer mit diesen sehr praktischen und zweckmäßigen, vollwertigen Zutaten ausstattest und gut organisierst, werdet ihr viele leckere Mahlzeiten zaubern können.

Noch ein paar Worte zur Qualität. Alles in Bioqualität und von regionalen Produzenten zu kaufen, ist ein hehres Ziel, könnte sich aber angesichts all der Kosten, die mit einem Baby auf dich zukommen, als unrealistisch herausstellen. Mach dich nicht verrückt damit, sofort alles perfekt machen zu wollen. Mach das Beste aus dem, was deine Mittel dir erlauben – und zwar sowohl finanziell als auch zeitlich. Diese gesunden Rezepte werden in Zukunft hoffentlich Lieblingsgerichte deiner Familie sein. Du kannst die Zutaten nach und nach durch qualitativ bessere Produkte ersetzen und dafür nach den günstigsten und gesündesten Optionen in deiner Nähe Ausschau halten. Unter der Überschrift „Worauf man achten sollte“ findest du jeweils nähere Informationen zu einzelnen Nahrungsmitteln: Sie sollen dir dabei helfen, das beste Produkt auszusuchen, wenn du es dir erlauben kannst.

FÜR EIN MAXIMUM AN NÄHRSTOFFEN, WÄRME UND GEMÜTLICHKEIT ...

Tut dir gut:	Hiervon besser nicht viel essen oder vorerst ganz weglassen:
Suppen, Eintöpfe, Brühen und Kompotte	Salate, Rohkost
Warmes, gekochtes Getreide	Cracker, knusprige Kekse, Chips
Hühnchen, lange gekochtes Lammfleisch, Rindfleisch	Rohes Fleisch und Innereien
Cremes, gekochte Puddings	Eis, Sorbet
Warme Milch, weicher Ziegenkäse, ungesüßter Vollmilchjoghurt, Hartkäse (in Maßen)	Fettreduzierter gesüßter Joghurt, gesüßte Milchmischgetränke
Fisch, auch fettreiche Sorten (Sardinen, Makrelen, Hering) und Algen	
Avocado, Kokosnuss, Olive (entweder in Reinform oder als kaltgepresste Öle)	Verarbeitete und raffinierte Speiseöle Samen- und Nussöle (Sesam, Hanföl)
Gute Fette zum Unterrühren (Butter, Kokosöl, Kokosmilch, Ghee)	
Wärmender Ingwer, Zimt, Kreuzkümmel, Kurkuma	
Tees und Kräuteraufgüsse	Stark koffeinhaltige Getränke, Kaffee
Kombucha und andere fermentierte, nicht alkoholische Getränke	Wein und Bier (falls doch, dann in sehr kleinen Mengen), Spirituosen

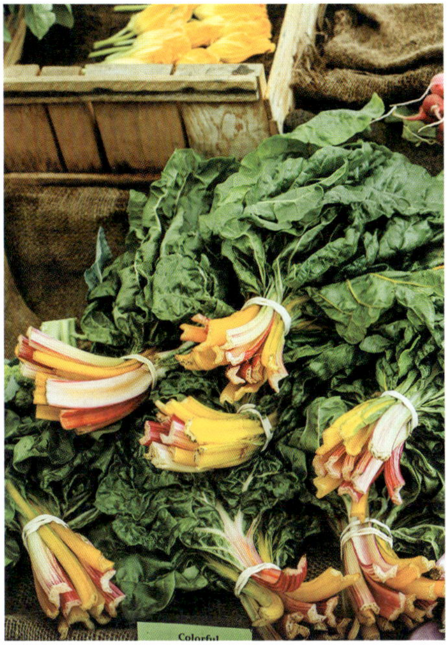

DIE GRUNDZUTATEN FÜR DIE ERSTEN VIERZIG TAGE

GEMÜSE

Schreibe Gemüse und Obst auf die wöchentliche Einkaufsliste und sorge dafür, dass sie bei Bedarf auch zwischendurch nachgekauft werden.

ZWIEBELN UND KNOBLAUCH: Werden häufig für Suppen verwendet. Auch Schalotten und Frühlingszwiebeln wirst du oft brauchen.

INGWER: Immer eine große Ingwerknolle in einem Plastikbeutel im Kühlschrank haben. (Siehe auch „Besondere Zutaten", ab Seite 133.) Vorsicht: Ingwer kann den Blutfluss verstärken. Falls du bemerkst, dass deine Nachblutungen nach dem Verzehr von Gerichten mit Ingwer stärker werden, dann besser auf die Gerichte mit Ingwer verzichten (etwa zwei Wochen, dann werden die Nachblutungen deutlich weniger) oder den Ingwer einfach weglassen.

BLATTGEMÜSE: Besorge verschiedene Sorten – für Suppen, Bowls und Smoothies. Suche dir frisches, appetitliches Blattgemüse aus, das, wenn möglich, aus deiner Region kommt, zum Beispiel Spinat und Mangold sowie pikantere Sorten wie Mizuna oder Rucola. Auch Löwenzahn, Brennnessel und Rübstiel sind eine gute Wahl. Sehr hilfreich ist, für alle Fälle etwas gefrorenen Spinat im Gefrierfach zu haben!

WURZEL- UND KNOLLENGEMÜSE: Kaufe eine Ladung deiner Lieblingssorten auf Vorrat. Es können neben Rüben, Radieschen, Steckrüben und Knollensellerie auch Süßkartoffeln und Yamswurzeln dabei sein. Kartoffeln, Karotten und Pastinaken tauchen in vielen der folgenden Rezepte auf und können auch andere Gemüsesorten gut ersetzen.

PILZE: Ein wunderbar nährstoffreiches Nahrungsmittel. Sie stärken das Immunsystem und sind eine pflanzliche Quelle für Vitamin D. Frische Shiitake-Pilze sind etwas teurer als andere Sorten, aber es lohnt sich. Ich verwende sie in mehreren der folgenden Rezepte.

WEITERE GEMÜSESORTEN DER SAISON: Zum Beispiel Erbsen, grüne Bohnen, Brennnessel, Fenchel und Kürbisse (Kabocha, Hokkaido, Butternut, Delicata). Fast jede Gemüsesorte, die Freunde mitbringen, kann zu Bowls, Eintöpfen und Suppen

verarbeiten. Kreuzblütler (Blumenkohl, Rosenkohl, Brokkoli, Pak Choi, Weißkohl, etc.) besser nur in Maßen essen und darauf achten, wie dein Baby darauf reagiert.
FERTIGES KIMCHI UND/ODER SAUERKRAUT: Geben ein gutes, aromatisches Topping für Congees und Mama-Bowls ab. Sie enthalten viele Nährstoffe, unterstützen die Verdauung, wirken reinigend und bringen immunstärkende Probiotika in deinen Speiseplan. Am besten sind sie unpasteurisiert, da dort Enzyme und Probiotika weiterhin intakt sind.

OBST

Frische oder gefrorene Beeren und Bananen, für Smoothies. Du solltest immer ein paar Avocados zuhause haben und auch eine Papaya, falls du die Fischsuppe mit Papaya und Erdnüssen (Seite 192) kochen willst. Tomaten – ja, eigentlich eine Obstsorte! – sind frisch sehr lecker, aber Tomaten aus der Dose sind auch in Ordnung. Andere Früchte der Saison, die du gerne isst, zum Beispiel Äpfel oder Birnen, kannst du mit ein wenig Ingwer und Wasser schnell zu einem köstlichen, warmen Kompott einkochen.
WORAUF MAN ACHTEN SOLLTE: Mir persönlich ist es lieber, regional produziertes Obst und Gemüse zu kaufen als Bio-Obst und -Gemüse, das weit transportiert wurde und dabei schon Nährstoffe verloren hat. Regionale Produkte vom Bauernmarkt wurden oft nicht mit Pestiziden behandelt, auch wenn sie kein Bio-Siegel haben. Erdbeeren und Pilze sollten wegen der sehr feinen Oberfläche allerdings wirklich in Bioqualität gekauft werden.

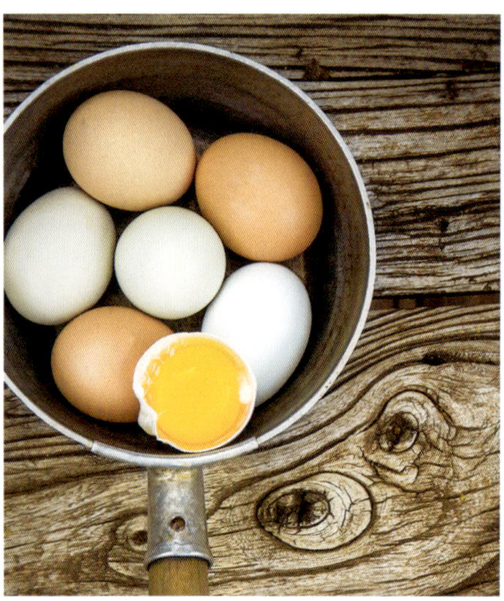

EIER, FLEISCH UND FISCH

Suche dir von den folgenden Optionen etwas für deinen Kühlschrank, deine Gefriertruhe oder deine Vorratskammer aus und achte darauf, dass es nachgekauft wird.
EIER: Verwöhne dich mit Bio-Eiern von Freilandhühnern – für das Maximum an Nährstoffen. Auch hier besser regionale Bio-Eier (vom Wochenmarkt oder Hofläden) nehmen als solche aus dem Supermarkt.

Am besten sind Eier von Freilandhühnern, die nicht nur mit Getreide gefüttert wurden, sondern alles Mögliche, auch Insekten etc., essen konnten.

FLEISCH: In den folgenden Rezepten wird mit Hühnchen-, Rind-, Lamm-, und Schweinefleisch gekocht, das aber auch durch andere Sorten wie Ente oder Wild (zum Beispiel Reh) ersetzt werden kann. Verwendet werden ganze Hühner oder Hühnchenteile, Hackfleisch, in Streifen geschnittenes Rindfleisch und Würstchen.
FISCH: Für die Fischbrühe (Seite 146), die Fischsuppe mit Papaya und Erdnüssen (Seite 192) und für die Mama-Bowls (Seite 182–185). Initiativen wie der Einkaufsratgeber von Greenpeace oder vom WWF sind eine gute Unterstützung, um herauszufinden, welchen Fisch aus welcher Region man guten Gewissens essen kann. Fisch ist ein wunderbares Nahrungsmittel! Wildlachs, Sardinen, Makrelen und Hering in der Dose sollten wirklich in die Vorratskammer und sind in den meisten Supermärkten problemlos erhältlich. Ich kaufe am liebsten die aus nachhaltiger Fischerei.
KNOCHEN: Für Knochenbrühen, die du vor der Entbindung oder während deiner ersten vierzig Tage kochen möchtest. Neben den typischen Suppenknochen vom Rind, Huhn oder Schwein eignen sich auch Markknochen, kleinere Knöchelchen und Schweinsfüße gut für Suppen. Ich empfehle wärmstens, auch die Knochen in Bioqualität zu kaufen, von Tieren, die auf Weiden und nicht in Fabriken gehalten und nicht nur mit Getreide gefüttert werden. Wenn es in deinem Supermarkt keine Knochen in Bioqualität gibt, können Bauernmärkte und Hofläden eine Alternative sein – und dort kosten sie oft nicht die Welt. Sie mit in die Brühe zu geben, verleiht ihr besonders viele Nährstoffe und eine große Portion gesunder Gelatine.
WORAUF MAN ACHTEN SOLLTE: Fleisch, Eier und Milchprodukte in Bioqualität weisen ein gesünderes Fettsäuremuster auf als dieselben Produkte aus konventioneller Tierhaltung, sie enthalten mehr Omega-3-Fettsäuren und mehr lebenswichtige Vitamine. Ein Einkauf bei Hofläden in deiner Umgebung kann eine gute Idee sein, weil sie oft auch ohne das Bio-Siegel nach biologischen Richtlinien arbeiten. Mir ist regionales Fleisch ohne Bio-Siegel lieber als Fleisch aus dem Supermarkt mit Bio-Siegel, hinter dem sich trotzdem eine industrielle Tierhaltung verstecken kann, bei der die Tiere ausschließlich mit Getreide gefüttert werden und unter unmenschlichen Bedingungen leben müssen.

TROCKENFRÜCHTE, NÜSSE UND SAMEN

TROCKENFRÜCHTE: Alle Trockenfrüchte sind wunderbar. Getrocknete Pflaumen fördern die Verdauung, getrocknete Feigen (die für eine der Müslimischungen verwendet werden) sind köstlich und ein gutes Mittel gegen Heißhunger auf Süßigkeiten. Samen wirken als milde Abführmittel und sind sehr hilfreich bei Verstopfungen, die nach der Entbindung auftreten können. Ungeschwefelte Trockenfrüchte ohne Zuckerzusatz sind die beste Wahl.

NÜSSE: In den folgenden Rezepten werden Mandeln, Cashew-, Macadamia- und Haselnüsse verwendet, ebenso gut sind Walnüsse, Pecannüsse und Pistazien, wenn sie dir schmecken. Ungeröstete Nüsse sind die beste Wahl. Die fertigen Mischungen mit Fett, Salz oder Zucker besser vermeiden. Du hast immer die Option, selbst zu würzen!
SAMEN: Chia-, Lein- und Hanfsamen, Sonnenblumenkerne und weiße und schwarze Sesamsamen landen in Smoothies und als Toppings auf den Mama-Bowls (siehe auch „Besondere Zutaten", ab Seite 133).

BOHNEN UND GETREIDE

BOHNEN: Die leichtverdaulichste Bohnensorte heißt Azuki. Sie ist klein, wirkt nicht blähend und wird für Congees, Eintöpfe und Bowls verwendet. Kichererbsen passen gut zu Eintöpfen, du kannst aber auch andere Sorten deiner Wahl verwenden (weiße Bohnen, schwarze Bohnen, Kidneybohnen, Pintobohnen). Am praktischsten sind natürlich Bohnen aus der Dose, aber gerade für Familien lohnt sich ein größerer Vorrat an Trockenbohnen, wenn man sich mit ihrer Zubereitung auskennt.
LINSEN: Rote, grüne, schwarze – nicht zu vergessen die besonders kleinen Sorten (zum Beispiel Puylinsen), denn sie haben eine kürzere Kochzeit.
REIS: Es ist immer gut, verschiedene Sorten Reis auf Vorrat zuhause zu haben. Weiße, klebrige Sorten (auch Klebreis genannt) werden für Congees verwendet; Vollkornreis, Basmati, schwarzer Reis und Wildreis eher für Bowls und als Beilage. Gepufften Reis verwendet man für Granola oder als glutenfreies Frühstücksmüsli.
HAFER UND ANDERE GETREIDE: In den Rezepten in diesem Kochbuch werden Haferschrot und gewöhnliche Haferflocken verwendet, am besten in Bioqualität – für Müslis, Pfannkuchen, Haferbreis, Congees und Cookies. Haferflocken und -schrot halten sich lange in der Vorratskammer und wirken erdend und wärmend. Hafer enthält viel Eisen und kann die Milchbildung stimulieren. Es gibt auch glutenfreie Haferprodukte.

Unter den anderen vollwertigen Getreidesorten kannst du Sorten mit Gluten wählen wie Gerste (die für Stilltees verwendet wird) oder glutenfreie Sorten wie Quinoa, Hirse, Amarant und Buchweizen. (Streng genommen sind die köstlichen, letztgenannten Optionen aber kein Getreide.)
NUDELN: Was immer dir beliebt. Dünne asiatische Reisnudeln, Soba (Buchweizennudeln), Eiernudeln, etwas dickere Sorten und/oder Spaghetti aus Weizen, Mais oder sogar Bohnen. Nudeln sind eine gute und schnell zubereitete Einlage für Brühen, Suppen und Eintöpfe. Sie sind auch in zahlreichen glutenfreien Varianten erhältlich.

POLENTA: Eine sehr gute und schnell zubereitete Ergänzung für Eintöpfe und Bowls. Polenta vom Vortag kann man in Stücke schneiden, braten – und als herzhafte Beilage oder „brotähnlichen“ Snack essen, der im Nu auf dem Tisch steht.
WORAUF MAN ACHTEN SOLLTE: Ich verwende gerne Bio-Getreide, es enthält bewiesenermaßen mehr Nährstoffe als konventionell angebautes Getreide – und natürlich keine Chemie. Besonders wichtig ist das bei Weizen, denn Weizenfelder werden vor der Ernte oft mehrmals mit Pestiziden besprüht und auch während des Verarbeitungsprozesses mit Chemie behandelt. Diese Chemikalien wurden mit Autismus und neurologischen Problemen bei Kindern in Verbindung gebracht.

MILCHPRODUKTE UND ALTERNATIVEN

MILCH, JOGHURT, SAHNE, KEFIR UND KÄSE: In diesem Kochbuch wird wenig mit Milchprodukten gekocht, da sie generell kühlend wirken – doch wenn du sie magst und gerne isst, solltest du das natürlich auch weiterhin tun! Interessanterweise wirkt Ziegenmilch laut TCM wärmend (und ist außerdem viel einfacher zu verdauen als Kuhmilch). Rohmilchprodukte sind wahre Superfoods! Bio-Milch zu kaufen, lohnt sich wirklich, um eure Schadstoffbelastung zu verringern. Nimm Milchprodukte möglichst warm zu dir und iss sie in Maßen. Falls dein Baby Verdauungsprobleme bekommt, nachdem du eine größere Menge von Milchprodukten gegessen oder getrunken hast, dann halte sich besser etwas zurück.
BUTTER: Ein wunderbares Nahrungsmittel für die Zeit nach der Entbindung, natürlich in Bioqualität. Denn in einem kleinen Stück goldgelber Bio-Butter stecken viel mehr fettlösliche Vitamine als in konventionell produzierter Butter (A, E, D und das genauso lebenswichtige Vitamin K) und Mikronährstoffe wie die für die Entwicklung deines Babys so wichtigen Fettsäuren. Gekochtes Blattgemüse mit reichlich Bio-Butter zu verfeinern, verbessert die Vitaminaufnahme, und bei Fleisch verbessert Butter die Verdauung der Proteine. Wie könnte man also kein Fan von Bio-Butter sein? Iss dein noch dampfendes, gekochtes Getreide, Wurzelgemüse oder Blattgemüse von nun an ruhig mit einem Stück Bio-Butter – rühre sie in deine zeremonielle heiße Schokolade (Seite 230) oder in deinen koffeinfreien Kaffee!
KOKOSMILCH: Nach TCM ebenfalls ein wärmendes Lebensmittel mit gesunden Fetten. Ich kaufe gerne die etwas leichtere, mit Wasser verdünnte Kokosmilch, weil man sie einfacher für Smoothies verwenden kann als Vollfett-Kokosmilch (die man natürlich selbst mit Wasser verdünnen kann). Kokosmilch ohne Xanthan- und Zuckerzusatz kaufen. Kokosmilch in Dosen ist fast immer dickflüssiger als Kokosmilch aus dem Karton, je nach Bedarf mit Wasser verdünnen.

MANDEL-, HANF-, HASELNUSS-, HAFERMILCH UND ANDERE PFLANZLICHE ALTERNATIVEN: Es ist überaus praktisch, ein paar Kartons davon auf Vorrat im Regal zu haben. Für Smoothies oder um sie pur zu trinken, wenn man nicht dazu kommt, selbst eine Nussmilch zuzubereiten. Hier ebenfalls möglichst Produkte ohne Xanthan- oder Süßungsmittelzusätze kaufen.

WEITERE GRUNDPRODUKTE FÜR DEINE SPEISEKAMMER

NUSSMUS UND SAMENMUS: Nussmus (aus Erdnüssen, Mandeln, Cashews oder Walnüssen) und Samenmus (aus Sonnenblumenkernen oder Sesam) – am besten in Bioqualität und ohne Zuckerzusatz – ist die perfekte Ergänzung für Snacks, Smoothies und Desserts. Wenn du einen schnellen Energiekick brauchst, ist es wohltuend und sättigend, einen Löffel Erdnuss- oder Mandelmus zu essen. Auch in Kokosmus stecken jede Menge gesunde Fette und wertvolle Nährstoffe.

BRÜHEN ODER FONDS: Hat man gerade keine hausgemachte Brühe zur Hand, ist fertige Gemüse, Hühner- und Rinderbrühe ein guter Ersatz. Halte Ausschau nach Brühen in Bioqualität und ohne Zuckerzusatz. Es gibt Biometzger, die Brühe in Gläsern oder eingefroren anbieten. Das ist natürlich etwas teurer, aber eine sehr gute Alternative zum Selbstmachen – und perfekt für deine Wunschliste!

DOSENTOMATEN UND TOMATENMARK: Frische Tomaten sind immer die beste Wahl, aber Bio-Dosentomaten und Bio-Tomatenmark sind perfekt für die Wintermonate, wenn es keine frischen Tomaten gibt.

KOKOSRASPELN: Werden in Süßspeisen und Müslis gemischt und als leckeres Topping über Smoothies, Desserts und süße Congees gestreut.

KAKAOPULVER: Für Nussmilch, Smoothies, die heiße Schokolade (Seite 230), Schokoladenmousse, Brownies und Müslis. Kakaopulver in Rohkostqualität enthält mehr essentielle Nährstoffe als verarbeiteter Kakao – zum Beispiel Magnesium.

KAKAO-NIBS: Braucht man nicht unbedingt, aber die aus rohen Kakaobohnen hergestellten Nibs sind eine wunderbar leckere und gesunde Zutat für Cookies, Desserts, Smoothies, süße Congees und sogar heißen Tee.

KOKOSWASSER: Eine optionale Ergänzung deines Vorratsschranks: Kokoswasser ist ein natürliches Fitnessgetränk, süß und vitalisierend.

SCHWARZER ODER OOLONG-TEE: In Maßen zum Trinken und für das Congee mit Tee-Eiern und eingelegtem Gemüse (Seite 173).

HEFEFLOCKEN: Dieses von Veganern geliebte natürliche Gewürz kann über viele verschiedene Speisen gestreut werden, um ihnen eine leckere „Umami"-Note zu verleihen. Enthält darüber hinaus diverse B-Vitamine, die für den Energiestoffwechsel und die Blutbildung wichtig sind.

SÜSSUNGSMITTEL

Ergänze deinen Vorratsschrank durch ein paar dieser gesunden Zucker-Alternativen zum Süßen deiner Desserts und Tees.

HONIG: Kaufe immer unbehandelten Honig (den gibt es im Bioladen, auf Wochenmärkten oder direkt bei bestimmten Imkern). Er wird bei der Verarbeitung nicht erhitzt, weshalb seine erstaunlichen gesundheitlichen Vorzüge, Enzyme, Minerale und Proteine erhalten bleiben. Beziehst du ihn regional, ist er zudem ein gutes Gegenmittel gegen jahreszeitlich bedingte Allergien.

AHORNSIRUP: Beim Kauf darauf achten, dass es sich um 100 Prozent reinen Ahornsirup handelt, kein Gemisch mit Mais- oder Zuckersirup!

KOKOSBLÜTENZUCKER: Eine köstliche Zuckeralternative mit vielen Spurenelementen. Gibt es auch als Sirup – besonders praktisch, wenn du keinen Honig oder Ahornsirup verwenden möchtest.

STEVIA: Ein Päckchen dieses kalorienfreien Krauts in Pulverform kann nützlich sein, wenn man Speisen ohne raffinierten Zucker süßen möchte.

ÖL UND ESSIG

Eine Auswahl guter Öle ergänzt deine Ernährung mit gesunden Fetten, und Essige verleihen allen möglichen Gerichten ein tolles Aroma. Wenn ich in den folgenden Rezepten „Öl" als Zutat aufliste, ist ein hoch erhitzbares Öl deiner Wahl – zum Beispiel Erdnuss-, Kokos- oder Avocadoöl – gemeint. Auch bei der Sojasauce hängt die Wahl von deinem Gaumen und deinen Bedürfnissen ab. Wenn du mit verschiedenen Ölen und Aromen zu experimentieren beginnst, wirst du merken, dass du mit nur einigen wenigen Zutaten die verschiedensten süßen, sauren und salzigen Aromen kreieren kannst.

SESAMÖL: Sesamöl, seit Urzeiten für seine heilenden Eigenschaften bekannt, ist sowohl Speise- als auch Massageöl: für Mama und Kind. Besorge dir eine Flasche Sesamöl in Bioqualität, das kaltgepresst und nicht raffiniert wurde.

AVOCADOÖL: Neuerdings öfter zu finden. Avocadoöl ist ein tolles Bratöl, da seine Bestandteile auch hohe Temperaturen aushalten. (Beim Backen ist Avocadoöl ein guter Ersatz für Kokosöl, das im Glas fest wird und dann schwer zu dosieren ist.)

KOKOSÖL: Am besten legst du dir von diesem unglaublich gesunden Öl ein richtig großes Glas zu. Kokosöl ist reich an Omega-3-Fettsäuren, auch an der selten vorkommenden Laurinsäure – die unter anderem in Muttermilch enthalten ist. Kokosöl lässt sich stark erhitzen, krönt jede Art von gedämpftem Gemüse und gekochten Getreide, außerdem kann es als Feuchtigkeitscreme und Massageöl für Mama und Baby verwendet werden. Raffiniertes Kokosöl und auch manche Bio-

Kokosöle sind geschmacks- und geruchsneutral und können dir den eventuellen „Kokos-Overkill" ersparen.

SOJASAUCE, TAMARI ODER NAMA SHOYU (NICHT ERHITZTE SOJASAUCE): Viele Möglichkeiten, deine Entscheidung! Schon eine kleine Menge von Sojasaucen verleiht Suppen ein würziges, salziges Aroma. Sie kann anstelle von Salz verwendet werden.

ESSIG: In den Rezepten werden zumeist Apfelessig, Balsamico und chinesischer schwarzer Reisessig verwendet (siehe auch „Besondere Zutaten", folgende Seite).

MISO: Diese Paste aus fermentierten Sojabohnen kommt aus der japanischen Küche und verleiht Gerichten eine angenehm würzige, salzige Note. Miso rührt man in Suppen oder gekochtes Getreide. Es gibt verschiedene Miso-Sorten, gelbes Miso hat das mildeste Aroma. Misopaste bewahrt man im Kühlschrank auf.

GEWÜRZE UND KRÄUTER

Höchstwahrscheinlich stehen viele der folgenden Gewürze und Kräuter schon in deinem Schrank. Die hier angeführten sind die gebräuchlichsten, aber du kannst deine eigene Kollektion nach Lust und Laune erweitern.

HIMALAYA-SALZ (ROSA) ODER SEL DE GUÉRANDE (GRAU): Salz ist wichtig für die Regulierung des Flüssigkeitshaushalts und die Durchblutung. Greife nach bunten, nicht nur nach weißen Salzen: Sie versorgen dich buchstäblich mit einem Regenbogen an Mineralien. Sel de Guérande enthält noch mehr Mineralien, wenn es leicht feucht ist (oft der Fall, wenn man es im Reformhaus kauft).

INGWER: Es ist immer eine gut, getrockneten Ingwer im Haus zu haben – falls der frische ausgeht.

KURKUMA: Frischer Kurkuma ist wunderbar (gibt es in Bioläden), Kurkumapulver sollte man immer dahaben.

ZIMT: Zimtpulver für Müslis und Desserts, Zimtstangen für Tees und Suppen. Er bringt eine angenehm süße Note ins Spiel, ohne dass man auf Zucker zurückgreifen muss. (Die Stangen kannst du in einer sauberen Kaffeemühle auch selbst zu Pulver mahlen.)

GEMAHLENE VANILLE: Ihr süßer und würziger Geschmack lässt sich vielseitig einsetzen und verleiht Smoothies, Desserts, Nussmilch, Kakao und Tees das gewisse Etwas.

FENCHELSAMEN: Eine der Hauptzutaten für Stilltees. Auch Bockshornklee und Kreuzkümmelsamen werden für Tees verwendet.

CHILI ODER CAYENNEPFEFFER: Regen den Blutkreislauf an und sorgen für innere Wärme. Sie wirken günstig auf den Blutzuckerspiegel und stimulieren selbst einen trägen Stoffwechsel: Denn mit der Schärfe steigt die Körpertemperatur, und durch die natürlichen Regulierungsprozesse des Körpers werden verstärkt Kalorien verbrannt, um ihn wieder abzukühlen.

KREUZKÜMMEL: Gemahlener Kreuzkümmel für Gemüsesuppen, Kreuzkümmelsamen für Tee. (Auch diese Samen kannst du in einer sauberen Kaffeemühle zu Pulver mahlen.)

KRÄUTER FÜR BRÜHEN: Frischer Thymian, Oregano, Majoran, Rosmarin, Salbei und Basilikum. Du brauchst nicht unbedingt alle, für den Anfang reichen eine oder zwei Sorten.

KRÄUTER FÜR TEE UND AUFGÜSSE: Suche dir für den Anfang ein paar Kräuter aus dem Rezeptteil für Tees aus (Seite 221-228). Brennnesseltee und Himbeerblättertee werden nach der Entbindung am häufigsten getrunken, dazu kommen Kamillen- und Lavendeltee für Entspannung und einen ruhigen Schlaf. Weitere Möglichkeiten sind Geißrauten-, Benediktenkraut- und Herzgespanntee. Auf Seite 138 findest du Adressen, unter denen du diese Produkte in sehr guter Bioqualität finden kannst.

BESONDERE ZUTATEN

Vielleicht sind folgende Lebensmittel, die in der TCM empfohlen werden, noch neu für dich, aber es wird auf alle Fälle viel Spaß machen, sie zu verwenden. Sie verleihen deinem Essen Geschmack, Farbe und heilsame Eigenschaften: Deshalb möchte ich dich ermutigen, ein paar davon in deinen Vorratsschrank zu stellen – und dir die etwas teureren Produkte (mit einem Eurozeichen markiert) einfach zu wünschen. Auf Seite 138 stehen Informationen dazu, wo du sie finden kannst.

INGWER: Obwohl Ingwer hierzulande inzwischen fast so üblich ist wie Mehl, soll er hier erwähnt werden. Ingwer gehört zu den wichtigsten Bestandteilen eines *Zuo Yuezi*-Vorratsschranks, da er ein Heilmittel mit außergewöhnlich wärmenden Eigenschaften ist. In den Rezepten taucht Ingwer bei verschiedenen Tees und Gerichten auf. Bio-Ingwer musst du nicht schälen, einfach nur waschen. Nimm dir einen Moment Zeit für die Ingwerknolle, die du gerade in der Hand hältst. Halte sie ein paar Minuten und schaue, wie sie sich anfühlt. Auch eine einfache Ingwerknolle muss gewürdigt werden! Wie bereits in den Zeilen zum Gemüse gesagt wurde, kann Ingwer Blutungen verstärken, deshalb sollte man ein Auge darauf haben, wenn man die Rezepte in diesem Buch ausprobiert. Wenn sich deine Blutungen auf einmal unangenehm verstärken sollten, Ingwer einfach zwei Wochen lang weglassen – oder zumindest so lange, bis die Blutungen merklich schwächer werden.

ROTE DATTELN (€): Diese auch unter dem Namen Jujube bekannten Früchte sind in China das klassische Geschenk für eine frischgebackene Mutter und eine wärmende, die Durchblutung fördernde Zutat – mit vielen Vitaminen und Antioxidantien. Darüber hinaus wirken sie beruhigend. Achte darauf, dass sie ungeschwefelt sind.

GOJI-BEEREN (€): In Kombination mit den Roten Datteln für die Hühnersuppe mit Roten Datteln und Ingwer (Seite 152) oder einen klassischen Tee für die Zeit nach der Entbindung. Laut TCM haben Goji-Beeren-Tees eine sehr positive Wirkung auf die Nieren, weswegen sie bei einem Kinderwunsch sehr gerne getrunken werden.

GETROCKNETE PILZE UND HEILPILZE (€): Getrocknete Pilze sind zwar nicht billig, aber sie sind sehr ergiebig und verleihen Suppen, Eintöpfen und anderen Gerichten einen köstlichen Geschmack. In den folgenden Rezepten werden Shiitake-Pilze verwendet und als optionale Ergänzung auch Reishi-Pilze, die eher Heilmittel sind. Laut TCM sind Reishi-Pilze ein legendäres Adaptogen, das die Funktionsfähigkeit des ganzen Körpers verbessert. Auch als „Pilz der Unsterblichkeit" bekannt, ist er ein guter Einstieg in die Welt der heilenden Pilze.

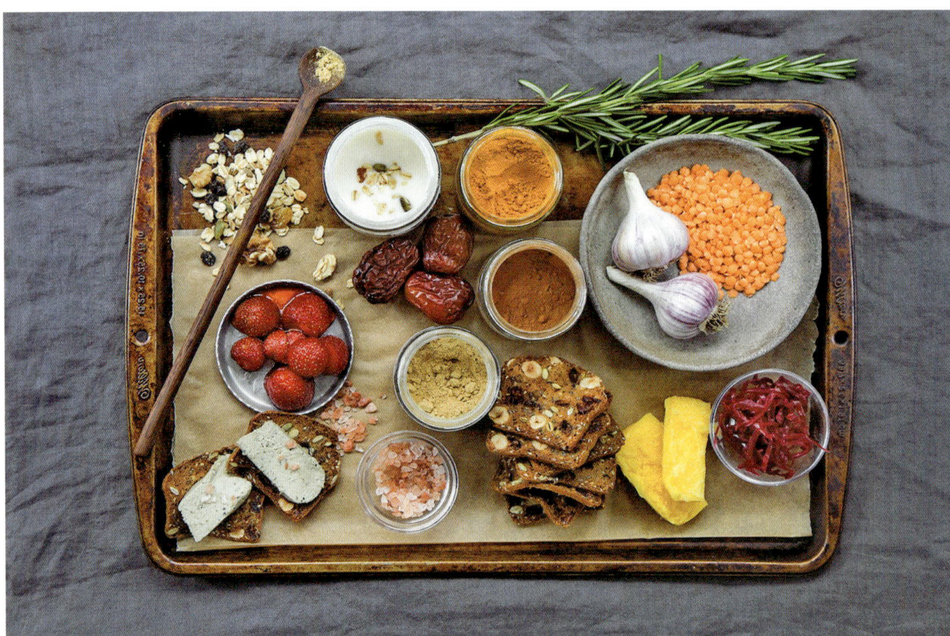

ALGEN (€): Seit jeher essen Frauen nach der Entbindung dieses Meeresgemüse, um ihrem Körper verlorene Mineralien zuzuführen. Man kann eine oder gleich mehrere Algensorten in die tägliche Ernährungsroutine einbauen. In Wasser gekochte Kombu-Streifen ergeben ein Dashi, eine japanische Brühe, und mitgekochter Kombu nimmt Bohnen ihre blähende Wirkung. Dulse-Flocken können über jedes beliebige Gericht gestreut werden, um ihm eine salzige Note und Nährstoffe zu verleihen, und sie unterstützen sowohl den Stoffwechsel als auch die Funktion der Schilddrüse (Dulse hat einen hohen Calcium- und Ballaststoffgehalt). Experimentiere ruhig auch mal mit Nori-Algen-Blättern, die du sicher von Sushis kennst. Du kannst Reisbällchen oder kleine Stückchen Fisch oder Avocado darin einwickeln – ein buchstäblich im Handumdrehen fertiger Snack. Ein weiteres Plus: Nori-Algen enthalten viele Proteine und Eisen. Wakame-, Arame- und Hijiki-Algen eignen sich gut für Algensuppen (Seite 161).

SCHWARZE SESAMSAMEN: Ein für seine Anti-Aging-Wirkung berühmter chinesischer Klassiker, der laut TCM den Milchfluss anregt und gegen Verstopfung hilft. Sein hoher Vitamin-B- und Eisengehalt hilft auch bei körperlicher Erschöpfung – vielleicht schwören ältere Chinesinnen deshalb darauf, dass schwarze Sesamsamen ihr Haar zum Glänzen bringen. Schwarzen Sesam kannst du in Smoothies mixen oder als körniges, knuspriges Topping über herzhafte und süße Gerichte streuen.

SCHWARZER REISESSIG: Ein berühmtes Allheilmittel in chinesischen Küchen und – vor allem in Kombination mit Ingwer – eine wärmende, den Blutkreislauf anregende Zutat, die auch bei Magenverstimmungen und Verstopfung hilft. Schwarzer Reisessig enthält viele essentielle Aminosäuren, die körperinterne Reparaturprozesse und das Zellwachstum anregen – und vor allem verleiht er Suppen und Eintöpfen eine ganz besondere geschmackliche Note.

INNEREIEN: Ein in traditionellen Küchen weltweit hochgeschätztes Superfood. In den folgenden Rezepten tauchen Innereien wie Leber und Nieren in sehr kleinen Mengen auf. Du solltest sie immer in Bioqualität kaufen. Den mildesten Geschmack hat Hühner- und Entenleber, gefolgt von Kalbsleber.

ROSENWASSER: Im Buch wird es für das Rosen-Kokos-Körperöl (Seite 234) verwendet, aber diese Spezialität aus den Küchen des Nahen Ostens verleiht auch Smoothies und Nussmilch eine himmlische, aromatische Note. Man findet es in vielen Biomärkten oder Asialäden, und es ist nicht allzu teuer. Es ist auch ein wunderbares Gesichtswasser. Im Kühlschrank aufbewahren.

SPIRULINA UND BIENENPOLLEN (€): Diese nährstoffreichen Superfoods gehören zwar nicht zu den nach TCM traditionellen Nahrungsmitteln für die Zeit nach der Entbindung, sie sind jedoch eine sehr belebende Ergänzung für Smoothies – mit hohem Suchtfaktor. Das smaragdgrüne Spirulinapulver nährt und reinigt den Körper, und die goldenen Bienenpollen sind ein wunderbarer Lieferant von Vitamin B und Proteinen. Wenn du dir etwas richtig Gutes tun möchtest, dann setze sie auf deine Einkaufs- oder Wunschliste.

DEINE KÜCHENAUSSTATTUNG

Ein riesiger Suppentopf, der auch in eine Profi-Küche passen würde, und ein Standmixer der Spitzenklasse sind wundervolle Ergänzungen für jede Küche, aber nicht unbedingt notwendig. Die Rezepte in diesem Kochbuch kannst du auch ohne diese Extras zubereiten. Es reicht, wenn du die folgenden Basics in deiner Küche hast.

DIE WICHTIGSTEN KÜCHENUTENSILIEN

- Kochtöpfe verschiedener Größe, darunter auch ein großer Suppentopf. Hast du keinen, der groß genug ist, kannst du die Zutaten auch auf zwei kleineren Töpfe verteilen.
- Ein Schmortopf oder Bräter aus Gusseisen mit dickem Boden eignet sich perfekt für Congees und Eintöpfe.
- Ein Dampfkorb oder Siebeinsatz, um Gemüse, Fleisch etc. über kochendem Wasser zu dämpfen.
- Messer: Ein großes Küchenmesser und ein Gemüsemesser reichen völlig.
- Schneidebrettchen: eines für rohes Fleisch, eines für andere frische Produkte.
- Ein Seihtuch oder ein feinmaschiges Sieb, zum Filtern von frischer Nussmilch. Am allerbesten, aber nicht unbedingt notwendig, ist ein Nussmilchbeutel. Falls du dir einen zulegen willst, dann gib lieber ein paar Euro mehr für einen aus, der nicht gleich reißt und lange hält.
- Ein paar große Rührschüsseln, um Zutaten zwischenzulagern und Nussmilch abzuseihen.
- Ein Trichter: Vereinfacht das Umfüllen von Flüssigkeiten ungemein.
- Gefrierbeutel mit Zippverschluss in verschiedenen Größen, um Suppen und Eintöpfe portionsweise einzufrieren.

- Behälter zum Aufbewahren: Plastikbehälter gehen zwar, ich persönlich bevorzuge allerdings Glas: Einmachgläser zur Aufbewahrung von Tees und trockenen Produkten, Glasbehälter mit Schraubverschluss für gekochtes Essen und Reste. Glas ist zum Aufbewahren von Nahrung aus gesundheitlicher Hinsicht viel besser als Plastik – übrigens auch besser als BPA-freies Plastik. Denn auch andere schädliche Bestandteile von Plastik werden in Kontakt mit heißen Flüssigkeiten freigesetzt. Kunststoffbestandteile gelangen genauso wie andere Umweltgifte in die Muttermilch. Ein Set von Glasbehältern zur Aufbewahrung von Essen ist eigentlich die einzige Neuanschaffung, die ich wirklich empfehlen würde. Es ist ein gutes Gefühl zu wissen, dass du dein gesundes Essen auch gesund aufbewahren kannst.
- Eine Muffinform: Die Geheimwaffe, um kleine Mengen Brühe und anderes Essen einzufrieren.

EMPFOHLENE BESTELLADRESSEN:

Am besten ist es natürlich, alles, was du benötigst, bei den Händlern in deiner Nähe einzukaufen. Einige der verwendeten Zutaten sind vor Ort vielleicht nicht zu bekommen, diese kannst du online bestellen. Hier folgen einige nützliche Adressen:

- **Tees und lose Kräuter:** hinterauer.info (Stübener Kräutergarten) | sonnentor.com krautrausch.de | bioteemanufaktur-shop.de | kraeuter-wege.de (mit eigenem Stilltee-Paket)
- **Rosenwasser, Ghee u.a.:** ayurveda-marktplatz.de | miraherba.de | veda.ch
- **Öle:** oelfreund.de | oelwerk.de | naturmuehle.com | hinterauer.info | fandler.at oel-muehle.at | rohrohroh.ch
- **Getrocknete Pilze:** pilzbrut.de | vitalpilze-naturheilkraft.de
- **Rote Datteln, Goji-Beeren u.a.:** keimling.de | vitakeim.de | prohviant.de lemberona.at | samaranatura.ch
- **Chinesischer schwarzer Reisessig:** gourmet-versand.com | spiceworld.at gourmetoutlet.ch
- **Großbestellungen für Getreide, Hülsenfrüchte, Nüsse, Samen u.a.:** biogewinner.de | hinterauer.info | keimling.de | lemberona.at | mahlerundco.ch
- **Rohkakao, Maca, Spirulina, Hanfsamen u.a.:** feelgood-shop.com narayana-verlag.de | terraelements.de
- **Blütenpollen, Gelée Royale, unbehandelter Honig:** imkergut.de naturprodukte-mv.de | feldt-honig.de | laruchecatalan.com

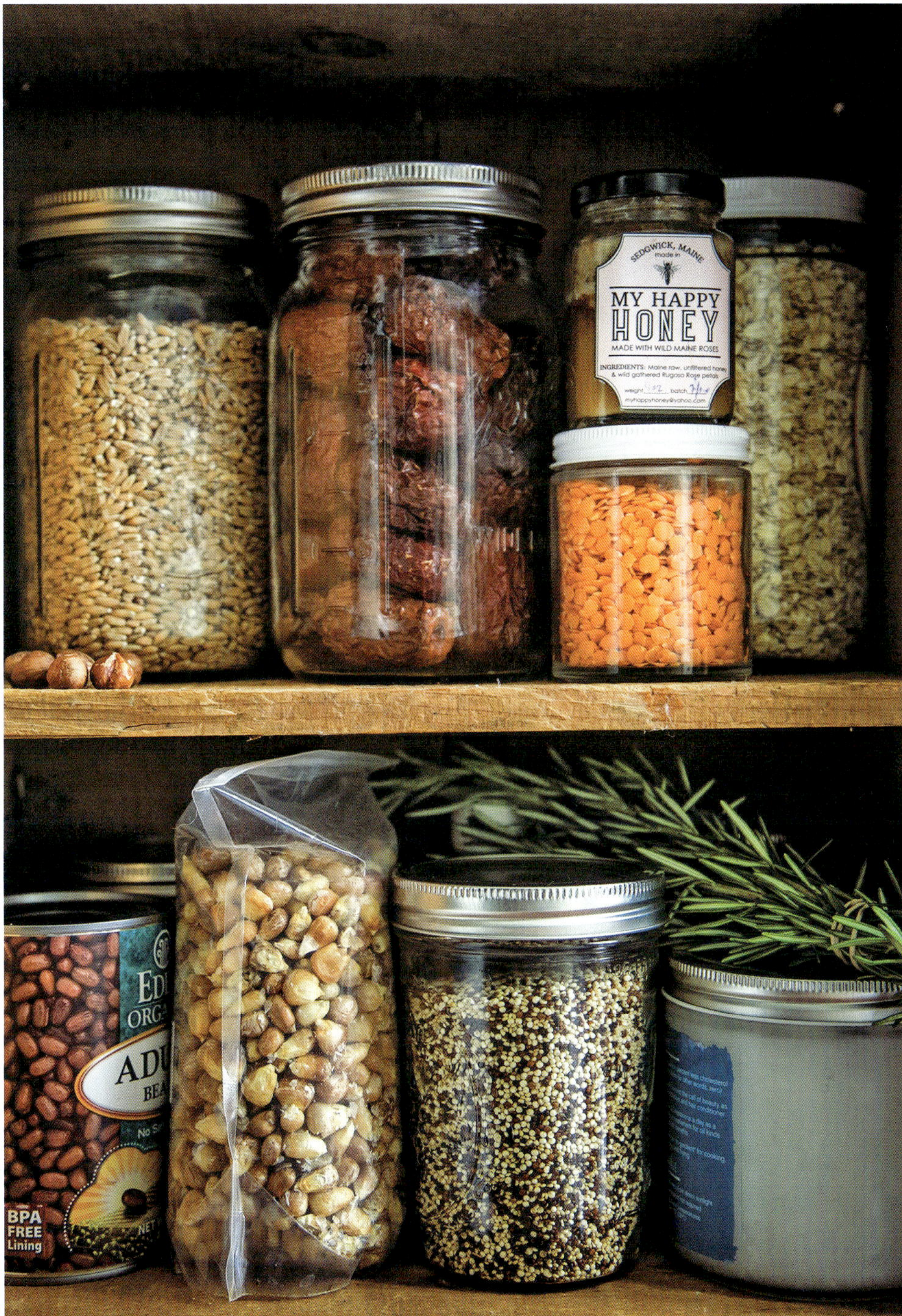
SEDGWICK, MAINE
made in
MY HAPPY HONEY
MADE WITH WILD MAINE ROSES
INGREDIENTS: Maine raw, unfiltered honey & wild gathered Rugosa Rose petals
myhappyhoney@yahoo.com
BPA FREE Lining

7

Die ersten vierzig Tage

DIE REZEPTE

BRÜHEN

Brühen sind das Erste, was ich frischgebackenen Müttern in den Tagen nach der Entbindung anbiete. Ein Schluck warme, aromatische Brühe bringt verlorene Energie und etwas Kraft zurück. Die Zeit vergeht plötzlich etwas langsamer. Die Muskeln entspannen sich. Wärme kehrt zurück. Auf einmal scheint alles wieder machbar.

Ich führe diesen Effekt auf die unglaubliche Menge an Nährstoffen zurück, die darin enthalten sind – nicht umsonst werden Brühen manchmal „flüssiges Gold" genannt. Die ältesten chinesischen Schriften zur Heilkunst preisen aus Knochen gekochte Brühen für ihre Fähigkeit, das Qi *zu stärken, die Blutbildung anzuregen und die Funktion der Nebennieren aufzubauen – alles wesentliche Faktoren, um sich von starken Erschöpfungszuständen zu erholen. Man muss sich nur vor Augen führen, wie essentiell Knochen für uns sind, sie sind buchstäblich unsere Stützpfeiler. Brühen, die durch das stundenlange Auskochen von Knochen entstehen, fluten den Körper mit einer Menge ultraleicht absorbierbarer Mineralien – wesentlich für jede Körperfunktion – und viel Gelatine, die uns mit einer Extraportion Kollagen versorgt. Diese ist ein Segen, nicht nur für Jugend und Schönheit (das heißt: tolle Haare, Haut und Nägel), sondern befördert auch die Wundheilung. Wurdest du nach der Entbindung genäht, solltest du deine tägliche Portion Brühe definitiv nicht vergessen!*

Auch dein Verdauungssystem liebt Gelatine, weshalb in chinesischen Haushalten jede Mahlzeit mit einer Suppe auf Brühenbasis beginnt! Gelatine schürt deine mittlere Feuerstelle – die Milz und den Magen. Ihre Aminosäuren unterstützen die Verdauung und den Körper dabei, die in Fleisch enthaltenen Proteine noch besser verarbeiten zu können. Und damit nicht genug: Brühen versorgen einen mit Flüssigkeit – ideal, wenn man stillt. Sie liefern dem Körper viele natürliche Elektrolyte – auf eine viel nachhaltigere Weise als irgendwelche knallgelben Sportgetränke. Gemeinsam mit den enthaltenen Fetten wirkt das ausgleichend auf einen eventuellen Vata*-Überschuss im Verdauungstrakt (Luft, Trockenheit).*

Brühen sind die Grundlage für eine gesunde Ernährung nach der Geburt, und einen gewissen Vorrat im Kühlschrank oder der Gefriertruhe zu haben, ist in den allerersten Tagen mit Baby wirklich die Rettung. Wärme in einem kleinen Topf einfach ein wenig Brühe auf (egal welche!) und wirf eine bunte Mischung aus Proteinen, Gemüse und Nudeln hinein. Voilà: Die schnellste Suppe der Welt ist fertig! Oder schöpfe etwas Hühnerbrühe in eine Ladung Reis, um ein superwärmendes Congee zu kochen. Du kannst sie auch pur genießen – mit einem Spritzer Sojasauce! Die folgenden Rezepte sind als erste Anregung zu verstehen – du musst sie nicht zu haargenau befolgen. Sobald du ein Gefühl für Brühen bekommen hast, kannst du anfangen zu improvisieren. Mische verschiedene Knochen (Schwein und Hühnchen, Rind und Lamm) und wirf übriges Gemüse mit in die Suppe, um nichts zu verschwenden.

Fertige Brühe aus dem Supermarkt hilft dir natürlich bei einer ganzen Reihe von Rezepten, aber hausgemachte Brühe ist wirklich etwas ganz anderes. Sobald du merkst, wie einfach es geht, wirst du nicht mehr darauf verzichten wollen. Auch was das Kosten-Nutzen-Verhältnis betrifft, machen Brühen das Rennen, denn die paar Kilo Fleisch und Knochen können mehrmals aufgekocht werden und ergeben literweise Brühe, die man auf die verschiedensten Arten verwenden kann. Sobald die Brühe einmal köchelt, kannst du sie stundenlang alleine lassen. So ist eine Brühe wirklich dein treuster Freund: Sie findet sich und beschwert sich nicht, wenn du vergisst, dich zu melden.

RINDERKNOCHENBRÜHE

Ein wunderbar erdendes und wärmendes Essen, das null Kochgeschick voraussetzt. Schon allein die Zutaten – das grob zerteilte Gemüse, die gehaltvollen Knochen, die kurz geröstet werden, um ihren Geschmack zu intensivieren, und der gute Schuss Essig, der dieser Brühe eine Extraportion Mineralien verleiht – fühlen sich ursprünglich und erdverbunden an. Eine Tasse Knochenbrühe ist genau das Richtige, wenn du dein Kleines in den Schlaf wiegst: Sie hält dich für ein paar Stunden fit, und unterdessen sickern ihre wertvollen Inhaltsstoffe bis in deine *eigenen Knochen*.

Für 2 Liter oder 6–8 Portionen

1,8 kg Rinderknochen (Rippen, Mark, Nacken)
1 Zwiebel, halbiert
1 Stück Ingwer (ca. 5 cm), ungeschält, halbiert
2 Stangen Lauch, nur die weißen Teile, grob geschnitten
3 große Karotten, ungeschält, in grobe Scheiben geschnitten
1 EL Apfelessig
½ TL Nelken, ganz (optional)
½ TL Sternanis (optional)
Meersalz und frisch gemahlener schwarzer Pfeffer

Den Backofen auf 175°C vorheizen.

Die Rinderknochen in einen großen Bräter legen (oder schon in den Suppentopf, in dem du später die Brühe kochen wirst, falls er ofenfest ist). Zwiebel und Ingwer dazulegen und mit den Knochen in den Backofen geben. Etwa 30 Minuten rösten, bis die Knochen gebräunt sind, Risse bekommen und sich langsam Saft am Boden des Bräters sammelt.

Falls du einen Bräter verwendest, die Knochen etwas abkühlen lassen, bevor du sie in den Suppentopf gibst. Wenn sie schon im Suppentopf liegen, gleich mit ca. 2,8 Liter Wasser übergießen. Die Rinderknochen, die geröstete Zwiebel und der Ingwer sollen etwa zwei Fingerbreit mit Wasser bedeckt sein. Lauch, Karottenscheiben, Essig und, falls verwendet, Nelken und Sternanis hinzufügen.

Bei starker Hitze zum Kochen bringen, dabei den Schaum, der an der Oberfläche entsteht, abschöpfen. Dann herunterschalten und 2 bis 4 Stunden zugedeckt köcheln lassen. Ab und zu kontrollieren und Schaum abschöpfen. Die Brühe ist fertig, wenn sie einen verlockenden, kräftigen Geruch verströmt.

Vom Herd nehmen, abseihen und nach Geschmack mit Salz und Pfeffer würzen. Die Knochen aufbewahren, um später noch einmal Brühe daraus zu kochen, oder sofort mit frischem Wasser bedecken und erneut aufkochen. Fertige Brühe warm trinken oder in Einmachgläser füllen und in den Kühlschrank stellen (sie hält sich dort 5 Tage und kann in den nächsten Tagen zur Zubereitung anderer Rezepte verwendet werden – Suppen, Eintöpfe und Congees). Man kann sie auch in Einmachgläser (siehe Seite 144), Gefrierbeutel mit Zippverschluss oder Muffinformen (zur praktischen Portionierung) abgefüllt für bis zu 3 Monate einfrieren.

TIPP: *Wer diese Brühe in einem Schongarer zubereiten möchte, kocht sie auf mittlerer oder niedriger Hitze etwa 8 Stunden. Fett, das sich auf der Oberfläche ansammelt, abschöpfen.*

OCHSENSCHWANZBRÜHE

Wer gerne Brühen isst, liebt Ochsenschwanz. Das feste, fette Fleisch vom Ochsenschwanz löst sich beim Kochen vom Knochen, und so entsteht ganz nebenbei ein köstlicher Snack: langsam gegarte Rindfleischhäppchen. Kombu verleiht der Brühe ein rundes Aroma und eine Extraportion Mineralien. Fang am besten gleich morgens an, diese Suppe zu kochen, dann kannst du mittags ein paar Stückchen Fleisch herausfischen und die Brühe bis zum Abend weiterköcheln lassen. Dabei wird mehr Schaum als bei einer gewöhnlichen Rinderbrühe entstehen – schöpfe ihn einfach immer wieder ab.

Für 2 Liter oder 6–8 Portionen

- 1,8 kg Ochsenschwanz (frage den Metzger deines Vertrauens um Rat, wenn du dich damit nicht auskennst)
- Meersalz und frisch gemahlener schwarzer Pfeffer
- 1 große Zwiebel, geschält, geviertelt
- 2 Streifen Kombu-Alge (intensiviert das Aroma und unterstützt die Verdauung, optional)
- 1 großer Daikon-Rettich, geschält und gewürfelt (ca. 2,5 cm)
- 3 EL Sojasauce oder Tamari

Den Backofen auf 175°C vorheizen.

Den Ochsenschwanz mit Wasser abspülen, trocken tupfen und mit Salz und Pfeffer würzen. Das Fleisch mit der geviertelten Zwiebel in einen Bräter legen und 30 Minuten lang rösten, bis sowohl der Ochsenschwanz als auch die Zwiebel eine goldbraune Farbe angenommen haben.

In einem großen Suppentopf 2,8 Liter Wasser aufkochen. Den gerösteten Ochsenschwanz, die geröstete Zwiebel und die Kombu-Streifen hinzufügen, dabei das Fett, das sich beim Rösten im Bräter gesammelt hat, nicht mit in den Topf geben. Herunterschalten und zugedeckt etwa 2 bis 4 Stunden köcheln lassen.

Daikonwürfel und Sojasauce hinzufügen und eine weitere Stunde köcheln lassen, bis sich die Flüssigkeitsmenge deutlich verringert hat. (Dort, wo die Oberfläche der Suppe zuvor gewesen ist, bleibt ein sichtbarer Streifen zurück.)

Die Suppe ist fertig, wenn sich das Fleisch von den Knochen löst. Du kannst die Brühe mit dem Fleisch als leckere Einlage essen oder alle Feststoffe abseihen, um eine klare Brühe zu bekommen. Ich liebe es, das Mark aus den Knochen zu saugen!

Die Brühe hält sich im Kühlschrank bis zu 5 Tage. Du kannst sie auch für bis zu 3 Monate in Gefrierbeuteln mit Zippverschluss oder Einmachgläsern (siehe Seite 144) einfrieren.

TIPP: *Eine reichhaltige Ochsenschwanzbrühe verwandelt sich ganz schnell in eine asiatisch angehauchte Nudelsuppe! Dafür Reisnudeln oder chinesische Eiernudeln separat kochen, mit Gewürzen (beispielsweise einem Esslöffel Sojasauce oder chinesischem schwarzem Reisessig) und Gemüse deiner Wahl zur Brühe geben – fertig.*

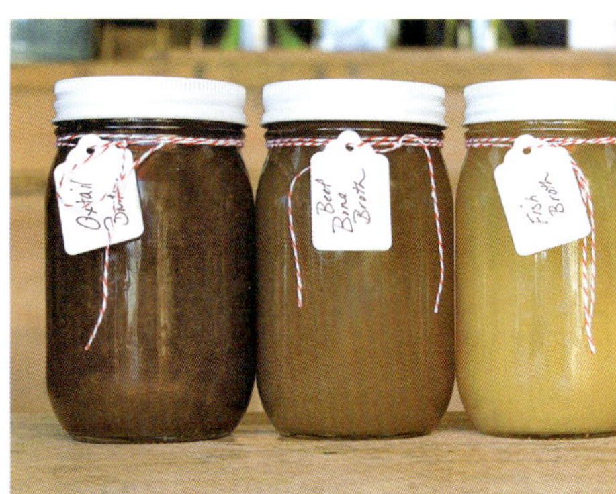

HÜHNERBRÜHE

Überall auf der Welt kocht man Hühnerbrühen für frischgebackene Mütter. Sie sind rundum nährend, und jeder Löffel sagt aufs Neue: „Alles wird gut." Im *Zuo Yuezi* wird Hühnchen generell wegen der wärmenden Eigenschaften geschätzt. In Kombination mit dem ebenfalls wärmenden Ingwer, der sich positiv auf die Durchblutung auswirkt, Immunsystem und Verdauung unterstützt, ist Hühnerbrühe unschlagbar. Sie bringt Körper und Seele zum Leuchten.

Für 2 Liter oder 6–8 Portionen

1–1,2 kg ganzes Huhn oder Hühnchenteile
1 Zwiebel, geschält und halbiert
1 Stück Ingwer (ca. 5 cm), ungeschält, halbiert
2 Knoblauchzehen, geschält
2 Frühlingszwiebeln, ganz
2 mittelgroße Karotten, ungeschält, in Scheiben geschnitten
Meersalz und frisch gemahlener Pfeffer

Huhn oder Hühnchenteile unter kaltem Wasser abspülen, in einen großen Suppentopf legen und mit ca. 2,8 Liter Wasser bedecken. Das Fleisch sollte zumindest zwei Fingerbreit mit Wasser bedeckt sein. Bei mittlerer bis starker Hitze aufkochen, dann herunterschalten und etwa 30 Minuten köcheln lassen. Schaum abschöpfen.

Zwiebel, Ingwer, Knoblauch, Frühlingszwiebeln und Karotten hinzufügen, bei mittlerer Hitze aufkochen und anschließend 3 Stunden ohne Deckel köcheln lassen. Mit Salz und Pfeffer abschmecken. Das Fleisch wird sich mit der Zeit von den Knochen lösen. Wenn du magst, kannst du gleich einen Schöpfer Suppe mit Fleisch und Gemüse essen. Den Rest abseihen.

Die Hühnerbrühe hält sich bis zu 5 Tage im Kühlschrank oder kann in Gefrierbeuteln mit Zippverschluss oder Einmachgläsern (siehe unten) eingefroren werden (3 Monate haltbar).

SO GEHT´S: BRÜHE EINFRIEREN

Um Brühe in Einmachgläsern einzufrieren, die abgekühlte Brühe in ein sauberes Glas füllen, oben drei Fingerbreit (ca. 5 Zentimeter) Platz lassen, damit sich die Brühe ausdehnen kann. Den Deckel lose aufsetzen und ins Gefrierfach stellen, dabei auch zwischen den einzelnen Gläsern etwas Platz lassen (um Sprüngen in den Einmachgläsern vorzubeugen). Sobald die Brühe gefroren ist, die Deckel fest zudrehen.
Sie ist im Gefrierfach maximal 3 Monate haltbar. Zum Auftauen die Einmachgläser über Nacht in den Kühlschrank stellen und am nächsten Tag wie gewohnt im Topf aufwärmen.

SCHWEINEBRÜHE MIT DAIKON-RETTICH

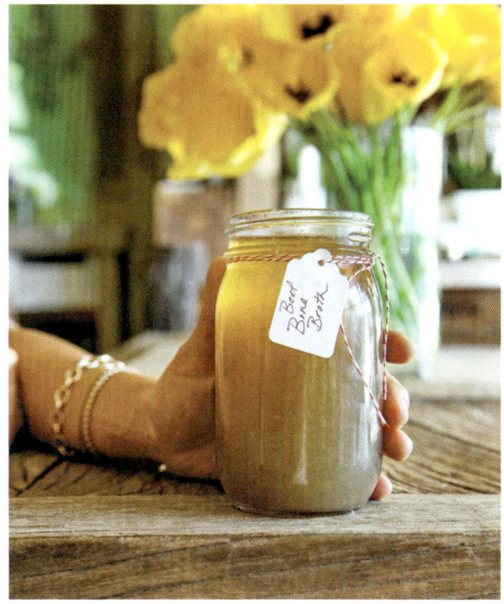

Diese zwei einfachen Zutaten, Schweinsknochen und Daikon-Rettich, der die Aufnahme tierischer Proteine unterstützt, verwandeln sich durch Beigabe eines edlen Produkts, frischen oder getrockneten Shiitake-Pilzen, in eine köstliche und obendrein leicht verdauliche Brühe. Die Schweineschulter verleiht ihr extra viel Geschmack und liefert dir eine Ladung superleckeres Schweinefleisch, das du separat im Kühlschrank aufbewahren kannst. Du kannst es als herzhafte Einlage in der Brühe essen oder für ein Congee (Seite 169–180), eine Algensuppe (Seite 161) oder eine Mama-Bowl (Seite 182-185) verwenden.

Für 2 Liter oder 6–8 Portionen

- 1,8 kg Schweinsknochen und ½ kg Schweinenacken, halbiert
- 1 große Zwiebel, geschält und halbiert
- Meersalz und frisch gemahlener Pfeffer
- 2 Streifen Kombu-Alge (intensiviert das Aroma und unterstützt die Verdauung)
- 90 g frische Shiitake-Pilze (oder 40 g getrocknete)
- ½ kg Speck (optional), in Würfel geschnitten
- 4 Frühlingszwiebeln, ganz
- 120 g Daikon-Rettich, in dünne Scheiben geschnitten
- 2 große Karotten, geschält und in grobe Scheiben geschnitten

Den Backofen auf 205°C vorheizen.

Die Schweinsknochen, den Schweinenacken und die Zwiebelhälften in einen Bräter legen, mit Salz und Pfeffer würzen und 30 Minuten lang rösten, bis die Knochen und das Fleisch eine goldbraune Farbe angenommen haben und sich langsam Saft am Boden des Bräters sammelt.

Die Kombu-Streifen in einem großen Suppentopf mit 2,8 Liter kaltem Wasser aufkochen, dann herunterschalten und die Pilze hinzufügen sowie den Speck, falls verwendet.

Die Knochen, den Nacken und die Zwiebelhälften aus dem Ofen nehmen und in den Topf zur Brühe geben. Frühlingszwiebeln, Daikon und Karotten hinzufügen. Alles bei mittlerer Hitze 30 Minuten ohne Deckel köcheln lassen, dann bei niedriger Hitze 3 Stunden weiter kochen. Schaum, der an der Oberfläche entsteht, abschöpfen.

Mit Salz und Pfeffer abschmecken. Abseihen – oder gleich einen Schöpfer Suppe mit Fleisch und Gemüse essen.

Die Brühe hält sich bis zu 5 Tage im Kühlschrank oder kann für bis zu 3 Monate in Gefrierbeuteln mit Zippverschluss oder Einmachgläsern (siehe Seite 144) eingefroren werden.

FISCHBRÜHE

Für 2 Liter oder 6–8 Portionen

Fischbrühe ist leicht und aromatisch, ein wunderbar wandlungsfähiger Küchenklassiker, der im Westen viel zu selten verwendet wird. In Asien dient Fischbrühe als Basis für Suppen, Eintöpfe und Nudelgerichte, weil sie ziemlich problemlos alle möglichen Aromen aufnimmt. Mit dieser Brühe darf ruhig etwas herumexperimentiert werden. Schmecke sie mit deinen Lieblingsgewürzen ab, um ihr einen etwas anderen Charakter zu geben (für eine vietnamesische Note eignet sich Piment), oder lasse die Tomaten weg, damit eine klare, vielseitig einsetzbare Brühe entsteht.

Falls du zum ersten Mal einen ganzen Fisch mit Kopf kaufst – lass dich nicht einschüchtern! Ganze Fische zu kaufen, ist günstig – und außerdem enthält ein Fischkopf unglaublich viel Aroma und Nährstoffe. Normalerweise wird der Fischhändler den Fisch für dich waschen und vorbereiten. Die kleinen Gräten müssen nicht entfernt werden: Durch das Kochen werden sie weich und enthalten eine Extraportion Nährstoffe. Nimm sie, falls du den Fisch essen willst, einfach heraus oder kaue besonders sorgfältig.

1 mittelgroße Zwiebel, geschält und halbiert
1 Knoblauchzehe, geschält und grob zerteilt
1 Stück Ingwer (ca. 2,5 cm), ungeschält, halbiert
4 Frühlingszwiebeln, geputzt
2 Tomaten, ungeschält, halbiert
900 g Fisch, im Ganzen (siehe Tipp)
1 EL ungesüßter schwarzer Reisessig
160 g frische Ananas (optional, für eine süße Note)
Meersalz und frisch gemahlener Pfeffer

Zwiebel, Knoblauch, Ingwer, Frühlingszwiebeln und Tomaten in einem Topf mit ca. 2,8 Liter Wasser aufgießen: Alles sollte zumindest zwei Fingerbreit mit Wasser bedeckt sein. Aufkochen, dann herunterschalten und zugedeckt 30 Minuten köcheln lassen.

Fisch, Essig und Ananas (falls verwendet) hinzufügen, sanft aufkochen und leicht köcheln lassen, dabei Schaum abschöpfen.

Sobald die Brühe trüb wird, vom Herd nehmen und mithilfe eines Seihtuchs oder feinen Siebs in ein sauberes Einmachglas oder eine Suppenschüssel abseihen, die ausgekochten Reste entsorgen. Mit Salz und Pfeffer abschmecken.

Diese Brühe schmeckt ganz frisch am besten, schöpfe dir darum gleich eine Tagesration ab und friere den Rest für bis zu 3 Monate in Gefrierbeuteln mit Zippverschluss oder Einmachgläsern (siehe Seite 144) ein.

TIPP: *Für diese Brühe eignen sich fleischige weiße oder dunkle Fischsorten wie Kabeljau, Seebarsch oder Heilbutt, ganze Fische – mit Gräten und Kopf – sind immer am besten. Sie liefern der Brühe am meisten Aroma und Nährstoffe, darüber hinaus ist es preisgünstiger!*

DIE KUNST STILLZUSITZEN

Sobald der Adrenalinspiegel nach der Entbindung wieder gesunken ist und der Trubel um die Ankunft des Babys nachlässt, stehen frischgebackene Eltern manchmal ganz plötzlich vor einer nur selten thematisierten Herausforderung: Langeweile. Babyratgeber lassen dieses Thema gerne aus – wer möchte schon Kapitel mit Überschriften wie „Die Monotonie der Mutterschaft" lesen? Doch genau das ist ein wesentlicher Bestandteil der ersten Wochen mit Kind. Du steckst in einer endlos scheinenden Schleife aus Stillen-Bäuerchen-Wiegen und wieder von vorn, und diese Eintönigkeit kann anfangs ziemlich fordernd und öde sein.

Wenn dein Partner wieder in den Arbeitsalltag zurückkehrt und der Strom von Besuchern langsam verebbt, stellst du vielleicht fest, dass deine Rolle als Hauptbezugsperson eines hilflosen, winzigen Menschenwesens jede Menge Durchhaltevermögen erfordert: Von den Stunden, in denen du dein winziges Jammerbündel auf einem Gymnastikball wiegst, bis zu den fünf Tagen, an denen du nicht mehr als zwei Stunden am Stück schlafen kannst. Da du die einzige Nahrungsquelle deines Babys und sein bester Weg zu Trost und Geborgenheit bist, gibt es immer etwas zu tun. Doch – Überraschung! – in deiner Stellenbeschreibung stand nicht, dass man dabei fast die ganze Zeit sitzen muss: ob von Kissen gestützt im Bett, auf dem Sofa oder in einem gemütlichen Sessel. In den ersten vierzig Tagen wirst du eine Menge Zeit damit verbringen, dein Baby zu stillen (oder ihm das Fläschchen zu geben), und das geht im Sitzen am besten. Vor allem, wenn dies dein erstes Kind ist, wird dich diese ganze Sitzerei ziemlich irritieren. Es ist ein weiteres Paradox dieser Phase des Übergangs. Diese ersten Wochen mit dem Baby sind eigentlich von Grund auf inspirierend, da sie sowohl Geist als auch Intuition fordern, wenn du versuchst, aus seinen verschiedenen Arten zu schreien und sich zu bewegen eine entzifferbare Babysprache herauszulesen. Sie sind emotional befriedigend, da dich ganze Wogen an Oxytocin tragen, während du dein Baby stillst, mit ihm kuschelst oder ihm einen Kuss gibst. Dennoch kann sich das alles wie ein Marathon anfühlen, ein Marathon des Quasi-Nichts.

Wenn du dich mal wieder zum Stillen hinsetzt, in den gleichen Sessel, in dem du immer sitzt, wenn du stillst, und von dem aus du immer dasselbe Fenster und denselben Baum siehst, fragst du dich vielleicht, wie diese so außergewöhnliche Zeit deines Lebens gleichzeitig so unglaublich langweilig sein kann. Obwohl Babys schnell wachsen und sich ständig verändern, sind sie nicht die alleraufregendste Gesellschaft. Es kann sein, dass du dich einsam fühlst, hibbelig oder traurig.

Doch das ist überhaupt nicht schlecht! Denn diese Gefühle sind ein Zeichen dafür, dass du dich an einem aufregenden Scheideweg befindest. Du kannst die Reduziertheit dieser Tage mit dem Fernseher oder dem Smartphone übertönen (das allerdings weit weg vom Kopf deines Kindes sein sollte, um gefährlicher elektromagnetischer Strahlung vorzubeugen) oder dich anderweitig ablenken. Du kannst sie aber auch als Möglichkeit sehen, ganz da zu sein und deine Aufmerksamkeit dem Hier und Jetzt zu widmen, ohne alles gleich einzuordnen und zu interpretieren. Versuche, jeden Moment so intensiv wie möglich wahrzunehmen. Vielleicht wirkt es so, als würde nichts passieren – du sitzt in einem Sessel, wiegst dein Baby –, doch in jeder Sekunde steckt eine ganze Welt an Erfahrungen. Achte auf die zufriedenen Grunzer, die dein Baby beim Trinken macht. Achte auf den Wind, der draußen vor dem Fenster die Blätter an den Bäumen zerzaust. Achte auf den dumpfen Schmerz in deinem unteren Rücken. Achte auf das süße Gefühl, das sich in deinem Herzen breitmacht, wenn dein Kind nach deinem Haar oder einem Finger greift. Diese kleinen Momente verbinden sich zu einer Erfahrung, die viel reicher ist, als dir bewusst war. Plötzlich ist das, was wie ein großes Nichts wirkte, in Wahrheit ein Riesending.

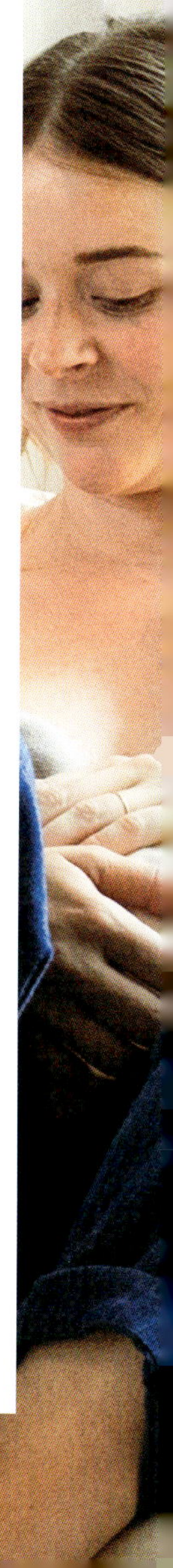

IMMUNSTÄRKENDE BRÜHE AUS SHIITAKE-PILZEN

Wenn ein Neugeborenes deine ganze Aufmerksamkeit und Fürsorge in Anspruch nimmt, ist es wichtiger denn je, Erkältungen vorzubeugen und für das Immunsystem zu sorgen. Diese vegetarische Brühe trägt das Beste der immunstärkenden Kraft der Pilze in sich, die in der traditionellen chinesischen Medizin seit jeher für ihre stärkende und heilende Wirkung bekannt sind. Reich an Vitamin B und Mineralien sind sie mit ihrem rauchigen Aroma ein wahrer Genuss. Diese Brühe aus Shiitake-Pilzen kann es, was das Aroma angeht, durchaus mit einer Rinderbrühe aufnehmen. Aber eigentlich muss man sie gar nicht vergleichen: ihr leckerer, würziger Geschmack hat etwas ganz Eigenes.

Für 2 Liter oder 6–8 Portionen

1 weiße oder gelbe Zwiebel, geschält und grob gehackt
2 Stangen Lauch, nur die weißen Teile, in dünne Ringe geschnitten
2 EL Olivenöl oder ein anderes Speiseöl, wie Avocadoöl, Kokosöl oder Bio-Butter
Meersalz
90 g frische Shiitake-Pilze (oder 40 g getrocknete)
20 g getrocknete Reishi-Pilze (optional)
60 g Champignons, weiß oder braun
2 Streifen Kombu-Algen (intensiviert das Aroma und unterstützt die Verdauung)
2 mittelgroße Karotten, geschält und grob geschnitten
4 Tomaten, halbiert
3 Knoblauchzehen, geschält
1 Stück frische Kurkumawurzel (ca. 2 cm), ungeschält und halbiert
150 g Grünkohl, grob gehackt
50 g Petersilie, grob gehackt
2 EL abgeriebene Zitronenschale

Das Öl in einem Topf auf mittlerer Stufe erhitzen, darin die gehackte Zwiebel und die Lauchringe mit einer Prise Meersalz goldbraun braten.

Shiitake- und Reishi-Pilze (falls verwendet), Champignons und Kombu kurz abbrausen und mit den Karottenstücken, den Tomatenhälften, Knoblauch und Kurkuma in den Topf geben. Mit 2,8 Liter Wasser aufgießen. Bei mittlerer Hitze eine Stunde kochen, in den letzten 20 Minuten den Grünkohl, die Petersilie und die abgeriebene Zitronenschale dazugeben.

Mit Salz abschmecken, vom Herd nehmen und abseihen.

Die Brühe hält sich bis zu 5 Tage im Kühlschrank und bis zu 3 Monate in Gefrierbeuteln mit Zippverschluss oder Einmachgläsern (siehe Seite 144) im Gefrierfach.

TIPP: *Gekühlte Kohlblätter wirken gut bei harten oder wunden Brüsten. Dafür die im Kühlschank aufbewahrten Kohlblätter 10 Minuten direkt auf die Brust auflegen. Bei Bedarf wiederholen. Außerdem wie gewohnt stillen oder abpumpen, viel Wasser trinken und, ganz wichtig: mehr schlafen. Schlafmangel ist fast immer Grund Nummer eins. Ein Milchstau kann sich an einer bestimmten harten Stelle bemerkbar machen: Diese Stelle beim Duschen oder mit einer warmen Kompresse vorsichtig massieren. Ausprobiert werden können auch die homöopathischen Mittel Phytolacca C30 (bei harten Stellen) oder Belladonna C30 (falls auch Fieber auftritt). Beim Verdacht einer Brustentzündung in jedem Fall ärztlichen Rat einholen!*

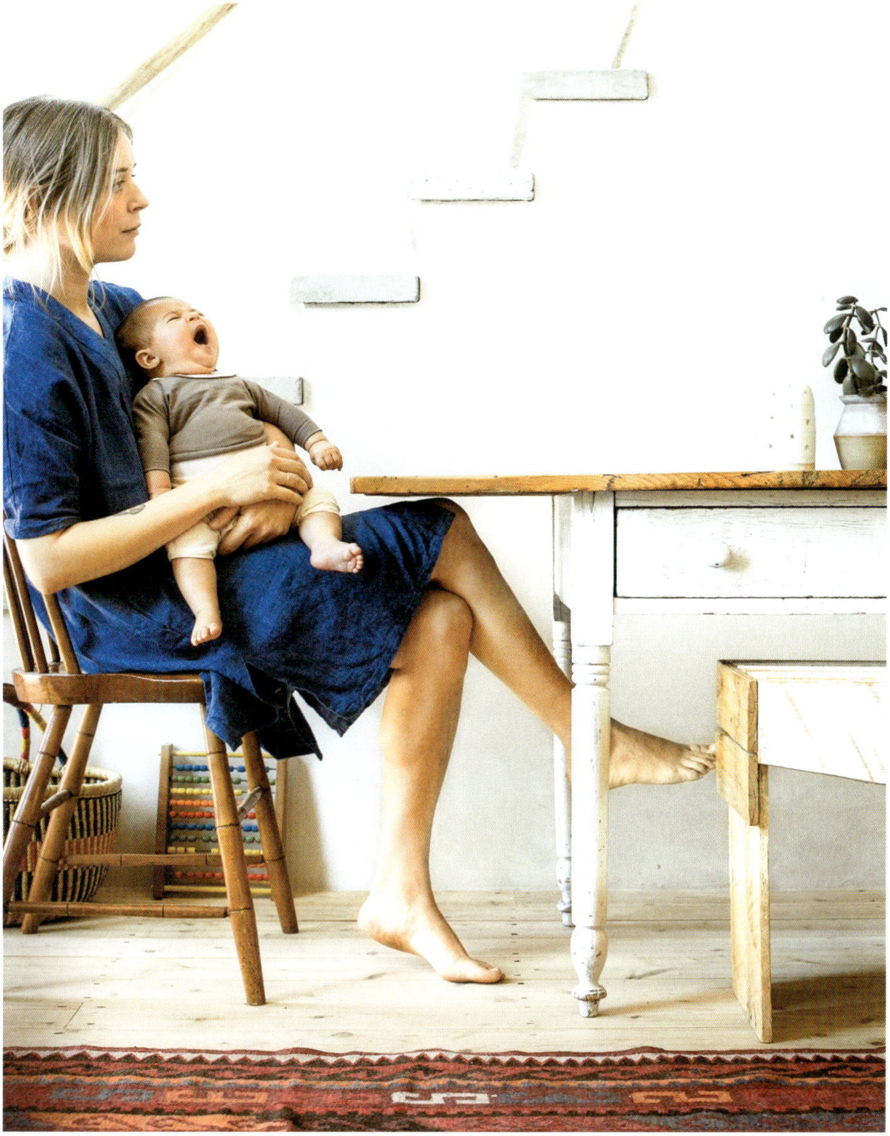

Alles, was dein Baby bislang hat, sind seine Augen und Ohren – seine Sinne – und sein Atem: Einatmen, Ausatmen. Seine gesamte Erfahrung besteht aus dem Hier und Jetzt. Wie wunderschön kann es sein, sich auf die gleiche Weise mit sich selbst zu verbinden und sich dadurch voll und ganz auf die Erfahrung des Babys einzulassen!

JENNA HUMPHREYS, HEBAMME, DOULA UND SPEZIALISTIN FÜR PLAZENTA-KAPSELN, SANTA BARBARA, KALIFORNIEN

SUPPEN & EINTÖPFE

Suppen sind das Gericht, das Mütter spüren lässt, dass jemand sie liebt. Es ist das einfachste Essen überhaupt und hat doch eine riesige Wirkung. Bringt man einer Frau, die mit ihrem Neugeborenen alleine zuhause ist, eine Portion selbstgemachte Suppe vorbei, ist das so, als würde man ihre Lieblingsmusik in etwas Essbares verwandeln. Die Geste zeigt ihr, dass jemand wahrnimmt, was sie durchgemacht hat, und sehen kann, was sie gerade braucht. Diese Dosis Liebe braucht keine Worte – wärme einfach die Suppe auf und serviere sie ihr mit einem Lächeln.

Für frischgebackene Mütter stehen die Chancen nicht schlecht, dass sie irgendwann in den Wochen nach der Geburt viel für sich selbst kochen werden. Und hier kommen Suppen ins Spiel. Sie verlangen nur einen Schritt mehr als die Zubereitung einer Brühe. Suche dir deine Zutaten zusammen, wirf sie in einen Topf mit Flüssigkeit, mache den Herd an und lass die Hitze die Arbeit machen. Damit es gut schmeckt, musst du keinen großen Aufwand betreiben. Das ist nicht die Haute Cuisine des Suppekochens! Mit ein paar hochwertigen Produkten und etwas Zeit zauberst du eine wärmende, stärkende Mahlzeit. Sobald du weißt, wie es funktioniert, wirst du die Suppen daraufhin zuschneiden können, was du gerade zuhause hast und wonach dein Körper verlangt – an einem Tag mehr Fleisch, am nächsten Tag mehr Blattgemüse. Die Herrinnen der Küche früherer Zeiten warfen Goji-Beeren mit in die Suppe, wenn die Augen der Mutter etwas zu viel Glanz verloren hatten, oder Algen, schien sie insgesamt etwas zu blass. Finde heraus, welches Essen gut für deinen Körper und Geist ist, und lasse dich dann ein wenig von diesem matriarchalischen Selbstvertrauen leiten.

Die folgenden Suppen decken eine große Bandbreite ab und reichen von leichten, klaren Suppen über zarte Cremesuppen bis zu gehaltvolleren Eintöpfen, die auch besonders hungrige Mägen satt bekommen und die ganze Familie glücklich machen. Ob du selbst kochst oder ein lieber Mensch sie für dich zubereitet – die folgenden Rezepte sind unkompliziert und wandelbar und sollten nicht allzu viele Umstände machen.

Wenn du dir die Zutaten für eine bestimmte Suppe zusammenstellst, deine Schwester Gemüse schneidet oder dein bester Freund im Suppentopf rührt – dann nimm dir einen kleinen Moment, um nachzuspüren, ob du die vielen Frauen hinter dir spüren kannst, die das Gleiche wie du seit Urzeiten in ihren Küchen getan haben. Du bist Teil der großen, jahrtausendealten Erzählung der Mutterschaft, mit all ihren Höhen und Tiefen. Du bist nicht allein!

QUINOA-LINSEN-SUPPE MIT BLATTGEMÜSE

Manche traditionellen Suppen für die Zeit nach der Entbindung sind komplizierte Kreationen und erfordern viele einzelne Schritte und seltene Zutaten. Diese Suppe ist das genaue Gegenteil davon: Ihre Zubereitung ist total einfach, und sie besteht aus wenigen Zutaten. Fehler sind praktisch unmöglich. Die Gewürze und Aromen können je nach Wunsch verstärkt werden. Die Beigabe von Hefeflocken verleiht ihr eine Extraportion Vitamin B und eine köstliche „Umami"-Note.

Für 8 Portionen

1 große Zwiebel, geschält und grob gehackt
3 EL Oliven- oder Kokosöl
Meersalz
2 Liter hausgemachte Brühe (Seite 142–148) oder gekaufte Brühe
2 EL gemahlener Kreuzkümmel
4 mittelgroße Karotten, geschält, geviertelt und fein gewürfelt
400 g grüne Linsen
250 g Quinoa
200 g Grünkohl, grob gehackt (mit den Stielen)
1 EL Sojasauce oder Tamari
3 EL Hefeflocken (optional)

In einem Topf Zwiebeln im Öl mit einer Prise Salz anbraten, bis sie an den Rändern eine goldbraune Farbe angenommen haben und weich geworden sind.

Brühe, Kreuzkümmel, Karotten und Linsen hinzufügen, bei starker Hitze aufkochen, dann herunterschalten und bei mittlerer Hitze 30 bis 40 Minuten köcheln lassen, bis die Karotten und Linsen weich geworden sind. Dabei ab und zu umrühren.

Quinoa und Grünkohl hinzufügen, nochmals herunterschalten und bei niedriger Hitze weitere 15 Minuten zugedeckt köcheln lassen, bis das Quinoa gar und der Grünkohl weich ist.

Vom Herd nehmen, Sojasauce und Hefeflocken (falls verwendet) hinzufügen und mit Salz abschmecken.

Warm servieren. Reste halten sich 3 bis 4 Tage im Kühlschrank. Die Suppe kann auch gut bis zu 3 Monate in Gefrierbeuteln mit Zippverschluss oder Einmachgläsern (siehe Seite 144) eingefroren werden.

HÜHNERSUPPE MIT ROTEN DATTELN UND INGWER

Diese überraschende Variante eines klassischen „ersten Essens“ für frischgebackene Mütter könnte zunächst für ein wenig Verwirrung sorgen. Vielleicht fragst du dich, was Trockenobst in einer Hühnersuppe zu suchen hat. Doch diese Mischung ist perfekt: Chinesische Rote Datteln (die auch unter dem Namen Jujube bekannt sind und in Asialäden oder online erhältlich sind) und Goji-Beeren sind eine altbewährte Kombi, um die Durchblutung anzuregen und die innere Wärme zu steigern. Diese kleinen Juwelen in deiner Suppenschüssel sind ein wahrer Augenschmaus, und deine Geschmacksknospen werden die leicht süße Note neben dem herzhaften Hühnerfleisch geradezu lieben. Ich empfehle ausdrücklich, sich die Mühe zu machen, Rote Datteln aufzutreiben: Sie wirken besonders in der Zeit nach der Entbindung erstaunlich positiv auf die Gesundheit. Medjoul-Datteln sind zur Not in Ordnung, allerdings verfügen sie nicht über dieselbe heilsame Wirkung.

Für 6–8 Portionen

1–1,2 kg ganzes Huhn oder Hühnchenteile
½ Zwiebel, geschält
1 Stück Ingwer (ca. 5 cm), ungeschält, halbiert
3 mittelgroße Karotten, geschält, in dünne Scheiben geschnitten
5 Rote Datteln, getrocknet (siehe „Deine Speisekammer", Seite 134)
3 EL Goji-Beeren, getrocknet (siehe „Deine Speisekammer", Seite 134)
Meersalz

Huhn unter kaltem Wasser abspülen, in einen Suppentopf legen und den Topf mit so viel Wasser auffüllen, bis das Fleisch knapp mit Wasser bedeckt ist. Bei mittlerer bis starker Hitze ohne Deckel aufkochen.

Sobald das Wasser kocht, Zwiebel und Ingwer hinzufügen. Herunterschalten und bei mittlerer Hitze 40 Minuten zugedeckt köcheln lassen. Ab und zu Schaum abschöpfen.

Vom Herd nehmen, Huhn mithilfe einer Zange aus dem Topf holen und zum Abkühlen beiseitestellen. Wenn es so weit abgekühlt ist, dass du es gut anfassen kannst, das Fleisch von den Knochen lösen und kleinschneiden. Karkasse und Knochen wieder in den Topf legen. 1 bis 2 Tassen kleingeschnittenes Fleisch mit den Karotten und den Roten Datteln hinzufügen (den Rest kannst du anderweitig verwenden) und bei niedriger Hitze köcheln lassen. Nach 45 Minuten die Goji-Beeren hinzufügen und weitere 15 Minuten köcheln lassen. Mit etwas Salz abschmecken.

Diese Suppe kannst du über den ganzen Tag verteilt trinken. Sie hält sich bis zu 5 Tage im Kühlschrank und kann auch für bis zu 3 Monate in Gefrierbeuteln mit Zippverschluss oder Einmachgläsern (siehe Seite 144) eingefroren werden.

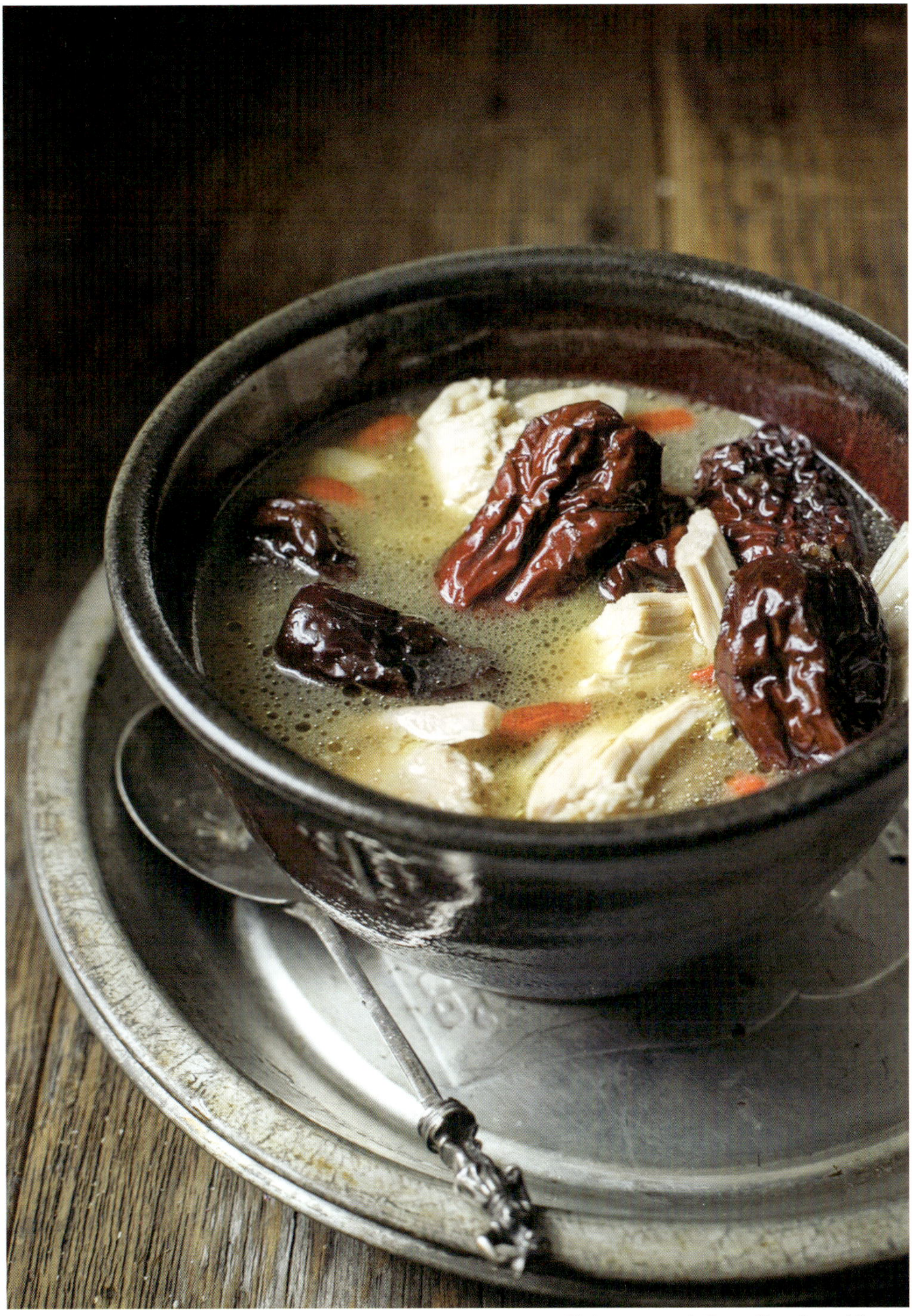

Hühnersuppe mit Roten Datteln und Ingwer

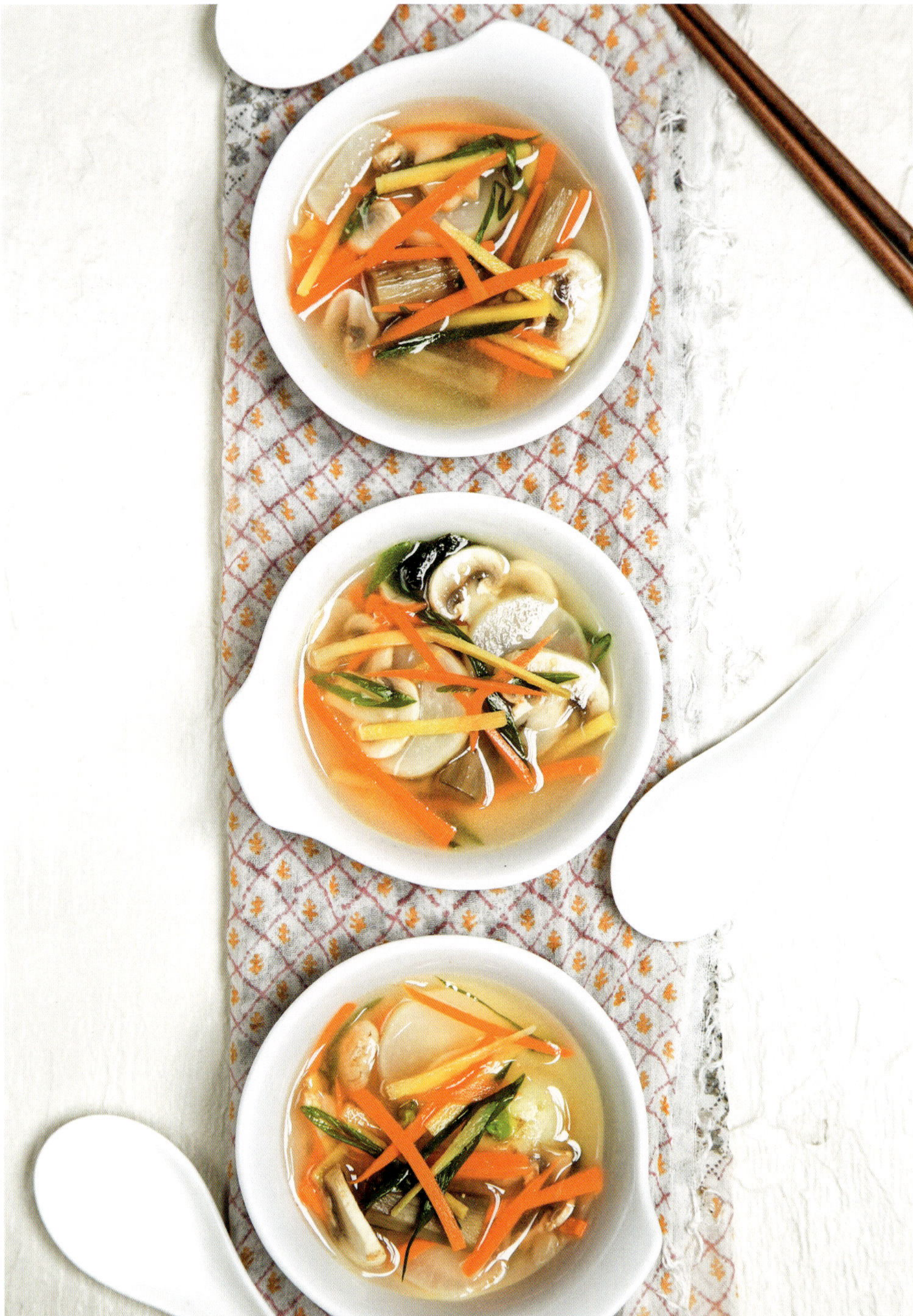

Miso-Suppe mit Klettenwurzel

MISO-SUPPE MIT KLETTENWURZEL

In seinem gemütlichen Nest zu sitzen und diese Miso-Suppe zu löffeln, fühlt sich an wie eine Umarmung von Mutter Natur. Die Aromen von Klettenwurzel, Pilzen, Meeresalgen und salziger Miso verbinden sich zu einer stärkenden Mischung aus Erde und Meer. Frische Klettenwurzel ist bekannt für ihre reinigende und gute Wirkung auf das Immunsystem. Man findet sie in Bioläden, auf manchen Gemüsemärkten oder in Asialäden.

Für 6 Portionen

1 Stück Ingwer (2,5 cm), geschält und in feine Streifen geschnitten
60 g frische Klettenwurzel, ungeschält und in feine Streifen geschnitten (oder, falls nicht vorhanden, ca. 80 g getrocknete Klettenwurzel)
120 g Daikon-Rettich, ungeschält und gewürfelt
1 mittelgroße Karotte, geschält und gewürfelt
2 ganze Frühlingszwiebeln, nur die grünen Teile verwenden
70 g Champignons, weiß oder braun, in Scheibchen geschnitten
1 Streifen Kombu-Algen (intensiviert das Aroma und unterstützt die Verdauung)
2 EL Sesamöl
2 EL Bio-Misopaste, nach Wahl

In einem Kochtopf mittlerer Größe 1,7 Liter Wasser zum Kochen bringen. Ingwer- und Klettenwurzelstreifen, Rettich- und Karottenwürfel, Frühlingszwiebeln, Champignonscheibchen, Kombu und Sesamöl dazugeben, bei niedriger Hitze 40 Minuten zugedeckt köcheln lassen. Vom Herd nehmen.

Ein wenig heiße Suppe in eine kleine Schüssel schöpfen, die Misopaste darin auflösen. Nach etwa 5 Minuten, wenn die Suppe im Topf etwas abgekühlt ist und nicht mehr dampft, die aufgelöste Misopaste einrühren.

Diese Suppe kann über den ganzen Tag verteilt getrunken werden: immer, wenn einem danach ist. Fürs Aufwärmen die gewünschte Menge Suppe in einem kleineren Topf auf der niedrigsten Stufe langsam warm werden, aber nicht kochen lassen – sonst werden die wertvollen Enzyme und Mikroorganismen zerstört, die in der Misopaste enthalten sind.

Die Suppe kann bis zu 5 Tage im Kühlschrank aufbewahrt werden.

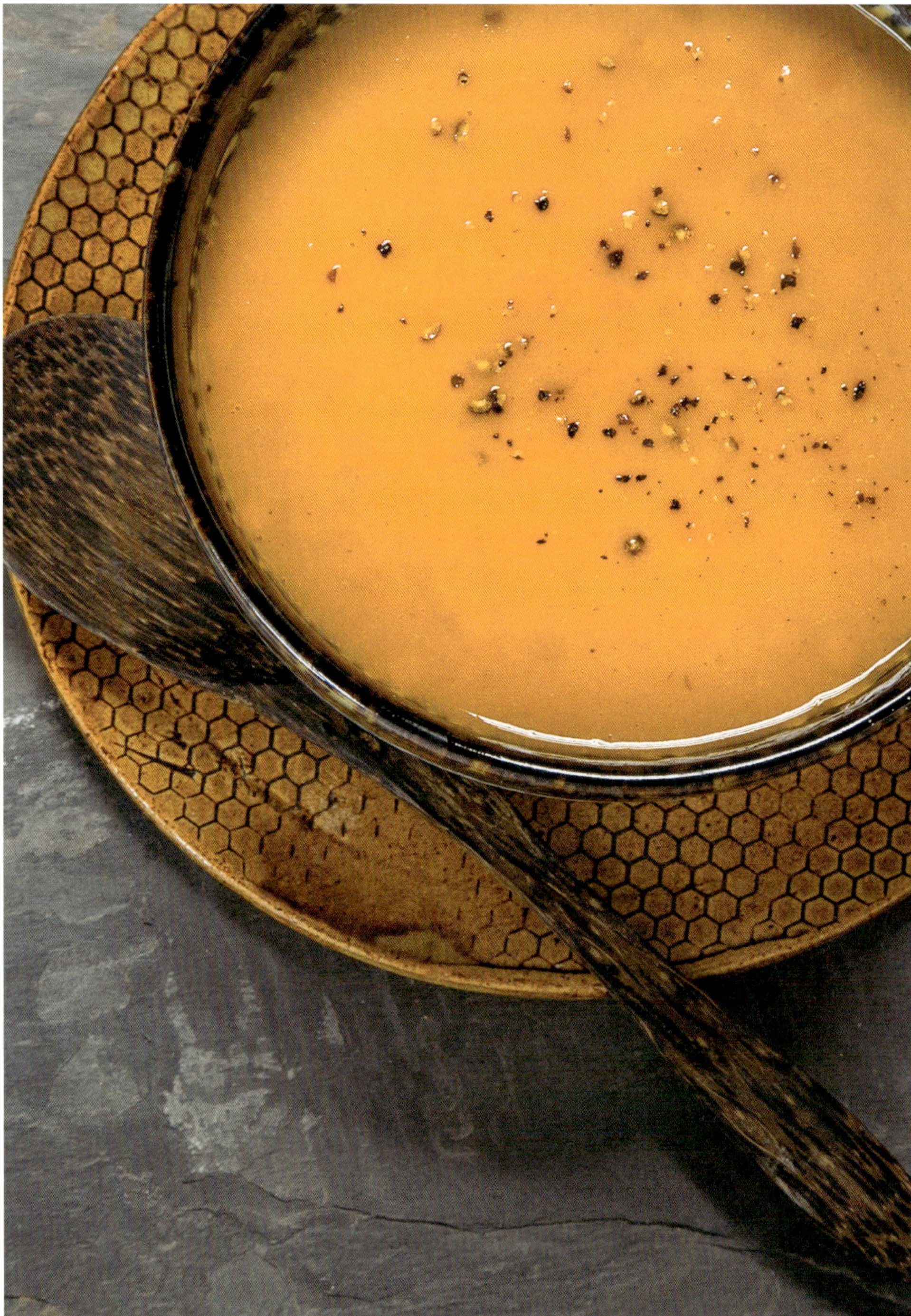

Cremige Kürbissuppe mit roten Linsen

CREMIGE KÜRBISSUPPE MIT ROTEN LINSEN

Orange ist die Farbe von Freude, Ritual und Glück – ein Farbton, der sofort die Laune hebt. Diese sämige Suppe ist unglaublich einfach zu machen und daher eine gute Wahl, wenn du einen Besucher darum bitten willst, etwas für dich zu kochen. Der leicht süße Geschmack und die erdenden Eigenschaften von Kürbis sind besonders wohltuend an Tagen, an denen du dich weinerlich und traurig fühlst. Die großzügige Dosis von befeuchtendem Öl hilft gut gegen innerliche Trockenheit und Wind und beruhigt darüber hinaus auch die Nerven. Verwendet man für diese Suppe statt einer Gemüsebrühe die Ochsenschwanzbrühe (Seite 143), wird sie besonders nährstoffreich und reichhaltig.

Für 8 Portionen

3 EL Sesam- oder Kokosöl
½ Zwiebel, geschält und grob gehackt
½ Schalotte, grob gehackt
1 mittelgroßer Kabocha- oder Hokkaidokürbis (ca. 700 g), geschält und in kleine Würfel geschnitten
1 TL gemahlener Kreuzkümmel
1 EL Currypulver
2 Liter Gemüsebrühe (die immunstärkende Brühe aus Shiitake-Pilzen, Seite 148, oder gekauft)
380 Rote Linsen
2 TL Sojasauce oder Tamari (oder mehr, je nach Geschmack)
2 EL Hefeflocken (optional)

Das Öl in einem großen Topf auf mittlerer Stufe erhitzen, Zwiebel und Schalotte unter ständigem Rühren darin braten, bis sie eine leicht goldbraune Farbe angenommen haben (etwa 5 Minuten). Kürbis, gemahlenen Kreuzkümmel und Currypulver hinzufügen und mit der Zwiebel-Schalotten-Mischung weitere 5 Minuten anbraten.

Auf mittlere bis niedrige Hitze herunterschalten, die Brühe dazugießen und aufkochen, dann bei niedriger Hitze zugedeckt 40 Minuten köcheln lassen. Die Linsen hinzufügen und 10 bis 15 Minuten kochen, bis sie und die Kürbiswürfel weich sind.

Die Suppe etwas abkühlen lassen, dann portionsweise im Mixer (oder mit dem Pürierstab im Topf) pürieren, bis sie cremig ist oder auch noch etwas stückig, wie es dir lieber ist. Mit Sojasauce und Hefeflocken (falls verwendet) abschmecken.

Diese Suppe kann über den ganzen Tag verteilt gelöffelt werden, hält sich bis zu 5 Tage im Kühlschrank und kann für bis zu 3 Monate in Gefrierbeuteln mit Zippverschluss oder Einmachgläsern (siehe Seite 144) eingefroren werden.

GRÜNE GEMÜSESUPPE

Es ist für alle nicht einfach, auf ihre tägliche Portion von gesundem Blattgemüse zu kommen, ganz besonders für frischgebackene Mütter. Da sie kalten Rohkostsalaten gerade aus dem Weg gehen (vgl. Die fünf Säulen, Punkt 2 zu Wärme, Seite 38–39), ist es für sie sicher doppelt so schwer. Doch es gibt schnelle und darüber hinaus auch noch wärmende Wege zum Gemüse, diese Suppe ist ein perfektes Beispiel! Indem du viel grünes Gemüse auf einmal kochst und pürierst, landet praktisch ein ganzer Garten voll Grünzeug in deinem Suppenteller – in einer leuchtenden Farbe und leicht verdaulichen Form. Quinoa macht die Suppe gehaltvoller, gibt ihr einen Schwung Proteine und einen farblichen Kontrast. Diese Suppe aus saisonalem Blattgemüse hat durchaus das Potential, zum Lieblingsrezept junger Mamas zu werden.

Für 6–8 Portionen

3 Stangen Lauch, nur die weißen Teile, geviertelt und fein geschnitten
1 Zwiebel, geschält und grob gehackt
3 Pastinaken, geschält und grob geschnitten
3 EL Olivenöl oder Kokosöl
2 Liter Gemüsebrühe (die immunstärkende Brühe aus Shiitake-Pilzen, Seite 148, oder gekauft)
½ TL Meersalz
170 g Quinoa
100 g frischer Spinat
30 g Mangold, gehackt
2 EL Sojasauce oder Tamari (oder mehr, je nach Geschmack)
2 EL Hefeflocken (optional)

Das Öl in einem großen Topf auf mittlerer Stufe erhitzen. Lauch, Zwiebel und Pastinaken darin braten, bis sie eine leicht goldbraune Farbe angenommen haben. Die Brühe dazugießen, herunterschalten und bei mittlerer Hitze zugedeckt etwa 30 Minuten köcheln lassen, bis die Pastinaken weich sind.

Unterdessen in einem kleinen Topf einen halben Liter Wasser mit dem Salz zum Kochen bringen. Quinoa hinzufügen und bei geringer Hitze 15 Minuten köcheln lassen, bis das Quinoa locker und weich ist und sich die einzelnen Körnchen leicht geöffnet haben.

Die Suppe vom Herd nehmen, leicht abkühlen lassen und dann portionsweise mit dem frischen Spinat und Mangold im Mixer (oder mit dem Pürierstab) pürieren, bis eine glatte, leuchtend grüne Creme entstanden ist.

Das Püree zurück in den Topf gießen, Quinoa einrühren und mit Sojasauce und Hefeflocken (falls verwendet) abschmecken.

Die Suppe vor dem Essen auf niedriger Stufe erwärmen. Reste halten sich bis zu 5 Tage im Kühlschrank und können für bis zu 3 Monate in Gefrierbeuteln mit Zippverschluss oder Einmachgläsern (siehe Seite 144) eingefroren werden.

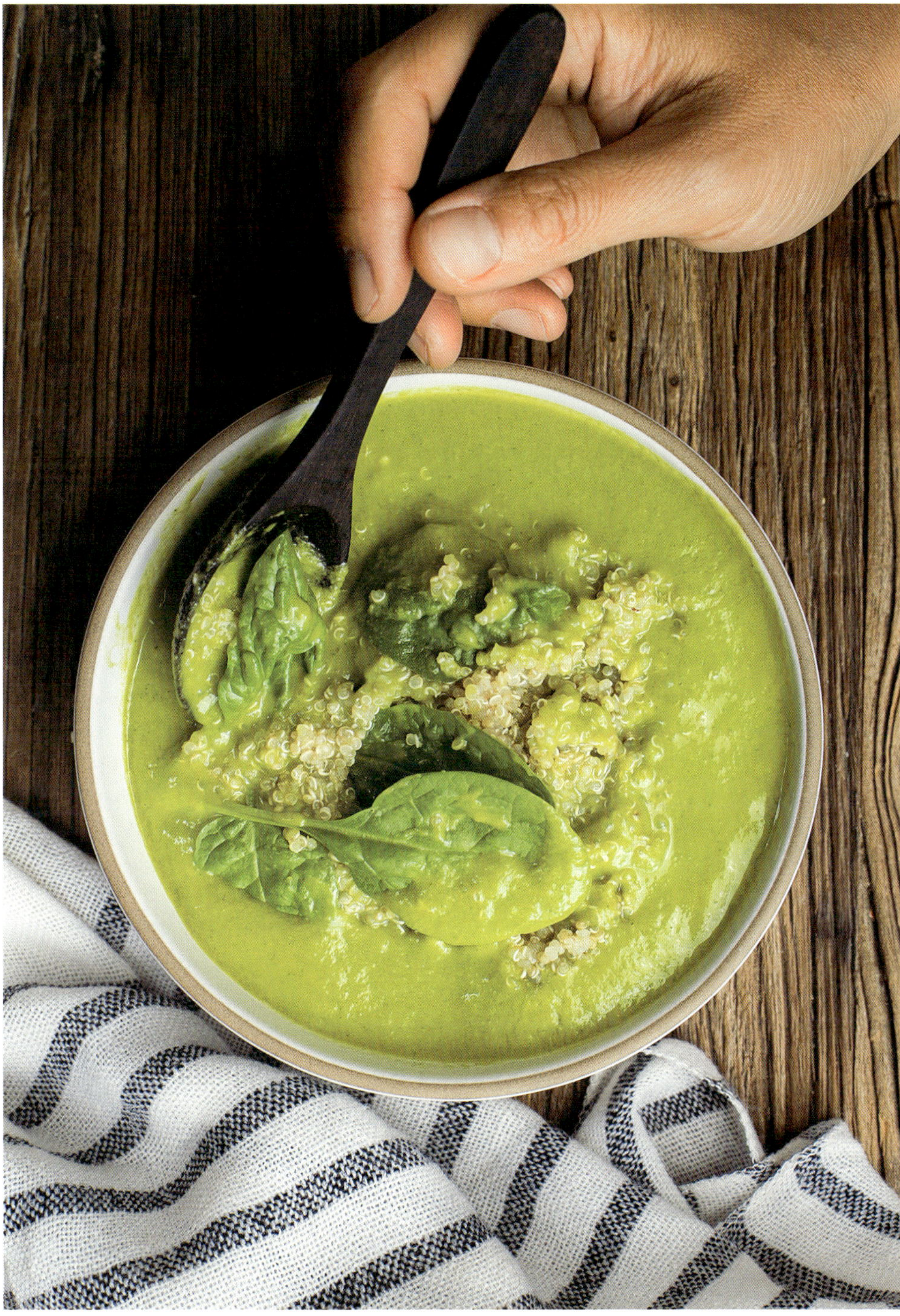

Grüne Gemüsesuppe

VITALISIERENDE EIERBLUMENSUPPE MIT LEBER UND GEMÜSE

Diese leichte und belebende Suppe, in der sich drei großartige Nahrungsmittel die Waage halten, ist ein guter Weg, um quasi nebenbei ein paar Happen heilsamer Hühnerleber zu sich zu nehmen. Das hineingeschlagene Ei wird schnell fest und wickelt sich dabei in zarten Fäden um das grüne Blattgemüse. Die kleinen Stückchen Leber verleihen der Suppe ein erdiges Grundaroma und sind dabei überhaupt nicht zäh, sondern so zart wie Fleisch nur sein kann. Wie alle Suppen, die Ei enthalten, sollte diese Suppe frisch gegessen werden.

Für 3–4 Portionen

2 EL Schalotte, gehackt
3 EL Sesamöl
Meersalz
1 Knoblauchzehe, gehackt
2 Frühlingszwiebeln, geputzt
960 ml Wasser oder Brühe
1 Handvoll Reis- oder andere Lieblingsnudeln (optional)
2 große Eier
6 Hühnerlebern, gewaschen und in 5 cm dicke Stücke geschnitten
1 EL Paprikapulver (oder Chilipulver, wenn du dir etwas Wärme wünschst)
Ca. 100 g frisches Blattgemüse (Brunnenkresse, Mangold, jungen Grünkohl oder Spinat, was auch immer gerade vorhanden ist)
1 EL Sojasauce oder Tamari

Das Öl in einem kleinen Topf auf niedriger Stufe erhitzen und die Schalotten mit einer Prise Salz darin anbraten, bis sie weich geworden sind. Knoblauch und Frühlingszwiebeln hinzufügen und mit Wasser oder Brühe aufgießen, hochschalten und bei mittlerer Hitze 5 Minuten ohne Deckel köcheln lassen.

Falls du Nudeln als Einlage möchtest, kannst du sie unterdessen separat nach den Anweisungen auf dem Päckchen kochen. Abgießen, auf Suppenteller aufteilen und beiseitestellen. Nun die Suppe herunterschalten. Die Eier in einer kleinen Schüssel verschlagen und dann vorsichtig in die Suppe gießen. Die Eiermischung mit einer Gabel oder einem Schneebesen im Uhrzeigersinn verrühren, bis sie gestockt ist (ca. 5 Minuten).

Die Hühnerleber hinzufügen und zugedeckt weiterkochen, bis das Fleisch braun und bei der Gabelprobe weich ist. Nach 5 Minuten solltest du erstmals überprüfen, ob es so weit ist – eine zu lange gekochte Leber schmeckt nicht mehr so gut (und abhängig davon, wie groß die Stücke sind, sind sie schneller gar als erwartet).

Paprikapulver, Blattgemüse und Sojasauce hinzufügen, nach Geschmack salzen und den Herd ausschalten. Die Suppe zugedeckt 5 Minuten ziehen lassen und das Blattgemüse auf diese Weise schonend dämpfen. Über die vorbereiteten Nudeln gießen (falls verwendet) und heiß servieren.

TIPP: *Jede leichte Suppe lässt sich durch ein eingetropftes Ei anreichern! Das Ei dafür in einer kleinen Schüssel verschlagen und mit einer Gabel oder einem Schneebesen in die heiße Flüssigkeit rühren. Es ist ein ganz einfacher Weg, um eine Brühe – oder eine Suppe auf Wasserbasis – mit einer Extraportion Proteine und ungesättigten Fettsäuren anzureichern – und obendrein machen diese „Eierblumen" auch noch richtig viel Spaß!*

ALGENSUPPE

In Korea bereitet man für Frauen nach der Entbindung traditionellerweise *Miyeok Guk* zu, eine Algensuppe, die sie in dieser Zeit bis zu dreimal täglich zu sich nehmen – da Algen den Milchfluss fördern, den Hormonhaushalt stabilisieren und das Nervensystem beruhigen. Und es leuchtet unmittelbar ein, dass Algen in emotional aufgeladenen Zeiten helfen können. Auf einer symbolischen Ebene erinnern sie uns daran, dass alles kommt und geht und sich konstant verändert. Sie laden dazu ein, sich den Wogen zu überlassen und von Gefühlen überspülen zu lassen. Verwende die Sorten Algen, die du magst, und trinke die Suppe pur – oder peppe sie mit Rindfleisch, Reis und Eiern auf, um ein gehaltvolleres Essen daraus zu machen.

Für 6–8 Portionen

½ Zwiebel, geschält und fein gehackt
2 EL Sesamöl
120 g Roastbeef, gewürfelt, oder eine Handvoll getrocknete Anchovis (für eine vegetarische Variante weglassen)
Meersalz
1 Knoblauchzehe, fein gehackt
1 TL Meersalz
2 l Wasser oder Brühe nach Wahl
30 g getrocknete Algen (Dulse, Wakame, Hijiki, Arame oder Kelp), abgespült, um eventuelle Rückstände von Steinen oder Muscheln zu entfernen
6 Shiitake-Pilze, frisch oder getrocknet
1 EL Sojasauce oder Tamari (oder mehr, je nach Geschmack)

Für einen gehaltvolleren Eintopf eine oder mehrere der folgenden Zutaten hinzufügen:

450 g Rindfleisch oder Schweinefleisch (Schulter oder Nacken)
120 g übriggebliebenes Getreide vom Vortag (zum Beispiel Hirse oder Reis)
2 große Eier

Das Öl in einem großen Topf auf mittlerer Stufe erhitzen, die Zwiebel darin braten, bis sie eine leicht goldbraune Farbe angenommen hat. Fleischwürfel, Knoblauch und Salz hinzufügen und braten, bis das Fleisch leicht gebräunt ist.

Wasser oder Brühe dazugießen, Algen und Pilze hinzufügen sowie das Fleisch und/oder das Getreide vom Vortag, falls verwendet. Herunterschalten und bei niedriger Hitze zugedeckt 40 Minuten köcheln lassen. Falls verwendet, die Eier in einer kleinen Schüssel verquirlen und 5 Minuten bevor die Suppe fertig ist, dazugeben und mit einer Gabel oder einem Schneebesen im Uhrzeigersinn verrühren. Warm essen. Reste halten sich bis zu 3 Tage im Kühlschrank oder können für bis zu 3 Monate in Gefrierbeuteln mit Zippverschluss oder Einmachgläsern (siehe Seite 144) eingefroren werden.

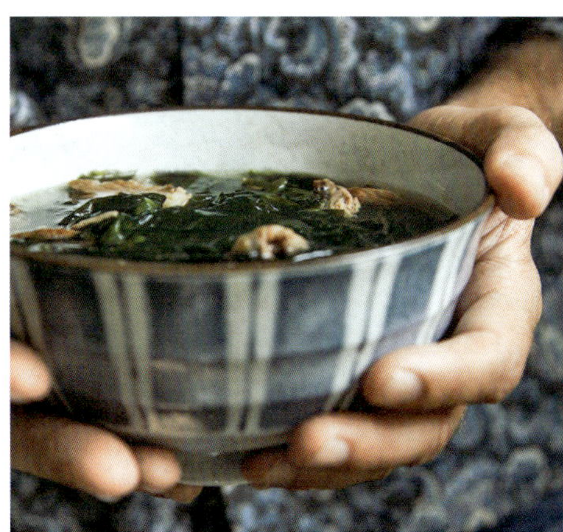

Algensuppe

HERZHAFTER EINTOPF MIT WURST

Wenn der Magen knurrt, braucht man gelegentlich eine Schüssel deftiger Hausmannskost. Dieser leicht gelingende Eintopf ist für eine hungrige Mama und ihren ebenfalls hungrigen Helfer zuhause Gold wert. Er hat Biss, schmeckt herzhaft und lässt sich mit jeder Sorte Wurst zubereiten, die man verwenden möchte. Mit einer schärferen Sorte – wie Chorizo oder Merguez aus mit Harissa gewürztem Lammfleisch – bekommt das Ganze noch mehr Geschmack und Wärme. In diesem Eintopf ist auch Blattgemüse enthalten, also alles, was du brauchst. Schmeckt mit einer großzügigen Portion Couscous oder Hirse serviert – die Getreidekörner nehmen die Sauce auf.

Für 6–8 Portionen

60 ml Speiseöl (Kokos- oder Avocadoöl oder ein tierisches Fett wie Butterschmalz, Ghee oder Butter)
Meersalz
½ Zwiebel, grob gehackt
6 frische Tomaten, geviertelt (oder 1 kleine Dose geschälte Tomaten, mit Saft)
6 kleine rote Kartoffeln, ungeschält, gewürfelt (ca. 550 g)
150 Champignons, geviertelt
2 l Brühe nach Wahl
3–5 EL Tomatenmark
4 Knoblauchzehen, grob gehackt
1 Stück Parmesanrinde (intensiviert das Aroma, optional)
4 Würstchen (ca. 450 g), in Stücke geschnitten (ca. 5 cm)
200 g Ptitim (israelisches Couscous) oder Hirse
3 große Handvoll Mangoldblätter oder 1 Bund Spinat, grob gehackt (180–240 g)
Frisch gemahlener schwarzer Pfeffer

Das Öl in einem kleinen Topf auf niedriger bis mittlerer Stufe mit einer Prise Salz erhitzen. Sobald es heiß ist, die Zwiebeln darin braten, bis sie eine leicht goldbraune Farbe angenommen haben. Tomaten und Kartoffelwürfel hinzufügen und ab und zu umrühren, damit das Gemüse nicht am Boden des Topfes anhängt. Nach 3 Minuten die Pilze hinzufügen und 10 Minuten braten, dabei gelegentlich umrühren.

Brühe dazugießen, Tomatenmark, Knoblauch und Parmesanrinde, falls verwendet, hinzufügen. Bei niedriger Hitze 90 Minuten zugedeckt köcheln lassen. Für die letzten 15 bis 20 Minuten die Würstchenscheiben – und, falls verwendet, Couscous (15 Minuten) oder Hirse (20 Minuten) – hinzufügen und zugedeckt weiterkochen. Zuletzt den Mangold oder Spinat in die Suppe geben und kurz mitköcheln lassen, bis er zusammenfällt. Vom Herd nehmen und mit Salz und Pfeffer abschmecken.

Heiß servieren. Reste halten sich bis zu 5 Tage im Kühlschrank oder eingefroren bis zu 3 Monate in Gefrierbeuteln mit Zippverschluss oder Einmachgläsern (siehe Seite 144).

WOHLTUENDER GEMÜSEEINTOPF

Besonders schön an diesem Gemüseeintopf ist, dass er sehr viel kreative Freiheit erlaubt. Du kannst praktisch alle Gemüsesorten verwenden, die du gerade zuhause hast, denn er verträgt fast jede denkbare Kombination. Man kann ihn viele Tage hintereinander essen, ohne zu viel davon zu bekommen, und, falls einem danach ist, durch Proteine ergänzen, zum Beispiel Huhn oder Würstchen. Bei der Zubereitung dieses Gerichts können dir Freunde oder dein Partner sehr gut helfen. Denn jeder kann mit ein wenig Anleitung Karotten schneiden oder Lauch waschen und in Ringe schneiden, während du nebenan dein Baby wiegst! Ich koche diese Suppe besonders gern für Frauen, die ihr Kind mit Kaiserschnitt zur Welt gebracht haben, da sie die Verdauung nicht belastet und einige nährstoffreiche und befeuchtende Fette enthält. Für den Fall, dass du einen Kaiserschnitt vor dir hast, kannst du diese Suppe schon einmal vorbereiten und einfrieren.

Für 6–8 Portionen

3 EL Ghee oder Butter
1 Zwiebel, grob gehackt
2 Stangen Lauch, nur die weißen Teile, in feine Ringe geschnitten
Meersalz
4 Karotten, geschält und gewürfelt
3 mehligkochende Kartoffeln, geschält und gewürfelt
4 Tomaten, gewürfelt (dabei den Saft auffangen, um ihn zum Eintopf zu geben)
150 g Champignons, geviertelt
1 EL gemahlener Kreuzkümmel
2 Zimtstangen
120 g Cashewkerne
1 EL Koriandersamen
1 TL Kurkuma, gemahlen
1 dünne Scheibe Ingwer (etwa so lang wie dein kleiner Finger)
1 getrocknetes Lorbeerblatt
1,5 l Gemüsebrühe oder Wasser
300 g Hirse
250 ml Kokosmilch
1 große Handvoll grüne Bohnen
Saft einer halben Zitrone

Das Ghee bzw. die Butter in einem Topf auf mittlerer bis starker Stufe erhitzen. Die Zwiebel und den Lauch mit einer Prise Salz unter häufigem Rühren etwa 10 Minuten darin braten, bis das Gemüse eine leicht goldbraune Farbe angenommen hat.

Karotten, Kartoffeln, Tomaten und aufgefangenen Saft, Champignons, Kreuzkümmel, Zimtstangen, Cashewkerne, Koriandersamen, Kurkuma, Ingwer und das Lorbeerblatt hinzufügen, mit der Brühe aufgießen. Bei mittlerer bis starker Hitze zum Kochen bringen und ohne Deckel 15 Minuten köcheln lassen. Die Hirse hinzufügen, herunterschalten und 30 Minuten zugedeckt kochen. Anschließend Kokosmilch und grüne Bohnen hinzufügen und 15 weitere Minuten zugedeckt kochen.

Vom Herd nehmen, mit Zitronensaft und Salz abschmecken.

Heiß servieren. Reste halten sich bis zu 5 Tage im Kühlschrank oder für bis zu 3 Monate im Gefrierfach, in Gefrierbeuteln mit Zippverschluss oder Einmachgläsern (siehe Seite 144).

OCHSENSCHWANZEINTOPF

Ich liebe es, eine Küche zu betreten und dort einen saftigen, butterzarten Ochsenschwanzeintopf zu kochen, während das neugeborene Baby ganz in der Nähe schläft. Es ist ein etwas langwieriges Gericht, das Zeit und Geduld, aber keine Vorkenntnisse oder Mühe erfordert. Ochsenschwanzeintopf ist übrigens ein Klassiker der jamaikanischen Küche und sollte wirklich mit Musik von Bob Marley im Hintergrund gekocht werden, der dich daran erinnert: „Every little thing gonna be alright." Dieses einfache Fleischgericht ist ein erstklassiges Beispiel dafür, was früher als „Arme-Leute-Essen" galt: mit dem am wenigsten edlen, billigsten Stück Fleisch gekocht, das man kriegen konnte. Bitte eine Freundin darum, dieses Stück Fleisch für dich zu besorgen und den Eintopf als Geschenk für dich und deinen Partner zu kochen. In Jamaika werden Limabohnen und Reis zu diesem Eintopf gegessen, er schmeckt aber auch mit einem luftigen Kartoffelpüree, Polenta oder Reis (Sorte nach Wahl) und etwas Ziegenkäse.

Für 6–8 Portionen

3 EL Olivenöl (oder mehr, nach Bedarf)
1 Zwiebel, grob gehackt
450 g Champignons, geviertelt
Meersalz und frisch gemahlener Pfeffer
1,8 kg Ochsenschwanz, in Stücken unterschiedlicher Größe
2 l Brühe nach Wahl
2 EL Sojasauce oder Tamari
4 reife Tomaten, geviertelt
2 Karotten, ungeschält, in dicke Scheiben geschnitten
1 Knoblauchzehe, gehackt
Frischer oder getrockneter Thymian (optional)

Das Öl in einem großen Topf bei mittlerer Stufe erhitzen, Zwiebeln und Champignons darin braten, bis sie eine goldbraune Farbe angenommen haben. Kurz vom Herd nehmen, Champignons und Zwiebelstückchen herausnehmen und in einer kleinen Schüssel beiseitestellen. Ochsenschwanz mit Meersalz und Pfeffer würzen und im Topf bei mittlerer Hitze etwa 10 Minuten anbraten, bis das Fleisch leicht gebräunt ist. Tomaten, Karotten, Knoblauch, angebratene Pilze und Zwiebeln und, falls verwendet, Thymian hinzufügen und kurz mitdünsten. Brühe dazugießen und 2 Stunden bei niedriger Hitze zugedeckt köcheln lassen. Sollte das Fleisch sich noch nicht vom Knochen gelöst haben, nach Bedarf etwas mehr Brühe oder Wasser angießen und kochen, bis es so weit ist. Den Herd ausschalten und den Eintopf mit Salz und Pfeffer abschmecken.

Nun ist der Eintopf fertig – aber nach einem Tag schmeckt er noch besser! Er hält sich bis zu 5 Tage im Kühlschrank oder bis zu 3 Monate im Gefrierfach, in Gefrierbeuteln mit Zippverschluss oder Einmachgläsern (siehe Seite 144).

TIPP: *Ochsenschwanzeintopf lässt sich sehr gut mit einem Schongarer zubereiten. Bei niedriger Hitze 4 bis 6 Stunden kochen, nach Bedarf mehr Brühe oder Wasser hinzufügen, bis sich das Fleisch von den Knochen löst. Wenn die Suppe fertig ist oder nachdem sie im Kühlschrank kalt geworden ist, das Fett oben abschöpfen.*

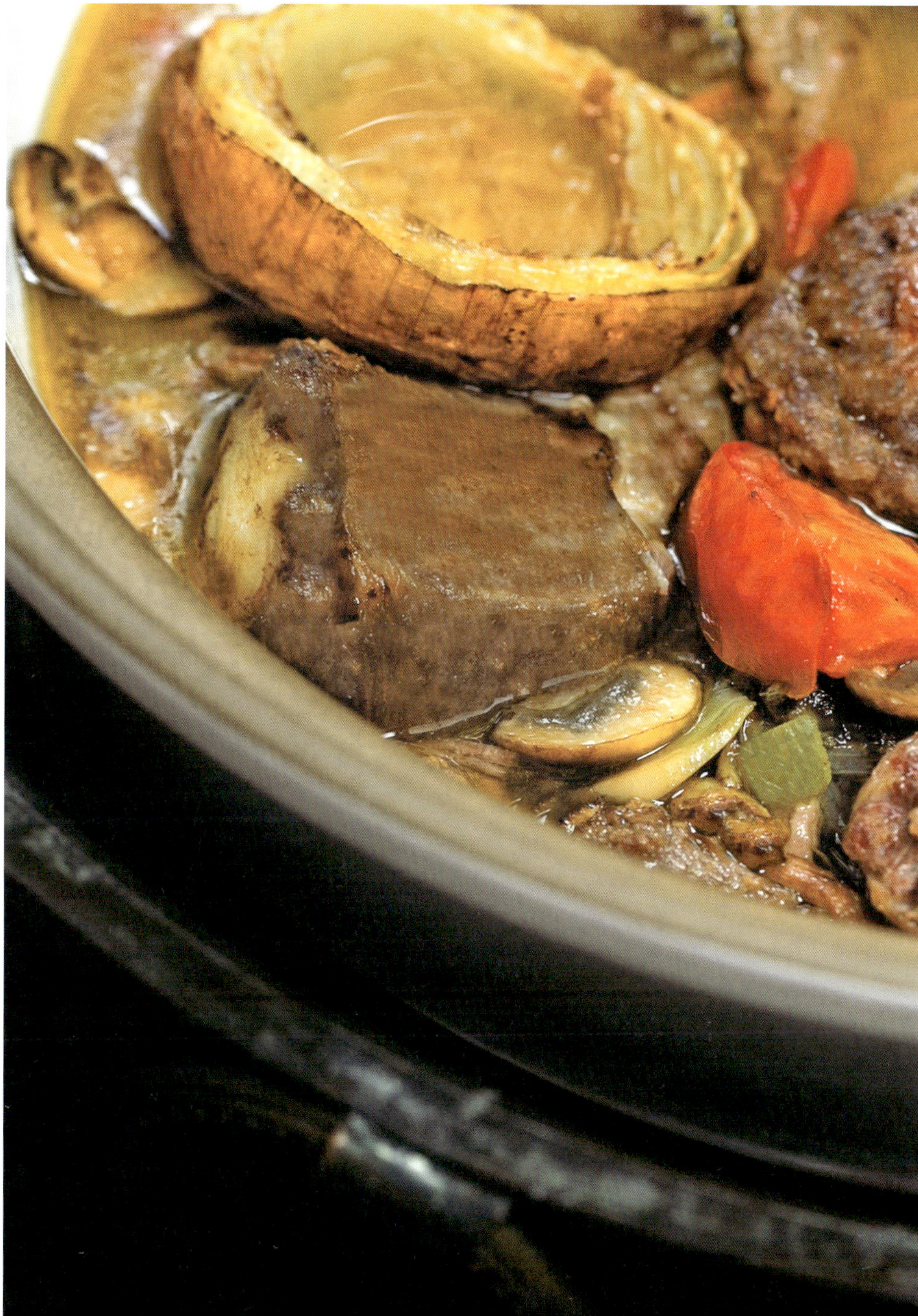

Ochsenschwanzeintopf

DEINEN KÖRPER NACH DER ENTBINDUNG AKZEPTIEREN

Mit einem Baby verändert sich das ganze Leben – und auch dein Körper. In den ersten Tagen nach der Ankunft deines Winzlings wirst du wahrscheinlich vor allem mit der unmittelbaren Heilung deines Körpers beschäftigt sein. Was bis vor kurzem noch so selbstverständlich war, dass du es gar nicht bemerkt hast – auf die Toilette zu gehen oder überhaupt zu gehen – fühlt sich auf einmal an wie eine Besteigung des Mount Everest. Mache alles Schritt für Schritt, bewege dich vorsichtig und langsam, die Schmerzen werden auf jeden Fall vergehen.

Sobald die akuten Schmerzen abgeklungen sind und die Aufregung um das neue Baby etwas verebbt, wirst du Zeit haben, um deinen Körper nach der Entbindung zum ersten Mal richtig wahrzunehmen. Vielleicht findest du, dass er gar nicht mehr wie dein Körper aussieht, dass sich vieles verändert hat. Du hast eine große körperliche Verwandlung durchgemacht – die größte deines Lebens. Während der Schwangerschaft veränderte und weitete sich dein Körper, um deinem immer größer werdenden Baby Platz zu machen. Der wachsende Fötus hat deine Organe zur Seite geschoben. Um ihn besser tragen zu können, hast du an Hüfte und an den Oberschenkeln zugenommen, und deine Körbchengröße hat neue Dimensionen angenommen – erstaunlich vor allem, wenn du bis dato eher kleine Brüste gehabt haben solltest.

Jetzt, nach der Entbindung, befindet sich dein Körper in einer Zwischenphase. Du teilst ihn nicht länger mit einem kleinen Menschen, aber er ist nicht mehr so straff und stark wie zuvor. Im Universum der ersten vierzig Tage ist dies der Moment, in dem dir klar wird: Es gibt kein Zurück. Sobald das Baby da ist, hat sich sehr viel verändert: Dein Schlafrhythmus, dein Sozialleben und dein Körper von vor der Entbindung – all das bekommst du nicht mehr zurück. Es gibt an diesem Punkt kein Zurück, es geht nur noch vorwärts.

Doch wie soll etwas vorwärtsgehen, wenn man das Spiegelbild seines nackten Körpers überhaupt nicht mehr erträgt? Erst einmal: mit Zärtlichkeit und Akzeptanz. Und mit einer gewissen Ehrfurcht. Ja – vielleicht zeigt dir dein Spiegelbild unschöne Schwangerschaftsstreifen, einen leicht hängenden und matschig aussehenden Bauch und schlaffe Oberarme – und trotzdem ist es deine Aufgabe, dir selbst mit der gleichen Herzlichkeit und Liebe zu begegnen wie deinem Baby. Zu Beginn verlangt dir diese Form von *Selbstliebe* viel Übung ab, aber mit der Zeit wird es leichter, das verspreche ich dir. Es geht darum, eine Kombination aus Ehrerbietung und Akzeptanz einzuüben. Ehrerbietung – oder Ehrfurcht – vor dem Wunder, das dein Körper gerade vollbracht hat. Ganz am Anfang hattest du natürlich ein wenig Hilfe und am Ende etwas Unterstützung, aber alleine du warst es, die dieses Menschenwesen geschaffen und zur Welt gebracht hat. Für diesen Prozess waren Teile deines eigenen Körpers ganz wesentlich: Dein Blut und dein Sauerstoff ließen das Baby wachsen und hielten es am Leben, deine Muskeln und Knochen trugen euch beide durch die Schwangerschaft, dein Körperfett speicherte Nährstoffe und bereitete deinen Körper auf die Stillzeit vor. Um Platz für dein immer weiter wachsendes Baby zu schaffen, musste sich dein Körper verändern. Nach der Entbindung wird einiges wieder so sein wie früher, anderes wirst du in die Elternschaft mitnehmen. Sogar die wenigen Frauen, die zu dem kleinen Prozentsatz derjenigen gehören, die während der Schwangerschaft nur wenig zunehmen oder ihre Schwangerschaftspfunde schon in den ersten Monaten nach der Geburt verlieren, merken, dass ihr Körper nicht mehr derselbe ist. Vielleicht steht der Bauchnabel ein wenig mehr nach außen oder liegt tiefer innen, oder eine Brust ist nun dauerhaft etwas größer als die andere. Es kann auch sein, dass die Haut plötzlich trockener ist oder die Füße breiter geworden sind.

Genau da kommt die Akzeptanz ins Spiel, gleich nach der Ehrfurcht vor diesem wunderbaren Schöpfungsakt. Dich selbst zu akzeptieren, wie du bist, ist das probate Gegenmittel für die Scham, die du beim Betrachten von Teilen deines Körpers, von denen du nicht besonders begeistert bist, vielleicht verspürst. Akzeptierst du dich so, wie du gerade bist – dunkle Augenringe, geschwollene Brüste und einen schlaffen Bauch eingeschlossen –, dann bleibst du eine Einheit und wirst nicht zu einer Summe verschiedener, auf ihre Makel reduzierte Körperteile. Wenn du eine Einheit bist, bist du stärker, und wenn du stärker bist, bist du eine fähigere und präsentere Mutter und Partnerin. Darüber hinaus finden fast alle die Mutter ihres Kindes nach der Entbindung unglaublich sexy – nicht nur wegen der Kurven, weil sie ihr Kind zur Welt gebracht hat!

Dich zu akzeptieren, bedeutet nicht, dass du es aufgibst, zu deiner Stärke und deinem Gleichgewicht zurückzufinden. Sobald du akzeptiert hast, dass sich wirklich etwas verändert hat, und von der Idee abgekommen bist, irgendwohin zurückzuwollen, wo du vorher gewesen bist, kannst du dich auf die Frage konzentrieren, wie es nun weitergehen kann, damit du dich wieder wohl in deiner Haut fühlst. Es ist keine gute Idee, sich retuschierte Bilder von Supermodel-Mamas anzuschauen, deren Waschbrettbäuche biologisch absolut unmöglich sind. Wenn du dich danach sehnst, neue Lebenskraft in deinem Körper anzufachen, dann konzentriere dich zunächst auf dein Zentrum. Ich empfehle gerne Bauchbänder, um neue Energie in Richtung der Körpermitte zu lenken. Viele Kulturen Westafrikas, Lateinamerikas und Asiens nutzen sie als effektive Methode, um die Bauchmuskeln, die sich während der Geburt voneinander gelöst haben, wieder miteinander zu verbinden und den unteren Rücken zu stützen. Dafür kannst du ein langes Tuch oder Bauchbänder benutzen, die du unter der Kleidung tragen kannst. (Schon eine kurze Google-Suche führt dich zu Video-Tutorials über *belly binding*, in denen erklärt wird, wie das Tuch gewickelt werden muss, und zu Anbietern von Bauchbändern). Das Gefühl von Stabilität rund um den Bauch kann sehr angenehm sein. Doch denke daran: Bauchbänder dienen keinesfalls dazu, deine Schwangerschaftspfunde zu verstecken. Es geht darum, Stärke und Energie in den Bereich des Körpers zu lenken, der durch die Anstrengungen von Schwangerschaft und Geburt geschwächt ist.

Lege deine Hände liebevoll auf deinen Bauch und deinen Körper und lenke mindestens einmal pro Tag deine Aufmerksamkeit auf deinen Uterus und deine Vagina. Achte darauf, wie sie sich anfühlen: Sie haben harte Arbeit geleistet! Atme in sie hinein und lasse alle aufsteigenden Gefühle zu. Es ist sehr wichtig, dass du dich in der Genesungsphase bewusst und regelmäßig mit ihnen verbindest – vor allem, wenn es während der Entbindung Komplikationen gab. Es wird einen tiefen Selbstheilungsprozess auslösen.

ULRIKE REMLEIN, GEBURTSBERATERIN,
DOULA UND MITGLIED DES ROTE-ZELTE-NETZWERKS, ALTENTHANN

CONGEES

Es gibt wenige Gerichte, die so beruhigend sind wie Congees. In China und anderen Ländern Asiens bekommt man diese Art Reisporridge serviert, wenn man sich etwas angeschlagen fühlt. Es ist weich, warm und breiig – und besonders leicht verdaulich. Congees sind gleichermaßen schonend wie nährend – das perfekte Essen für Frauen, die gerade ihr Baby geboren haben.

Zudem wirken Congees positiv auf Gemütszustände, in denen man gleichzeitig erschöpft und aufgekratzt ist. Die Sinne jeder jungen Mutter nehmen in diesen ersten Wochen Millionen an neuen Informationen auf, erholen sich von der Entbindung und verarbeiten Veränderungen auf jeder Ebene. Cremige, weiche Congees sind wunderbar neutral, und schon der erste Löffel wirkt entspannend! Sie sättigen auf eine pure, unaufgeregte Weise, und ihre Zubereitung verlangt keinerlei Kreativität oder Vorplanung.

Gleichzeitig sind Congees eine wunderbare weiße Leinwand zum Improvisieren. Was auch immer du in der Vergangenheit von Porridge gehalten hast, Congee wird dich eines Besseren belehren. Alle möglichen Zutaten passen dazu: Koche dir einfach einen großen Topf und fang an, mit Proteinen, Gemüse und Gewürzen zu spielen, um sie jeden Tag in einer neuen Variante zu essen. Ähnlich wie Risotto kann Congee auch mit Brühe statt Wasser gekocht und dann durch alle möglichen leckeren Zutaten – bis auf Wein und Käse – ergänzt werden, die im Kühlschrank stehen. Man kann sie auch in einen himmlischen Reispudding verwandeln, indem man Fruchtkompott und Sahne hineinrührt.

Die Stärke von Congees ist, dass sie so einfach sind. Man kann sie auch im Pyjama kochen, nach einer langen Nacht, die man damit verbracht hast, sein Baby in den Schlaf zu wiegen. Congee funktioniert genauso als kleiner Mitternachtsimbiss, belastet die Verdauung nicht, und die in ihr enthaltene Stärke beruhigt und hilft, leichter einzuschlummern. Zur Zubereitung braucht man nur wenige Zutaten, und falls du sie in den letzten Wochen aufgefüllt hast (wie im 6. Kapitel beschrieben, siehe Seiten 123–136), dann stehen sie schon in deiner Speisekammer. Man kann Congee ganz normal im Topf kochen, aber auch über Nacht in einem Schongarer zubereiten. Dann hat jeder bei euch zuhause nach dem Aufstehen etwas Leckeres zu essen, das unendlich guttut.

CONGEE AUS WEISSEM REIS

Congees sollte man immer essen, wenn das *Qi* – deine Lebensenergie, die positive Auswirkungen auf Verdauung und Blutbildung hat – aufgefüllt werden muss. Congee ist ein Gericht der Erneuerung. Seine Schlichtheit und der pure Geschmack wirken auf einen erschöpften oder sich regenerierenden Körper wirklich tröstlich. Klebreis ist das Geheimnis seiner sämigen Textur. Falls du diese Reissorte nirgendwo findest, kannst du stattdessen Jasminreis verwenden, allerdings eine größere Menge. Congee braucht besonders viel Wasser – falls du also das Gefühl hast, dass es zu trocken wird, eine Tasse Wasser nachgießen und ein paarmal umrühren.

Für 4–6 Portionen (genug, um auch in den nächsten Tagen davon zu essen)

1 ½ Tassen (ca. 300 g) weißer Jasminreis
½ Tasse (ca. 100 g) weißer Klebreis

Es gibt verschiedene Methoden, um Congee zu kochen. Jede Methode beginnt mit dem mehrmaligen Waschen des Reises: Er wird in einem Topf mit Wasser bedeckt, im Topf hin- und herbewegt, abgegossen, und wieder von vorne – so lange, bis das frische Wasser im Topf nicht mehr trüb wird.

Methode 1: Den Reis zunächst nach Anleitung im Reiskocher zubereiten, dabei erhält man 4 bis 4 ½ Tassen gekochten Reis (ca. 780–875 g). Nun in einen Topf geben, einen Liter Wasser hinzufügen, bei mittlerer Hitze aufkochen, dann herunterschalten und 45 Minuten zugedeckt köcheln lassen. Häufig umrühren und dabei darauf achten, dass das Wasser den Reis weiterhin mindestens einen Zentimeter bedeckt. Köcheln lassen, bis der Reis weich wird und etwas zerfällt.

Methode 2: Congees kann man natürlich auch ganz normal im Topf kochen. Dafür den ungekochten Reis in so viel Wasser aufkochen, dass der Reis 4 Zentimeter mit Wasser bedeckt ist. Sobald das Wasser kocht, herunterschalten und 45 Minuten zugedeckt köcheln lassen, bis der Reis weich wird und leicht zerfällt. Häufig umrühren und eventuell etwas Wasser nachgießen, damit der Reis weiter mindestens einen Zentimeter von Wasser bedeckt ist.

Heiß servieren. Reste halten sich bis zu 5 Tage im Kühlschrank oder für bis zu 3 Monate im Gefrierfach, portionsweise eingefroren in Gefrierbeuteln mit Zippverschluss oder Einmachgläsern (siehe Seite 144).

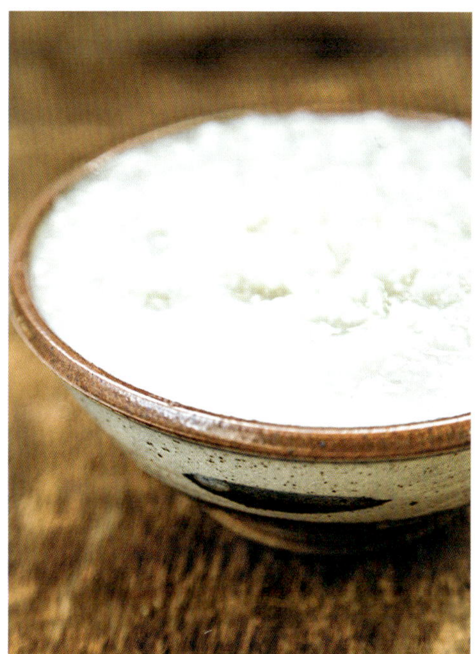

Congee aus weißem Reis

VARIANTE: Congee mit Hühnchen und Ingwer

Für eine schön würzige Variante (und zur besonders leckeren Resteverwertung) das Congee mit einem Liter der Hühnersuppe mit Roten Datteln und Ingwer (siehe Seite 152) kochen – oder auch mit einem halben Liter Hühnersuppe und einem halben Liter Wasser.

VARIANTE: Süßes Congee mit schwarzer Sesampaste

Für diese köstliche Süßspeise 2 Tassen (ca. 400 g) heißes Congee in eine Schüssel schöpfen. Mit braunem Zucker bestreuen oder mit ein wenig Honig beträufeln. Mit etwas Zimtpulver überstäuben und mit Rosinen oder getrockneten Feigen verfeinern. Für einen besonders cremigen Effekt und ein paar Zusatzproteine ein bis zwei Eier hineinschlagen, während das Congee noch kocht. Ob mit oder ohne Ei – ich empfehle in jedem Fall ein paar Löffel der schwarzen Sesampaste (siehe nächstes Rezept) einzurühren! Schwarzer Sesam stärkt unsere Nierenenergie – besonders wichtig für unsere Reproduktionsfähigkeit –, und diese Sesampaste schmeckt wie süße, dunkle Tahin.

TIPP: *Übriggebliebenes Congee kann auf unendlich viele verschiedene Weisen verarbeitet werden: Es kann die Basis für einen Eintopf sein, mit einem Schuss Sojasauce als Beilage gegessen oder, mit ein paar Eiern vermischt, zu köstlichen Reisbratlingen gebraten werden.*

SCHWARZE SESAMPASTE

Schmeckt als Dip oder als Aufstrich – oder in ein Reis-Congee gerührt.

Für ein Glas (à 225 g)

120 g schwarze Sesamsamen
2 EL Honig
100 ml Olivenöl oder flüssiges Kokosöl

Alle Zutaten im Mixer oder in einer Küchenmaschine zu einer homogenen Paste verarbeiten. Es erfordert ein wenig Geduld, da du ab und zu eine Pause machen und die Sesamsamen mit einem Holzlöffel oder einem Teigschaber nach unten schieben musst, damit die Paste wirklich gleichmäßig wird.

Lässt sich in einem Glasgefäß bis zu 5 Tage im Kühlschrank aufbewahren. Sollte die Paste im Kühlschrank zu hart werden, kannst du dir deine Portion in einem kleinen Kochtopf aufwärmen, eventuell mit ein wenig Öl, damit sie wieder weicher wird.

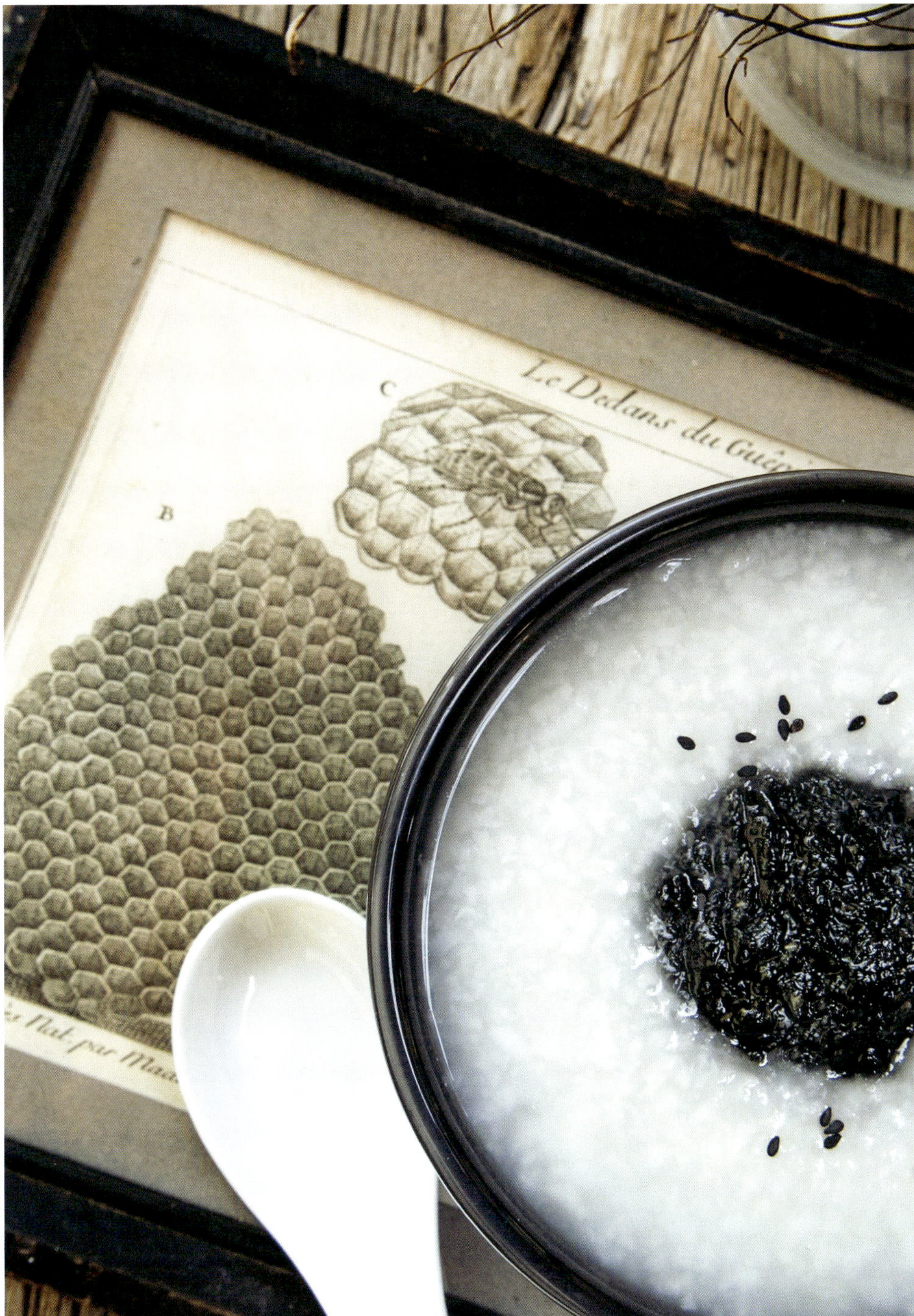

Süßes Congee mit schwarzer Sesampaste

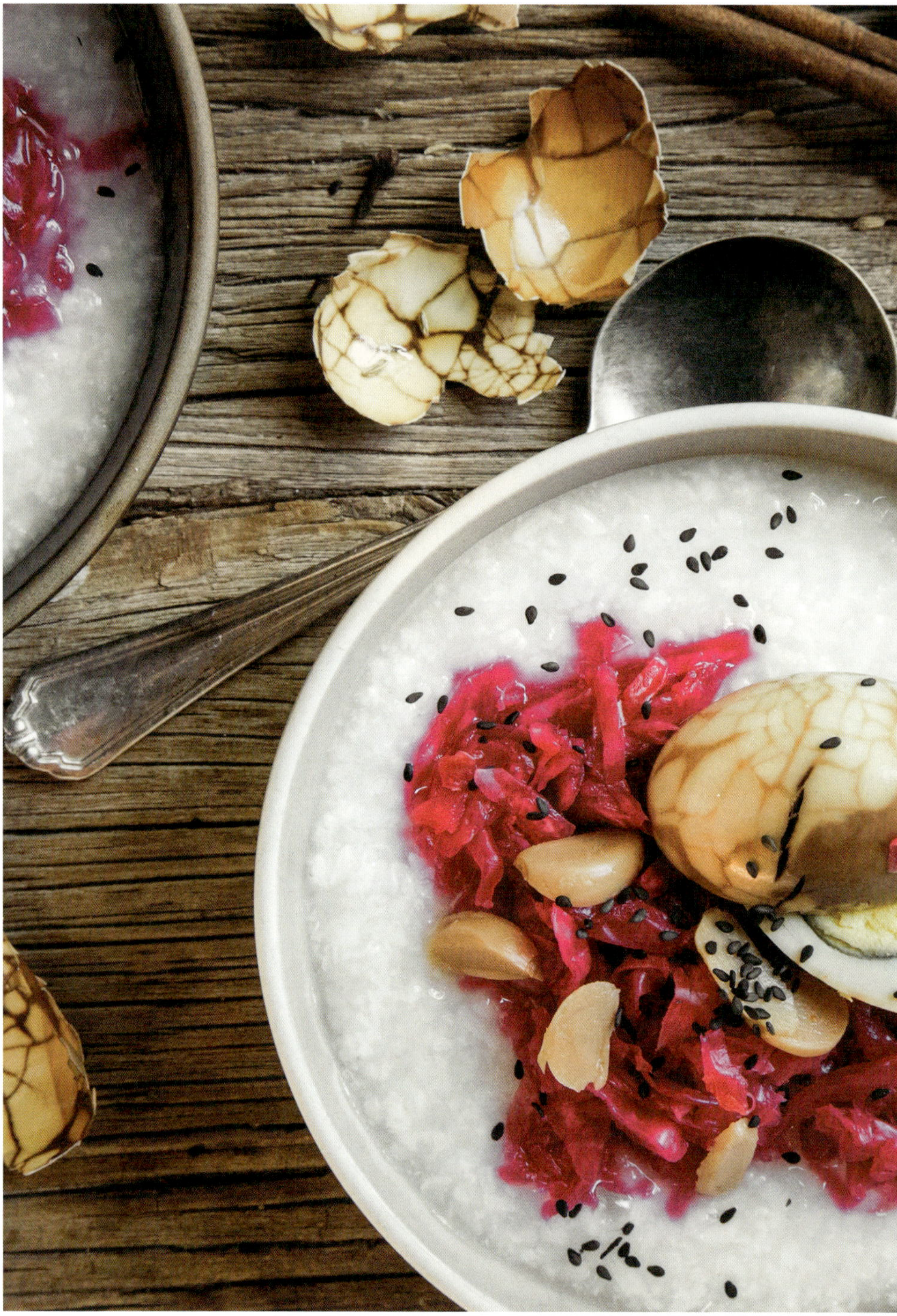

Congee mit Tee-Eiern und eingelegtem Gemüse

CONGEE MIT TEE-EIERN UND EINGELEGTEM GEMÜSE

In China werden Tee-Eier traditionell zu Silvester und anderen festlichen Anlässen geteilt und gegessen. Sie sind ein Symbol für Fruchtbarkeit, Gesundheit, Erfolg und Wohlstand. Gibt es einen besseren Zeitpunkt, sie zu probieren, als nach der Geburt des eigenen Kindes? Tee-Eier sind eine überraschend neue Version der altbekannten hartgekochten Eier und werden in einer aromatischen Sauce aus schwarzem Tee, Sojasauce, Zucker und Gewürzen im Kühlschrank aufbewahrt. In Scheibchen geschnitten krönen sie dieses dampfende Congee, das mit würzig eingelegtem Gemüse köstlich ergänzt wird.

Für 4–6 Portionen

800 g Congee aus weißem Reis (siehe Seite 169)

Für die Tee-Eier

12 große Eier
6 EL (90 ml) Sojasauce oder Tamari
2 EL brauner Zucker oder Kokosblütenzucker
1 ½ EL chinesisches Fünf-Gewürze-Pulver
2 Teebeutel schwarzer Tee
Toppings: Sauerkraut, Kimchi, Pickles, Frühlingszwiebeln, extra Sojasauce, Kresse, gehackte Erdnüsse (je nach Geschmack)

Die Eier vorsichtig in einen mittelgroßen Topf legen und den Topf bis zwei Finger breit über den Eiern mit Wasser füllen. Bei starker Hitze zum Kochen bringen, danach bei niedriger Hitze 8 bis 10 Minuten köcheln lassen. Vom Herd nehmen.

Die hartgekochten Eier aus dem Topf nehmen und mit kaltem Wasser abschrecken, dabei das heiße Wasser nicht wegschütten. Nun die Eier vorsichtig über eine flache Oberfläche rollen, damit kleine Risse in der Schale entstehen. Die Schale soll als Ganzes intakt und auf dem Ei bleiben.

Die Eier wieder in den Topf mit dem noch heißen Wasser legen. Sojasauce, Zucker, Fünf-Gewürze-Pulver und die Teebeutel dazugeben und bei mittlerer Hitze schnell aufkochen. Sobald die Flüssigkeit kocht, herunterschalten. 40 Minuten bedeckt köcheln lassen. Dann vom Herd nehmen. Die Eier bei Zimmertemperatur bis zu 6 Stunden in der Sauce marinieren. (Wenn man sie im Voraus zubereitet, können sie auch bis zu 2 Tage im Kühlschrank in der Sauce ziehen). Die Tee-Eier können bis zum Verzehr im Kühlschrank aufbewahrt werden, sollten aber aufgewärmt oder bei Zimmertemperatur serviert werden.

Um die Tee-Eier mit dem Congee zu essen, 150 bis 200 Gramm Congee pro Person in einem kleinen Topf warm machen (oder frisch gekochtes Congee verwenden). Zum Warmmachen so viel Wasser zum Reis gießen, dass er etwa einen Zentimeter mit Wasser bedeckt ist. Bei niedriger bis mittlerer Hitze ohne Deckel aufwärmen. Immer wieder umrühren, bis der Reis durch und durch heiß ist und er das ganze Wasser aufgenommen hat. Mit den Tee-Eiern, der Sauce und den gewünschten Toppings in kleinen Schüsseln servieren.

Tee-Eier und ihre Sauce passen auch gut zu anderen Getreidegerichten, können aber genauso gut pur aufgewärmt und gegessen werden: Der perfekte Snack für zwischendurch – und gleichzeitig eine leckere Extraportion Proteine.

TIPP: *Falls im Supermarkt kein Fünf-Gewürze-Pulver erhältlich ist: Online finden sich Anleitungen für die Zubereitung dieser Gewürzmischung aus Sternanis, Fenchelsamen, schwarzem oder Szechuan-Pfeffer, Zimt und Nelken.*

CONGEE MIT RINDFLEISCH-STREIFEN UND BASILIKUM

Eines Abends bereitete ich für eine befreundete Mama eine Schüssel Congee zu und gab vom Vorabend übriggebliebenen, gegrillten Thai-Rindfleischsalat dazu. Diese spontane Zusammenkunft aus zartem Fleisch, duftendem Basilikum und cremigem Reis war so lecker, dass ganz plötzlich ein neues Fusion-Gericht entstanden war, dem die immunstärkende und entzündungshemmende Kraft der Basilikumpflanze und ihr hoher Magnesiumgehalt zugutekommt. Auch hungrige Männer in deinem Zuhause, die vielleicht insgeheim schon länger von einem guten Steak träumen, werden dieses Congee lieben!

Für 4–6 Portionen

Für das Naturreis-Congee:
200 g Naturreis, Rundkorn
100 g weißer Reis, Rundkorn
100 g weißer Klebreis

3 EL Sesamöl
1 Knoblauchzehe, geschält und fein gehackt
1 Zwiebel, in feine Streifen geschnitten
1 Prise Meersalz
1 frische Chilischote, fein gehackt, ohne Samen (optional, wenn du dir etwas Schärfe wünschst)
1 EL Rohrohrzucker oder Kokosblütenzucker
120 ml Sojasauce oder Tamari
450 g Rindfleisch (nach Wahl), in dünne Streifen geschnitten, Länge nach Wunsch
20 g frisches Thai-Basilikum, grob gehackt
Etwas frischer Limettensaft

Für das Naturreis-Congee alle Reissorten in einem Topf vermischen. Mehrmals waschen, um überflüssige Stärke abzuwaschen. Dazu mit Wasser bedecken, im Topf hin- und herbewegen, abgießen und das Ganze wiederholen, bis das frische Wasser im Topf nicht mehr trüb wird.

750 Milliliter Wasser dazugießen, aufkochen und bei niedriger bis mittlerer Hitze köcheln lassen. Herunterschalten und kochen, bis der Reis weich wird und leicht zerfällt. Dabei den Deckel zur Hälfte auflegen. Ab und zu umrühren und dabei darauf achten, dass nichts überkocht und das Wasser den Reis weiterhin mindestens einen Zentimeter bedeckt. Bis der Reis fertig ist, dauert es mindestens eine Stunde.

In der Zwischenzeit 2 Esslöffel Sesamöl in einer Pfanne erhitzen. Sobald es heiß ist, den Knoblauch, die Zwiebelstreifen, das Salz und die Chilischote, falls verwendet, hinzufügen und 5 Minuten bei mittlerer Hitze anbraten. Dabei häufig umrühren, damit der Knoblauch nicht anbrennt. Die Zwiebeln sollen zwar weich, aber nicht braun werden.

Sobald das Öl den Geschmack von Knoblauch und Chili angenommen hat, den Zucker, die Sojasauce und die Rinderstreifen hinzufügen und bei mittlerer Hitze braten, bis das Fleisch so gebraten ist, wie du es haben möchtest. (Ich persönlich mag es am liebsten, wenn das Fleisch innen noch rosa und zart ist.) Fleisch herausnehmen und warm stellen. Das Basilikum hinzufügen und alles bei niedriger Hitze ohne Deckel 5 bis 7 Minuten köcheln lassen. So entsteht eine leckere Sauce, die du zum Congee essen kannst. Fleisch wieder hinzufügen und mit etwas frischem Limettensaft abschmecken.

Warm servieren. Reste halten sich mehrere Tage im Kühlschrank.

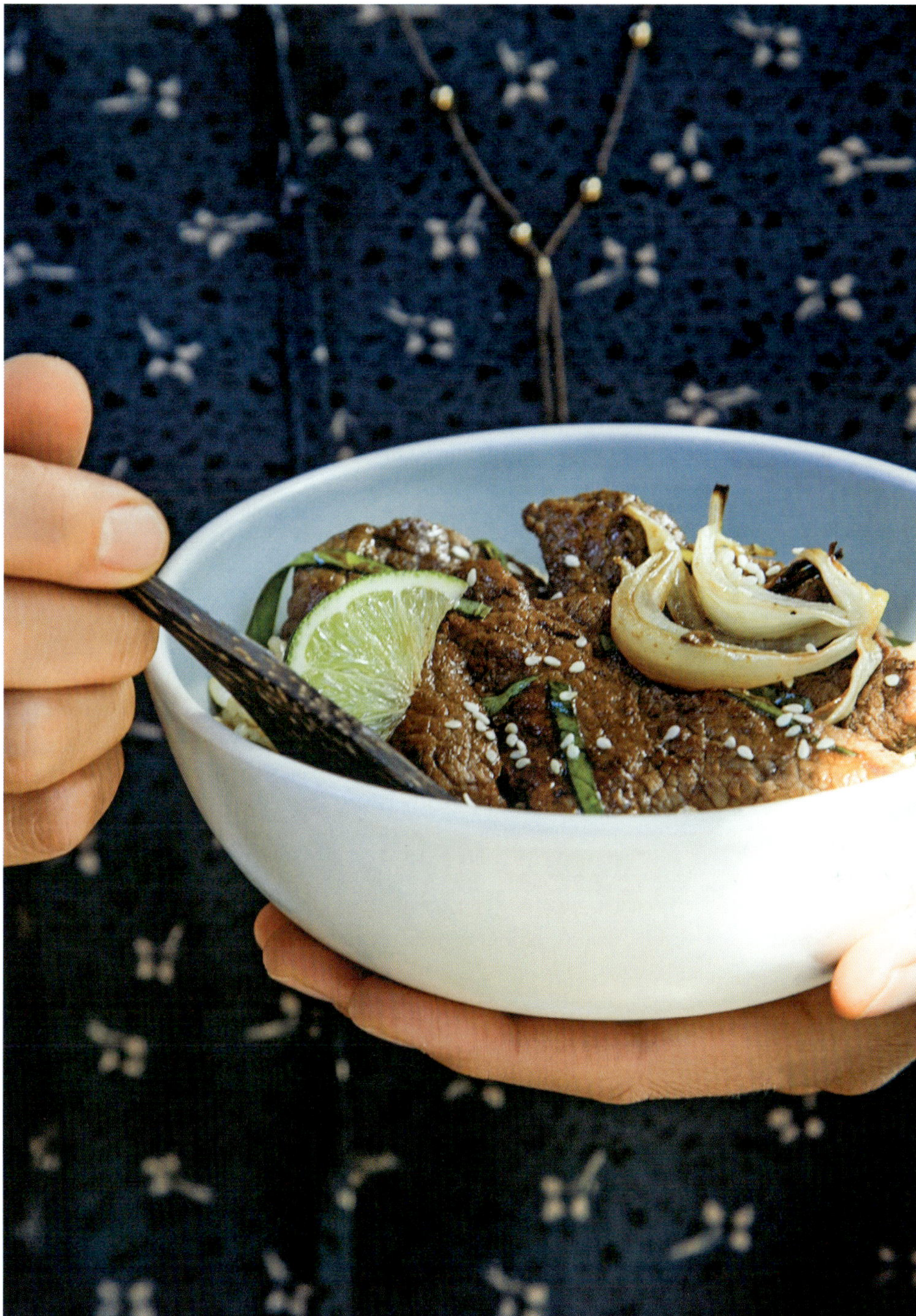

Congee mit Rindfleischstreifen und Basilikum

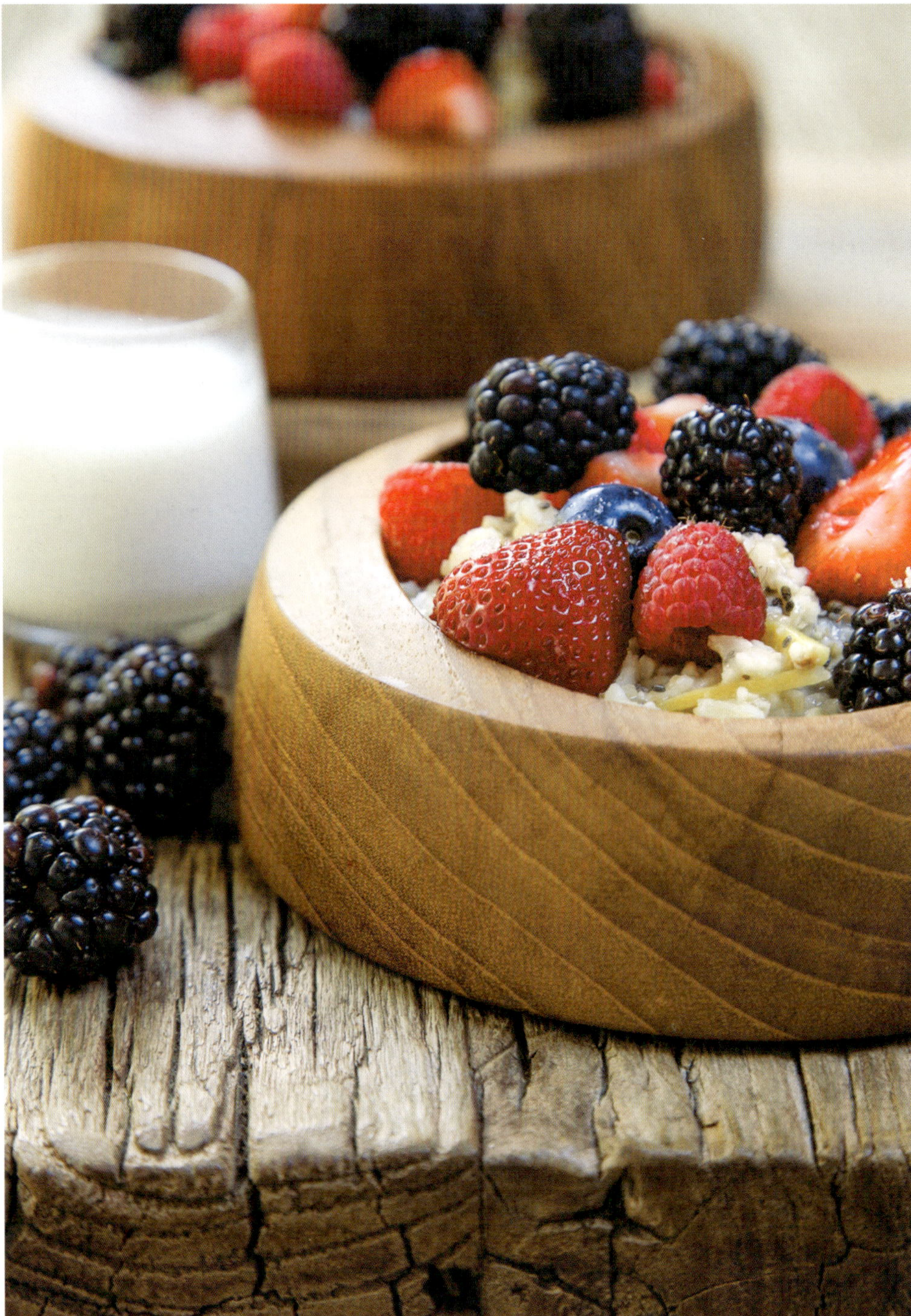

Hafer-Chia-Congee

HAFER-CHIA-CONGEE

Diese Congee-Variation ist einfach erklärt: Hier geht es eigentlich um ein ganz normales Porridge, aber mit einem gewissen Etwas. Jedem Familienmitglied dienen Haferflocken als exzellente Energielieferanten voller Nährstoffe, bei der Mama regen sie auch noch den Milchfluss an. Chia-Samen verleihen dem Ganzen zusätzlich eine Extraportion Proteine. Damit alles noch leichter verdaulich wird, Haferflocken und Haferschrot ein paar Stunden oder auch über Nacht mit ein wenig Zitronensaft und einer Prise Salz einweichen. Dies spart dir außerdem ein paar Minuten Kochzeit.

Für 6 Portionen

180 g Haferflocken
240 g Haferschrot
1 Stück Ingwer (ca. 2,5 cm), geschält und halbiert
Eine Prise Meersalz
40 g Chia-Samen
50 g Quinoaflocken (optional, falls verwendet, 120 ml Wasser mehr verwenden)

Zum Servieren:
250 ml Milch (oder Sahne, Kokosmilch oder Nussmilch nach Wahl)
2 EL Kokosöl oder Butter
60 ml Ahornsirup, oder mehr, je nach Geschmack
Frische oder gefrorene Früchte oder Beeren (optional)
Gehackte Mandeln oder andere Nüsse (optional)

In einem Topf einen Liter Wasser aufkochen. Haferflocken und Haferschrot, Ingwer und Salz hinzufügen. Auf mittlerer Hitze 10 Minuten kochen, die letzten 2,5 Minuten den Deckel abnehmen. Anschließend 15 Minuten bei geringer Hitze köcheln lassen. Wasser nachgießen, falls nötig, und ein Auge auf den Topf haben, damit nichts überkocht. Chia-Samen und, falls verwendet, Quinoaflocken hinzufügen und weitere 15 Minuten köcheln lassen. Ab und zu umrühren, damit sich Chia und Quinoa gut mit den restlichen Zutaten vermischen. Sobald sich das Getreide in ein weiches, cremiges Porridge verwandelt und den Großteil der Flüssigkeit aufgenommen hat, vom Herd nehmen.

Warm mit Milch und Kokosöl oder Butter servieren, mit Ahornsirup süßen und, falls gewünscht, mit etwas frischem Obst und ein paar Mandeln essen.

Anleitung zum portionsweisen Einfrieren: Wenn das Congee fertig ist, auf dem Herd im Topf abkühlen lassen. Nun eine Muffinform einfetten und die jeweils ca. 100 Gramm Congee in die Vertiefungen füllen. 4 bis 5 Stunden gefrieren lassen, dann aus der Muffinform herausklopfen, in große Gefrierbeutel mit Zippverschluss füllen und wieder ins Gefrierfach geben. Sobald du Lust auf dieses Congee hast, kannst du eine Portion mit etwas Milch oder Wasser in einen kleinen Topf geben und bei niedriger Hitze ohne Deckel etwa 3 bis 4 Minuten aufwärmen.

PINKER GRIESSBREI MIT CRANBERRYS

Buntes Essen ist gut für die Seele – wie ein bisschen leuchtender Lippenstift im Gesicht. Die aufmunternde Farbe dieses Grießbreis kommt von Cranberrys, genauso wie die unerwartete Geschmacksexplosion. Besonders lecker schmeckt er mit einer großzügigen Portion Ahornsirup. Die Kombination erinnert ein wenig an die wohligen Aromen und Gerüche der Herbstzeit. Wenn du kein Gluten verträgst, kannst du den Grieß durch Quinoaflocken ersetzen oder dieses Rezept mit dem Hafer-Chia-Congee (auf der vorherigen Seite) kombinieren und dabei glutenfreie Haferflocken verwenden.

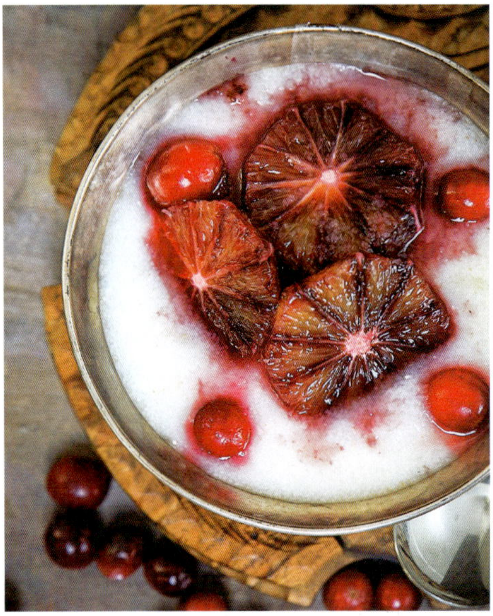

Pinker Griessbrei mit Cranberrys

Für 4 Portionen

150 g gefrorene oder frische Cranberrys
1 Prise Meersalz
50 g Zucker oder Süßungsmittel deiner Wahl
130 g Grieß
120 ml Mandel- oder Kokosmilch, zum Servieren
Optionale Toppings: Mandeln, frisch geschnittene Früchte, Kokosraspeln, Bienenpollen oder etwas Ahornsirup oder Honig

In einem Topf einen halben Liter Wasser bei starker Hitze zum Kochen bringen, die Cranberrys hinzufügen und ohne Deckel kochen, bis sie aufplatzen (ca. 5 Minuten). Salz und Zucker hinzufügen, herunterschalten. Grieß einrühren und bei niedriger Hitze unter stetigem Rühren etwa 10 Minuten kochen, bis ein leichter, lockerer weicher Brei entsteht. (Du kannst auch mehr Wasser verwenden, wenn der Brei besonders leicht und luftig sein soll.)

Vom Herd nehmen und die gewünschte Menge Grießbrei in eine Schale schöpfen. Ein paarmal mit dem Schneebesen umrühren, damit er weiterhin luftig bleibt, die Milch einrühren und mit Toppings deiner Wahl dekorieren.

Reste halten sich bis zu 3 Tage im Kühlschrank. Wichtig ist, den Brei ein paarmal mit dem Schneebesen umzurühren, bevor du die Milch und die Toppings hinzufügst, und – wenn du möchtest – auch nochmal danach.

MEINE TRAUMBESUCHER

Wer wünscht sich nicht, ein neugeborenes Baby zu besuchen? Die Ankunft eines Babys schlägt hohe Wellen – weit über die nächsten Familienangehörigen hinaus. Es kann gut sein, dass auf einmal Nachbarn, entfernte Verwandte, Freunde und Kollegen ihren Besuch ankündigen, weil sie dieses Wunder, das neugeborene Menschenwesen, das sich in deine Arme kuschelt, mit ihren eigenen Augen sehen wollen.

Sei ruhig wählerisch, was die Gäste betrifft, die Eintritt zu deinem Refugium erhalten. Viele wohlmeinende Besucher – sogar nahestehende Familienangehörige wie Großeltern oder Geschwister – können ohne böse Absicht vergessen, dass deine Bedürfnisse gerade an erster Stelle stehen, und ausblenden, dass ihr Besuch *noch mehr* Arbeit für dich bedeuten könnte. Die meisten Menschen denken wirklich nicht daran, wie kostbar die Energie einer jungen Mutter in diesen ersten Tagen mit dem Baby ist und dass so einfache Dinge wie Aufstehen und Smalltalk ziemlich anstrengend sein können. Denke daran, dass du nach der Entbindung in einem extrem verletzlichen Zustand sein wirst und es daher klug sein kann, nur Gäste zu empfangen, die sich in deine Situation einfühlen können und dich behutsam und vorsichtig behandeln werden. Die ersten Wochen nach der Entbindung sind der richtige Moment, um ein paar sehr konkrete Regeln der Selbstfürsorge umzusetzen. Tu das, was sich für dich richtig anfühlt!

Mit dem Ziel, alle Mütter dazu zu motivieren, deutlich zu sagen, was sie brauchen, folgt nun ein augenzwinkernder Leitfaden für Besucherinnen und Besucher, den einige meiner Doulas aus dem MotherBees-Team zusammengestellt haben. Du kannst ihn gerne deinen Liebsten zeigen.

MEINE TRAUMBESUCHER IN DEN ERSTEN VIERZIG TAGEN …

… rufen an, um nachzufragen, ob sie später oder morgen vorbeikommen dürfen, um ein wenig Zeit mit mir zu verbringen und mir etwas zum Essen vorbeizubringen.

Ihnen ist klar, dass bei ihrer Ankunft ein Zettel an meiner Haustür kleben könnte, auf dem steht „Ich schlafe gerade. Lass das Essen bitte vor der Tür stehen. Ich rufe dich an, sobald ich es schaffe!". Sie nehmen das nicht persönlich, sondern freuen sich, dass ich ein bisschen Ruhe bekomme.

Wenn ihnen meine Tür offen steht, stellen sie das vorbereitete Essen – eine größere Menge eines Gerichts, das ich mit einer Hand essen und das ich gut einfrieren kann – sofort in den Kühlschrank, dann umarmen sie mich, schauen mir in die Augen und fragen, wie es mir geht. Während ich antworte, gehen sie in Richtung Spüle und sagen dabei: „Rede weiter, ich höre dir zu, ich wasche nur kurz meine Hände, dann kann ich dir das Baby mal abnehmen und du kannst eine Pause machen".

SIE SPÜLEN BLITZSCHNELL DAS GANZE SCHMUTZIGE GESCHIRR.

Nach dem Spülen nehmen sie mir das Baby ab, aber nur, wenn es quengelig ist oder ich wirklich eine Pause brauche – denn meinen Traumbesuchern würde nie einfallen, den Kontakt zwischen Mama und Kind zu stören. Dann wenden sie sich mir zu und fragen: „Wie war die letzte Zeit für dich? Was ist wirklich gut gelaufen? Was war schwierig?" Die Besucher meiner Träume versuchen nicht, mich zu belehren, zu verändern oder zu irgendetwas zu überreden.

SIE BLEIBEN NICHT ZU LANGE. MEINE TRAUMBESUCHER BLEIBEN HÖCHSTENS EINE STUNDE.

Die Traumbesucher erwarten nicht, dass ich sie bewirte oder umsorge. Sie erwarten nicht, dass es um ihre Bedürfnisse geht. Sie sind zu Besuch gekommen, weil es sie freut, sich um mich zu kümmern – und weil sie das neue Familienmitglied sehen möchten!

CONGEE MIT AZUKIBOHNEN UND SÜSSKARTOFFEL

Für dieses schonende Congee aus Bohnen, Gemüse und Reis werden hauptsächlich Zutaten aus deiner Vorratskammer gebraucht. Es wird mit den leicht süßlichen und ballaststoffreichen Azukibohnen gekocht, einem Nahrungsmittel, dem man nachsagt, dass es dem Herzen Auftrieb verleiht, und das in vielen chinesischen Desserts verwendet wird. Du kannst den Ingwergeschmack durch andere Gewürze verstärken, wenn du möchtest – meine Lieblingsmischung ist ein wenig Chilipulver und geräuchertes Meersalz.

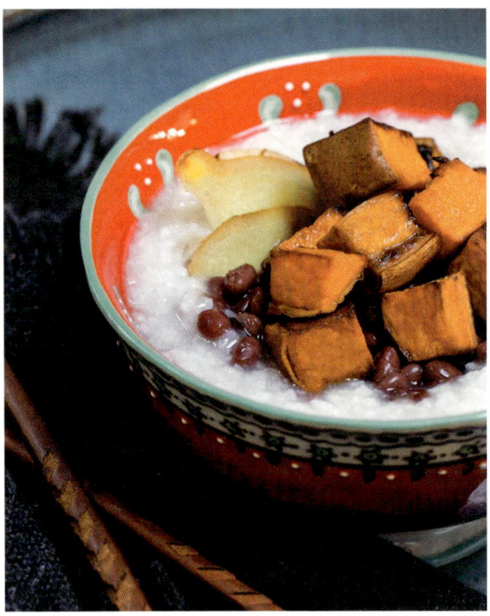

Congee mit Azukibohnen und Süßkartoffel

Für 6 Portionen

1 kg Congee aus weißem Reis (siehe Seite 169)
150 g Süßkartoffel, geschält und gewürfelt
170 g Azukibohnen aus der Dose
5 EL braunen Rohrohrzucker (oder Honig bzw. andere Süßungsmittel deiner Wahl)
1 Stück Ingwer (ca. 5 cm), geschält, gehackt und zerdrückt (für dieses Gericht brauchst du so viel Ingwersaft wie möglich, also am besten gleich in einer kleinen Schale zerdrücken)
Eine Prise Meersalz (optional)

Das Congee mit so viel Wasser (ca. 1,5 Liter) in einen Topf geben, dass es etwa einen Fingerbreit bedeckt ist, und bei niedriger Hitze aufwärmen. Süßkartoffel, Azukibohnen, Zucker, Ingwersaft (und ein paar zusätzliche Stückchen Ingwer, wenn du möchtest) und das Salz, falls verwendet, hinzufügen. 40 Minuten köcheln lassen, dabei den Deckel zu drei Vierteln aufliegen lassen und ab und zu umrühren. Darauf achten, dass genügend Wasser im Topf bleibt, und gegebenenfalls etwas kaltes Wasser nachgießen, damit das Congee nicht anbrennt.

Reste lassen sich bis zu 5 Tage im Kühlschrank aufbewahren oder portionsweise in Gefrierbeuteln mit Zippverschluss für bis zu 3 Monate einfrieren.

MAMA-BOWLS

Wenn sich dein Leben auf einmal unwiderruflich verändert und plötzlich alles neu ist – dein Körper, deine Familienkonstellation und dieser süße kleine Mensch in deinen Armen –, wird es dich gar nicht stören, ständig das Gleiche zu essen, wenn es nur gesund, lecker und frisch ist. Schon ein paar kleine Variationen sorgen dafür, dass es spannend bleibt. Genau das ist der Gedanke hinter den Mama-Bowls. Ein paar wenige Inhaltsstoffe wechseln sich ab – Proteine, Blattgemüse, Vollkorngetreide oder Wurzelgemüse –, und du kannst sie nach Lust und Laune kombinieren.

Meine Inspiration für die folgenden Bowls war ein Erlebnis in den Hintergassen Tokios. Ich hatte mich verlaufen. Verwirrt und orientierungslos stolperte ich auf der Suche nach Hilfe in ein Restaurant. Einen kleinen Moment später saß ich schon da und schöpfte mir mein Mittagessen in eine Schale. Denn in diesem Lokal boten die Köchinnen (ausschließlich Frauen) ihren Gästen eine bunte Mischung aus natürlichen und herzhaften, ganz einfach und dennoch köstlich zubereiteten Speisen an, die man sich selbst in großen Holzschalen zusammenstellen konnte. In östlichen Kulturen gilt Wurzelgemüse als erdend, und auch der süße, kernige Geschmack von gut zubereitetem Getreide kann tröstlich und ausgleichend sein. Als ich meine individuell zusammengestellte Mischung aus Kürbis, Gemüse, selbstgemachtem Tofu und Algen verspeist hatte, fühlte ich mich zutiefst beruhigt und gestärkt, so, als hätte mich gerade jemand aufgelesen und fest umarmt. Erst als ich das Lokal verlassen hatte, sah ich seinen Namen: Mamas! Das passte perfekt.

Auf den folgenden Seiten findest du eine Methode, die dir und deiner Familie auch an besonders turbulenten Tagen ermöglicht, gesund zu essen. Ein oder zwei Dinge aus jeder Lebensmittelgruppe kannst du – oder jemand aus deinem Netzwerk – im Voraus zubereiten und jeweils bis zu drei Tagen in Glasbehältern im Kühlschrank aufbewahren. Wenn du Hunger hast, kannst du dir einfach eine Kombination aus drei oder mehreren Zutaten zusammenstellen, wobei immer eine Getreidesorte oder ein Wurzelgemüse als solide Grundlage für die Proteine und das leichtere Gemüse dabei ist. Danach wird das Ganze nur noch etwas aufgewärmt (zumindest auf Zimmertemperatur), mit Toppings dekoriert und, wenn es passt, einem kaltgepressten Öl verfeinert.

Lass deine Augen deine Hände leiten. Das Zusammenstellen einer Bowl macht so viel Spaß, weil es sich ein bisschen so anfühlt, als würde man ein Kunstwerk erschaffen. Der hellgelbe oder blutrote Farbklecks auf dem grünen Blattgemüse kann Sauerkraut oder Kimchi sein, und du kannst sogar noch Muster darüberstreuen, zum Beispiel zerkleinerte Algen. Achte darauf, wie die einzelnen Zutaten miteinander funktionieren: Die belebende Säure von etwas Sauerkraut oder einem Schuss Essig neben der vollen Süße von einem Stück Kürbis, ein paar knusprige Körner auf einem cremigen Stück Avocado – Kombinieren macht nicht nur Spaß, sondern ist darüber hinaus auch eine Übung im Ausbalancieren von Geschmacksrichtungen, Konsistenzen und Farben in nur einem Gericht! Dass solcherlei Tätigkeit ausgleichend auf Körper und Geist wirkt, ist schon seit langem bekannt. Für den Anfang kannst du dich an meinen Lieblings-Bowls orientieren, zu denen mich Orte auf der ganzen Welt inspiriert haben. Ich bin mir sicher, dass du bald schon deine ganz eigenen Ideen haben wirst!

GRUPPE 1: GETREIDE

(Falls du kein Getreide isst, stattdessen Wurzelgemüse verwenden)

- Reis (Vollkornreis, schwarzer, roter und lila Reis, Wildreis, Klebreis, weißer Reis, Jasminreis, Basmatireis)
- Quinoa
- Hirse
- Amaranth
- Gerste
- Buchweizen
- Polenta (normal oder Instant)
- Hafer (Haferschrot, kernige oder zarte Haferflocken)
- Ebly oder Bulgur
- Couscous oder Ptitim (israelisches Couscous, größer als gewöhnliches Couscous und geröstet)
- Pasta (frisch, gefroren, trocken … alles, was dir schmeckt: Spaghetti und andere Nudelsorten, Udon oder Ramen. Falls du kein Gluten verträgst, besorge dir Nudeln aus Buchweizen, Mais, Dinkel, Quinoa, Bohnen oder Süßkartoffeln)

Gruppe 2: PROTEINE

- Eier (Rührei, pochiertes Ei, hart- oder weichgekochtes Ei, Spiegelei)
- Hühnchen (pochiert, ganz im Ofen gebraten oder zerkleinert in der Pfanne)
- Schweinefleisch (zerkleinert, als Speck oder Pulled Pork)

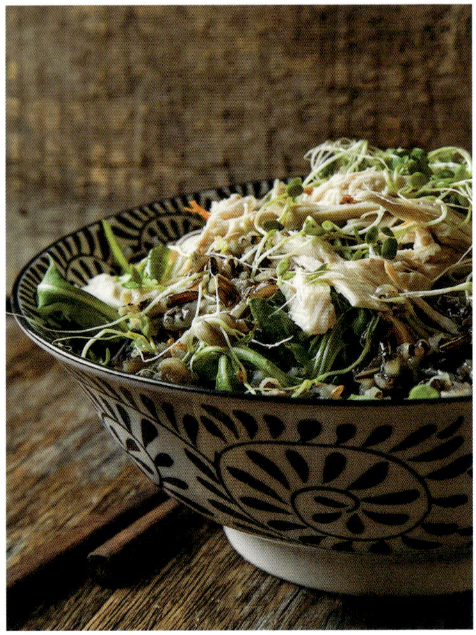

Asia-Bowl

- Rindfleisch (Hackfleisch, kleinere Stückchen für Eintopf, Steakstreifen, Ochsenschwanz)
- Lamm (Hackfleisch oder Steakstreifen)
- Fisch (gebraten, eingelegt, geräuchert; Meeresfrüchte wie Jakobsmuscheln, Krabben, Shrimps und Miesmuscheln; Fisch aus der Dose, der ganz leicht überall hinzugefügt werden kann, wie Sardinen, Makrelen, Hering; panierte, gebratene kleine Fische wie Stinte oder größere Filets, zum Beispiel vom Heilbutt, Lachs oder Barsch)
- Hülsenfrüchte (grüne Linsen, Azukibohnen, Cannellinibohnen, Pintobohnen, Kichererbsen)
- Fleischbällchen (aus jeder Sorte Hackfleisch)

Gruppe 3: GEMÜSE

- Geschmort (Karotten, Pastinaken, Bamberger Hörnchen, Yamswurzeln, Süßkartoffeln, Kürbis, Zwiebeln, Rote Bete)
- Gebraten (Mangold, Grünkohl, Pak Choi, Spinat, karamellisierte Zwiebeln, Lauch, Schalotten, Rot- und Grünkohl)
- Gedämpft (Karotten, Staudensellerie, grüne Bohnen, Spargel, Brokkoli, Blumenkohl)
- Geraspelt (Karotten, Pastinaken, Knollensellerie)
- Püriert (Yamswurzeln, Süßkartoffeln, Kürbis, Knollensellerie, Pastinaken)

Gruppe 4: TOPPINGS

- Avocado
- Sojasauce, Tamari
- Hefeflocken
- Sesamsamen
- Leinsamen
- Hanfsamen
- Sonnenblumenkerne
- Nüsse (Mandeln, Cashewkerne, Haselnüsse, Pistazien, Erdnüsse, Macadamias, Pinienkerne, Walnüsse; roh oder trocken geröstet – die mit Öl und zu viel Salz gerösteten Fertigprodukte meiden)
- Öle (Leinöl, Avocadoöl, Kokosöl, Walnussöl, Sesamöl)
- Zerlassene Butter
- Oliven (grün, schwarz)
- Kräuter und Gewürze (Chilipulver, Cayennepfeffer, getrocknetes und gerebeltes Basilikum, Meersalz, frisch gemahlener Pfeffer, Paprikapulver, gerebelte Dillspitzen und so weiter)

Hier einige meiner Lieblingskombinationen:

#1 ASIA-BOWL

Folgende Zutaten bei niedriger Hitze in einer Pfanne braten und aufwärmen:

Übriggebliebenes Congee (nach Wahl)
Frisches Blattgemüse (Rucola, Mangold, Grünkohl, Spinat)
Gebratener oder im Ofen gerösteter Speck oder Würstchenscheiben
Chilipulver (optional)

Mit Chilipulver würzen, wenn du Lust auf etwas mehr Schärfe hast und es zu dem Congee passt, das du verwendest. In eine Schale schöpfen und warm essen.

#2 HERZHAFTE HERBST-BOWL

Folgende Zutaten in einer Schale kombinieren:

Geschmorter Kürbis oder geschmorte Süßkartoffeln
Grünkohl oder anderes herzhaftes dunkelgrünes Blattgemüse, in Butter gedünstet
Gebratene Speckstreifen

Mit einem Schuss Ahornsirup und einer Handvoll gerösteter Kürbiskerne servieren, warm essen.

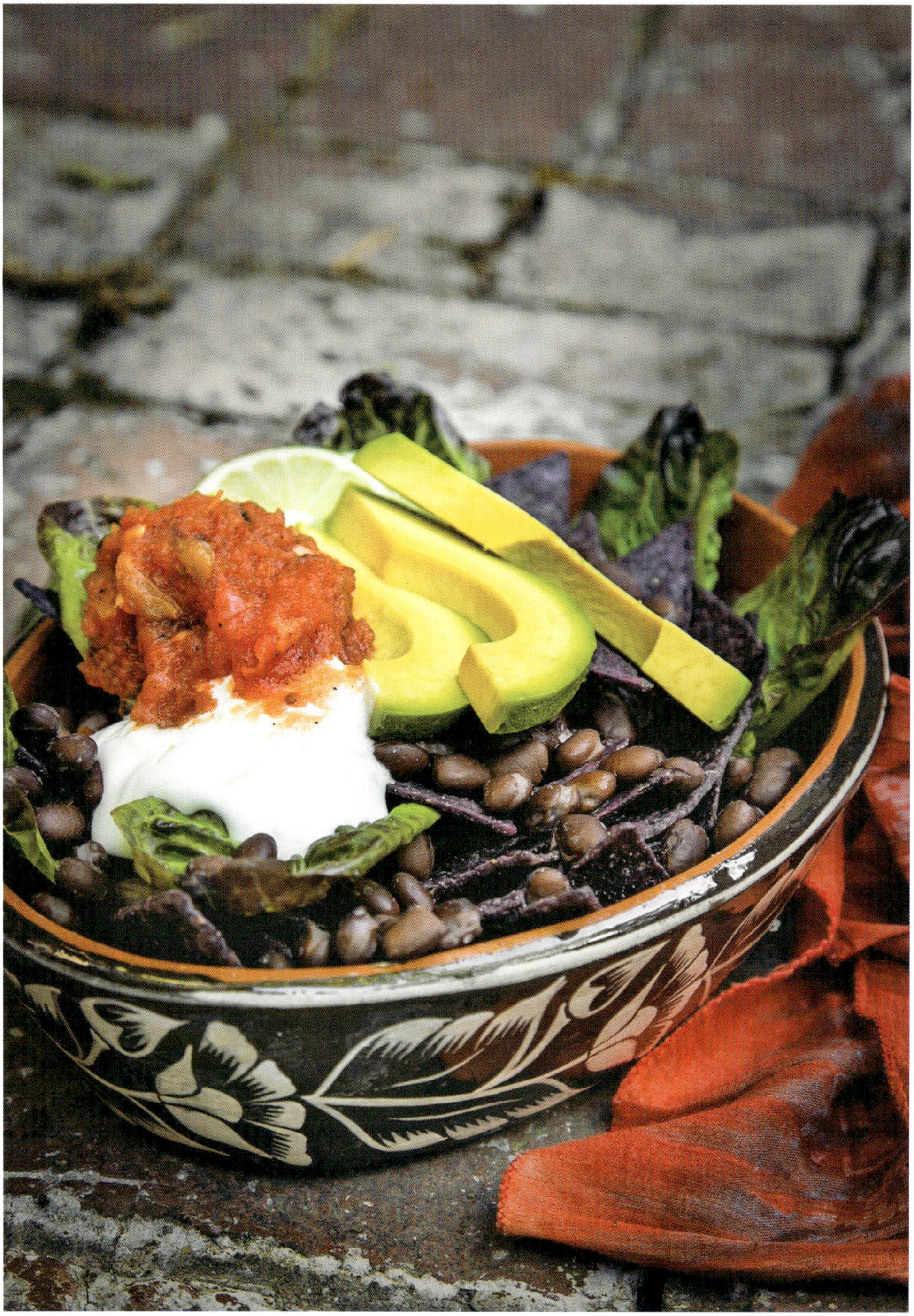

Mexiko-Bowl

#3 NORDISCHE FISCH-BOWL

Folgende Zutaten in eine Schale schichten:

Gekochter Wildreis
Ein paar Heringe, Makrelen oder Sardinen aus der Dose oder dem Glas
Ein hartgekochtes Ei, halbiert oder gehackt
Ein oder zwei Löffel Mayonnaise
Gekochte neue Kartoffeln (optional)
Eingelegtes Gemüse und Paprika (optional)

Diese nordisch inspirierte Bowl kann man kalt essen, der Reis kann aber auch gemeinsam mit dem Fisch in einer Pfanne aufgewärmt und warm in die Schale geschöpft werden.

#4 ITALIA-BOWL

Für eine wohltuende, wärmende Pasta-Bowl folgende Zutaten in einer Schale kombinieren:

Gekochte Nudeln deiner Wahl, ob mit oder ohne Gluten (Reis-, Bohnen, Mais- oder Buchweizennudeln sind hervorragende Alternativen)
Aufgewärmte Nudelsauce (wenn du eine herzhaftere Sauce möchtest, kannst du Champignons, Zwiebeln, Rucola oder Mangold hinzufügen)
Fleischklößchen (ganz einfach selbstgemacht: Hackfleisch deiner Wahl mit ein, zwei Eiern und Kräutern oder Gewürzen vermischen, die du magst, zum Beispiel Basilikum oder Kreuzkümmel, mit Salz und Pfeffer abschmecken, danach kochen oder braten)

#5 BOWL À LA FRANÇAISE

Folgende Zutaten in eine Schale schichten:

Übriggebliebenes (oder frisch zubereitetes) Risotto
Mundgerechte Häppchen von einem am Stück gebratenen Fisch (oder Fischfilet)
Zwiebelstreifen, in Butter gebraten, bis sie goldbraun und sehr lecker sind
Etwas frisch gepresster Zitronensaft
Ein paar leckere französische Käsewürfel (die auf dem warmen Risotto und Fisch schmelzen werden) und ein paar Stücke Sauerteig-Baguette (schnelle „Croutons", optional)

#6 MEXIKO-BOWL

Folgende Zutaten in einer Schale kombinieren:

Übriggebliebene oder frisch gekochte Bohnen (Sorte nach Wahl)
Blattsalat, in mundgerechte Stückchen zerteilt
Geriebener Käse (optional)
Gebratenes Hackfleisch vom Vortag (nach Wunsch – ob vom Rind, Lamm oder Huhn) oder frisch angebratenes Hackfleisch
Tomaten-Salsa
Avocado, in Scheiben

#7 INDISCHE CURRY-BOWL

Folgende Zutaten in eine Schale schichten:

Basmatireis oder übriggebliebene gekochte Linsen
Currypulver oder Currysauce
Pfannengebratenes oder gedämpftes Gemüse mit Ingwerstreifen (Karotten, Paprika, Brokkoli, Champignons, Erbsen)
Geröstete Erdnüsse oder Cashewkerne

POWERFOOD: TRADITIONELLE GERICHTE

„Das ist gesund!" Diesen Satz wirst du mit Sicherheit in ein paar Jahren immer dann zu deinem Kind sagen, wenn du ihm einen Teller vor die Nase stellst, auf dem etwas liegt, was es noch nicht kennt. Im Moment bist aber du diejenige, die dieses Mama-Mantra zu hören bekommt! Denn ein wichtiger Teil der Ernährung nach der Entbindung sind Nahrungsmittel, die einen erschöpften Körper intensiv nähren, ihm geben, was ihm fehlt, und darüber hinaus den Milchfluss anregen: Damit dein Baby wächst und gedeiht und auch du dich stark und gesund fühlst. Es ist in Ordnung, das Kochen an andere abzugeben. Bitte deinen Partner oder eine Freundin darum (die Zubereitung dieser Gerichte geht fast immer unglaublich schnell und ist ganz einfach) und sei offen für ihre neuen Aromen.

Vom sehr leichten, aber zutiefst wärmenden „allerersten Gericht", Gebratenem Reis mit Ingwer (siehe Seite 189), das traditionell nach der Entbindung serviert wird, über die Fischsuppe mit Papaya und Erdnüssen (siehe Seite 192), die den Milchfluss anregt, bis zu deftigen Schweinsfüßen und aufbauenden Innereien: All diese Gerichte könnte eine chinesische Großmutter oder Schwiegermutter auch im Schlaf kochen. Sie würde sie dir vorsetzen, weil sie deine Blutbildung anregen, dein Qi, *deine Lebensenergie, stärken, deine Milch anreichern und ausgleichend auf deinen Hormonhaushalt und deine Stimmung wirken. Und natürlich würden sie dafür sorgen, dass sie gut schmecken! (Sonst könnte es ja passieren, dass du nicht aufisst.) Diese Hingabe an den guten Geschmack habe ich in den folgenden Rezepten eingefangen – sie sind einfach, von alten Traditionen inspiriert, und ich bin mir sicher, dass du sie mögen wirst.*

Wenn du an Innereien gewöhnt bist, wird es dich nicht stören, ein paar Bissen Leber und Nieren zu verdrücken. Wenn dich jedoch schon allein der Gedanke an Innereien abschreckt, solltest du dir in Erinnerung rufen, dass diese Nahrungsmittel seit jeher und in verschiedensten Kulturen weltweit als heilig gelten – vor allem im Zusammenhang mit der Geburt. Sie sind die größte natürliche Quelle von Vitaminen, die du dann mit der Muttermilch an dein Baby weitergeben kannst. Darüber hinaus ist die Zubereitung ganz einfach. Nach Ansicht der traditionellen chinesischen Medizin hilft der Verzehr von tierischen Innereien dabei, die entsprechenden Organe in unserem eigenen Körper zu stärken. Die Geburt eines Kindes zehrt an den Reserven deines Jing, *der naturgegebenen Lebensessenz, die in den Nieren produziert und gespeichert wird: Der Verzehr von Nieren gleicht diesen Mangel aus und sorgt so für ein langes Leben. Leber wiederum unterstützt unseren Lebermeridian, der maßgeblich dafür verantwortlich ist, dass die Energie in unserem Körper frei fließen kann.*

Das beste Argument dafür, diese Gerichte zu kosten, ist jedoch: Es sind Nahrungsergänzungsmittel, die du mit der Gabel essen kannst! Schon ein paar Bissen helfen deinem Körper, der gerade sein größtes Werk vollbracht hat – ein Baby! –, bei der Regeneration und unterstützen dich in der Aufgabe, weiterhin tagtäglich für andere da zu sein.

LEBER MIT BLATTGEMÜSE

Das alte chinesische *Buch der Riten* – eine Art Leitfaden für ein gutes Leben – listet die Leber als eine der gepriesenen „acht Delikatessen“: Sie hilft unserem Körper bei der Ausscheidung angesammelter Giftstoffe, die Depressionen und andere Krankheiten verursachen können. In westlichen Ländern wird Leber für ihre hohe Nährstoffdichte (Vitamin A, B, D und E, Eisen und viele mehr) geschätzt, die besonders für Schwangerschaft, Geburt und die Zeit danach wichtig sind. Der Verzehr von Leber löst Müdigkeit in Luft auf – die Wirkung ist direkt spürbar. Daher rate ich schwangeren und stillenden Frauen immer, einmal pro Woche Leber zu essen. Am dezentesten ist der Geschmack von Hühnerleber, die sich relativ einfach in Bioqualität finden lässt – ein wichtiges Detail, das man nicht übersehen sollte. Die pikante Note dieses klassischen Gerichts macht aus diesem Powerfood eine überraschend leichte Delikatesse. Mit warmem Reis servieren.

Für 2 Portionen

3 Hühnerlebern (ca. 120 g), in Streifen geschnitten
3 EL Öl (Avocadoöl, Kokosöl oder ein tierisches Fett)
¼ Zwiebel, in feine Streifen geschnitten
½ rote Paprika, entkernt und in feine Streifen geschnitten
3 lange, dünne Scheiben Ingwer (ca. 5 cm), geschält
2 EL Sojasauce oder Tamari
1 EL Sesamöl
40 g Bio-Babyspinat

Die Hühnerleber vorsichtig unter kaltem Wasser abspülen, mit Küchenkrepp trocken tupfen und beiseitestellen.

In einer Pfanne das Speiseöl bei starker Hitze erwärmen. Wenn es heiß ist, Zwiebel- und Paprikastreifen hinzufügen und 8 bis 10 Minuten anbraten, bis die Zwiebelstreifen goldbraun sind. Ingwer hinzufügen und weitere 3 bis 5 Minuten braten, danach Leberstreifen, Sojasauce und Sesamöl dazugeben und braten, bis das Fleisch leicht gebräunt ist. Das geht schnell (weniger als 5 Minuten), deshalb häufig umrühren und die Pfanne im Auge behalten. Nun den Spinat hinzufügen, vom Herd nehmen und die Pfanne zugedeckt 3 bis 5 Minuten stehen lassen, bis der Spinat zusammenfällt.

Dieses Gericht schmeckt frisch gekocht am besten, deshalb sofort servieren!

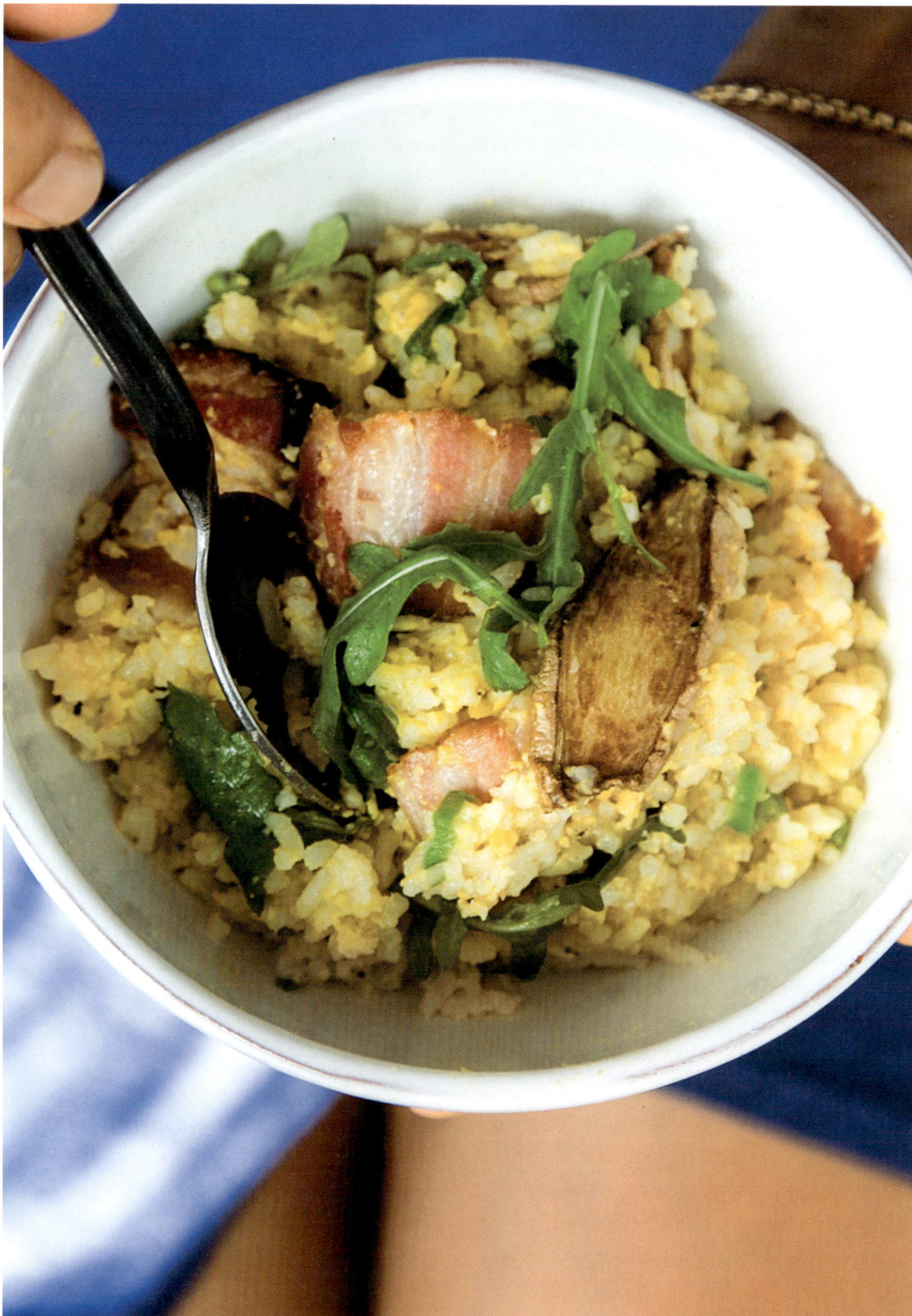

Gebratener Reis mit Ingwer

GEBRATENER REIS MIT INGWER

Würde man in den ersten vierzig Tagen Besuch von einer Großmutter aus China bekommen, dann könnte es leicht sein, dass sie dieses Reisgericht mitbringt. Dieser gebratene Reis ist leicht, wirkt wärmend und hat dazu einen geschmacklichen Überraschungseffekt: Ingwer. Ingwer wirkt positiv auf den Kreislauf und ist ein gutes Mittel gegen übermäßigen „Wind" im Körper. Das Gericht lässt sich überallhin mitnehmen und kann sogar bei Zimmertemperatur gegessen werden, falls es keine Möglichkeit gibt, es warm zu machen. Hier ist also die Mahlzeit, die jeder für dich zubereiten kann und über die sich auch die älteren Kinder freuen werden. Ehrlich gesagt hat sie lustigerweise etwas von dem Essen in chinesischen Schnellrestaurants, nur ganz ohne ungesunde Zutaten. Auch später, wenn sich alles schon eingespielt hat, ist dieser gebratene Reis ein Lieblingsessen, das schnell und einfach zubereitet ist.

Für 2 Portionen

- 400 g weißer Reis, gekocht (am besten übriger Reis vom Vortag) oder frisch zubereiteter Reis (siehe Nebenspalte)
- 3 EL Sesamöl (siehe Tipps)
- 3 Scheiben Speck (ca. 5 cm, optional)
- 2 Knoblauchzehen, fein gehackt
- 1 Scheibe Ingwer, geschält und in feine Streifen geschnitten
- 2 große Eier, mit einer Prise Salz verquirlt
- 2 EL Frühlingszwiebeln, fein geschnitten
- Meersalz und frisch gemahlenen Pfeffer

SO GEHT'S: REIS KOCHEN

1 Tasse (ca. 190 Gramm) weißen Reis (Lang- oder Rundkorn, Jasminreis etc.) mehrmals waschen, bis das Wasser nicht mehr trüb wird. Dann abgießen. 1 Tasse Wasser (ca. 240 Milliliter) mit einer Prise Salz bei starker Hitze in einem mittelgroßen Topf zum Kochen bringen, den Reis dazugeben und bei niedriger Hitze kochen, bis der Reis das Wasser aufgenommen hat und gar ist. (Ein Reiskocher kann eine große Hilfe sein!)

Das Sesamöl auf mittlerer Stufe in einer Pfanne erhitzen und darin den Speck (falls gewünscht), den gehackten Knoblauch und Ingwer braten, bis der Speck knusprig ist und der Knoblauch und Ingwer zu duften beginnen. Nun die beiden Tassen gekochten Reis in die Pfanne geben, gleichmäßig verteilen und 10 Minuten ohne Deckel braten, dabei ab und zu umrühren.

Die verquirlten Eier dazugießen und weitere 5 Minuten braten, bis die Eier stocken. Zum Schluss die Frühlingszwiebeln dazugeben. Die Reismischung goldbraun braten (ca. 2 weitere Minuten). Mit Salz und frisch gemahlenem Pfeffer abschmecken, warm servieren.

TIPP: *Ich mag es, wenn der Reis locker bleibt. Dafür beim Braten, wenn nötig, etwas mehr Sesamöl verwenden: So wird der Reis weder trocken noch klebrig.*

Das Rezept kann natürlich nach Wunsch durch verschiedenstes Gemüse ergänzt werden: Karotten, Zwiebeln, Erbsen, Mais, Brokkoli oder Pilze.

LANGSAM GESCHMORTER SCHWEINSFUSS

Als meine Tante mich damals in die Geheimnisse des *Zuo Yuezi* einweihte, hat sie mich mit diesem köstlichen Gericht dazu gebracht, brav im Bett zu bleiben. Ich löffelte mir die dazugehörige Sauce noch auf meinen dampfenden Reis, als das ganze Fleisch schon längst aus dem Topf verschwunden war. Damals wusste ich noch nicht, was die magische Zutatenmischung alles für mich leistete: Schwarzer Reisessig reinigte mein Blut, Ingwer beseitigte den Wind im Körper, Rohrohrzucker jagte Feuchtigkeit hinaus, und Sesam förderte die Durchblutung. Es schmeckte einfach so gut! Dieses Gericht ist eine Mischung aus süßen, sauren und salzigen Aromen, mit einer leicht knusprigen Textur – das ultimative Gleichgewicht! Schweinsfüße, also das Fleisch an den Füßen eines Schweins, klingen zunächst nach einer allzu primitiven Kost. Doch sieh sie als Geschenk von Mutter Natur: In ihnen steckt enorm viel wärmendes Fett und heilsame Gelatine, und wenn sie in dieser Sauce geschmort werden, schmecken sie wirklich köstlich. Sie sind aus dem Angebot vieler Metzger verschwunden, bestelle sie einfach vor.

Für 6 Portionen

2 EL Sesamöl
1 Stück Ingwer (ca. 2,5 cm), geschält und hauchdünn geschnitten
1 Schweinsfuß, in 2,5–5 cm große Stücke geschnitten (bitte den Metzger deines Vertrauens darum)
360 ml süßer chinesischer schwarzer Reisessig oder Balsamicoessig
55 g Mascobado- oder Kokosblütenzucker
60 ml Sojasauce oder Tamari
4 hartgekochte Eier, geschält (optional)
Weißer Reis oder Congee (optional)

Das Sesamöl in einem Schmortopf auf mittlerer Stufe erhitzen. Ingwer hinzufügen und 8 bis 10 Minuten unter häufigem Rühren braten, bis die Scheiben goldbraun sind und duften, dabei aufpassen, dass sie nicht anbrennen. Vom Herd nehmen.

In einem weiteren Topf 750 Milliliter Wasser bei starker Hitze aufkochen. Die Schweinsfußstückchen 10 Minuten zugedeckt im kochenden Wasser blanchieren. Wasser abgießen, dann das Fleisch unter kaltem Wasser abspülen und wieder abgießen.

Die blanchierten Fleischstückchen in den Schmortopf geben. Essig, Zucker, Sojasauce hinzufügen und mit so viel Wasser aufgießen, bis das Fleisch einen Fingerbreit bedeckt ist.

Bei starker Hitze schnell aufkochen lassen, dann herunterschalten und auf niedriger Stufe 45 Minuten zugedeckt köcheln lassen. In den letzten 15 Minuten kannst du, falls verwendet, die geschälten, hartgekochten Eier mit in den Schmortopf geben.

Das Gericht ist fertig, wenn die Sauce sämig geworden ist und das Fleisch weich und durch und durch gebräunt ist. Oft platzt die Haut an einigen Stellen auf, wenn das Fleisch gar ist. Sofort servieren! Die Schweinsfüße halten sich mit der Sauce bis zu 5 Tage im Kühlschrank. Lass sie dir schmecken!

VOM MÄDCHEN ZUR MUTTER

Auch wenn es unzählige Frauen vor dir geschafft haben und natürlich unzählige Frauen auf dich folgen werden: Das Mutterwerden ist eine große Sache. Eine wirklich große Sache. Du hast nicht nur ein Leben geschaffen, sondern gleichzeitig eine der größten Initiationen deines Lebens durchschritten.

Einige spirituelle Lehren besagen, dass eine Frau im Laufe ihres Lebens drei Stadien durchläuft: Sie wird vom Mädchen zur Mutter und später zur weisen Alten: zu einer starken Frau, welche eine Aura von Weisheit ausstrahlt, die sie im Laufe ihres Lebens angesammelt hat. Jedes einzelne Stadium wird von einem Initiationsritus eingeleitet: Die erste Menstruation, die Geburt des ersten Kindes und zuletzt die Menopause. Blut ist die treibende Kraft hinter jeder dieser Phasen – das Blut der ersten Regel, das Blut, das während der Entbindung fließt, und das Blut der letzten Menstruation. Sie entsprechen zudem den drei Mondphasen: Zunehmender Mond, Vollmond, abnehmender Mond.

Das Mädchen ist, folgt man diesen Lehren, jung, neugierig und verspielt. Sie beginnt, ihre Sexualität zu entdecken, und konzentriert sich ganz darauf, ihren Platz in der Welt zu finden. Ist sie zur Frau geworden, kommt das nächste Stadium: die Mutterschaft. Hier erlebt sie, wie sie ihr gesamtes Potential, zu nähren und zu umsorgen, ausschöpfen kann. Am Ende tritt sie ins Alter ein, einer Phase, die von Weisheit geprägt ist und dem Wunsch, der Gesellschaft etwas zurückzugeben.

Der jeweilige Übergang von einem Stadium zum nächsten ist eine bedeutende Initiation, da die Frau bereits ausgetretene Wege verlässt, um Gebiete zu entdecken, die sie noch nicht kennt. Wird ein Mädchen zur Mutter, muss sie die Prioritäten in ihrer Welt neu setzen, ein anderes Lebewesen nimmt dem Platz im Zentrum ihrer Aufmerksamkeit ein – und steht von da an vor ihren eigenen Gefühlen und Wünschen. Diese Verlagerung ihrer Prioritäten befördert sie mitten in das nächste Kapitel ihres Lebens, in dem alte Regeln auf einmal nicht mehr gelten und es neue Strategien braucht. Nichts ist mehr wie zuvor.

Gemeinschaften, in denen alte Traditionen noch lebendig sind, wissen um die Tatsache, dass eine Mutter ein göttliches und machtvolles Wesen ist. Sie befindet sich auf dem Höhepunkt ihrer Fruchtbarkeit, ist voll wie der Mond. Ihr Herz ist weit offen und in der Lage, einen anderen Menschen bedingungslos zu lieben. Und obwohl die ersten Wochen der Elternschaft eine wirklich große Umstellung sind, ist sie darauf ausgerichtet, neue Sichtweisen und Gefühle zu integrieren und eine große Bandbreite an Empfindungen und Ideen auszuhalten – und das sogar gerne.

Auch wenn du in der nächsten Zeit immer mehr in deine neue Rolle als Mutter hineinwachsen wirst, ist es wichtig, dir darüber bewusst zu sein, wer du vor der Entbindung warst und wer du nach deinen fruchtbaren Jahren sein wirst. Du trägst all dies immer in dir. Du kannst Neues mit offenen Armen empfangen, um Vergangenes trauern *und* dich gleichzeitig an dem freuen, was gerade ist.

FISCHSUPPE MIT PAPAYA UND ERDNÜSSEN

Diese den Milchfluss anregende Suppe ist bei chinesischen Familien das – nach den Schweinsfüßen – zweitbeliebteste Gericht für die Zeit nach der Geburt. Viele junge Mütter erzählen ganz erstaunt, dass diese aromatische, einfache Suppe es offenbar wirklich geschafft hat, ihren Milchfluss anzukurbeln. Laut TCM ist es die Mischung aus Papayasaft, Fischeiweiß und Erdnüssen, welche die Milchgänge stimuliert. Obwohl diese Suppe vielleicht sehr exotisch klingt, ist ihre Zubereitung ein Kinderspiel. Es ist das perfekte Rezept, das deine Lieblingstante (oder deine beste Freundin) für dich kochen kann, die dir etwas Gutes tun möchte: Lass sie den Fisch und das Obst besorgen und die Suppe in ihrer Küche für dich zubereiten!

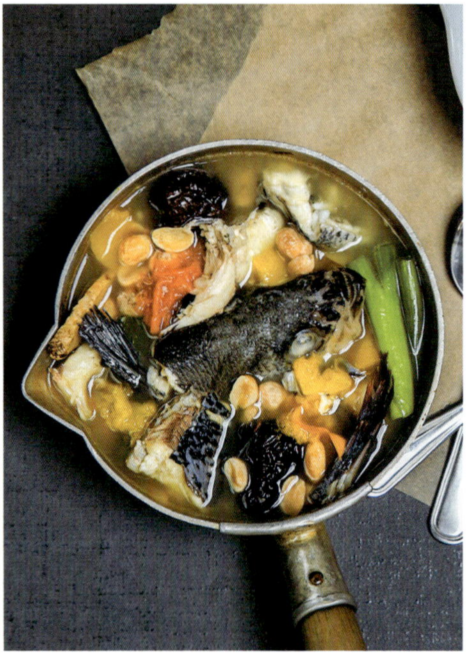

Fischsuppe mit Papaya und Erdnüssen

Für 6–8 Portionen

Meersalz
1 Stück Ingwer (ca. 2,5 cm), geschält und in 6 dünne Scheibchen geschnitten
2 ganze kleine Fische oder 1 mittelgroßer Fisch (mit Kopf, insgesamt etwa 900 g), zum Beispiel Barsch, Forelle oder Red Snapper
½ mittelgroße Papaya, geschält, entkernt und in Würfel geschnitten
2 EL ungesalzene Erdnüsse (wenn möglich mit der äußeren, roten Schale)
2 Frühlingszwiebeln, am Stück, geputzt
3 Tomaten, halbiert
4 chinesische Rote Datteln (optional, siehe „Deine Speisekammer", Seite 134)

In einem Topf bei starker Hitze 2 Liter Wasser aufkochen, eine Prise Meersalz und Ingwer hinzufügen.

Den Fisch unter kaltem Wasser abspülen und in das kochende Wasser geben. Papaya, Erdnüsse, Frühlingszwiebeln, Tomatenhälften und Rote Datteln, falls verwendet, hinzufügen, dann herunterschalten und zugedeckt eine Stunde köcheln lassen.

Probieren und, falls nötig, nachsalzen. Absehen, falls du nur die Brühe trinken möchtest, oder mit den Fischstückchen essen – dabei auf die Gräten achten!

Diese Suppe kann den ganzen Tag über getrunken werden. Reste halten sich bis zu 2 Tage im Kühlschrank und können in Gefrierbeuteln mit Zippverschluss oder Einmachgläsern bis zu 3 Monate eingefroren werden (siehe Seite 144)

PANIERTE NIERCHEN MIT INGWER

Dieses Rezept widme ich meiner Tante Ou und ihrer legendären Leistung, während ihres *Zuo Yuezi* täglich eine Schweineniere zu verdrücken. Diese Version enthält Ingwer, Maismehl, Sojasauce und eine Sauce aus Butter und Brühe, sie ist besonders wohltuend und in ihrer Konsistenz fast luxuriös. Ich rate nicht zum täglichen Verzehr von Nieren, aber einmal pro Woche könnten ein paar Happen dieses traditionellen Essens durchaus ein Liebesbeweis für dein Nierensystem sein. Sie helfen dir dabei, deine Energiereserven von innen heraus aufzufüllen, und wirken ebenfalls positiv auf dein Fortpflanzungssystem, das mit den Nieren verbunden ist.

Für 2 Portionen

Für die Marinade:

1 EL Sojasauce oder Tamari
1 EL Rohrohrzucker, Kokosblütenzucker oder Honig
1 Stück Ingwer (ca. 5 cm), geschält und fein gehackt (du kannst dazu auch eine Knoblauchpresse verwenden)
2 EL Reiswein oder Weißwein (optional)
1 EL Speiseöl (Avocado-, Sesam- oder Kokosöl)

1 Paar Schweine- oder Lammnieren bzw. 2 Paar Hühnernieren (weil kleiner)
2 EL Sesamöl
1 Stück Ingwer (ca. 2,5 cm), geschält und gehackt
30 g Mehl oder glutenfreies Mehl nach Wahl
1 Ei, mit der Gabel verschlagen
¼ Teelöffel Meersalz
50 g Mais- oder Mandelmehl
1 EL schwarze Sesamsamen
Optional zum Würzen: Zitronensaft, Sriracha-Chilisauce/Mayonnaise, Miso/Mayonnaise, chinesischer schwarzer Reisessig/Mayonnaise, Senf

Für die Marinade Zutaten in einer Schüssel verrühren, die groß genug ist, damit alle Nierchen hineinpassen.

Nun die Nierchen längs halbieren, putzen und das Fleisch unter fließendem Wasser abspülen und ca. 30 Minuten wässern. Mit Küchenkrepp abtupfen, in mundgerechte Stückchen schneiden und in die Marinade legen. 15 bis 30 Minuten bei Zimmertemperatur marinieren, dann die Schüssel mit Plastikfolie abdecken und in den Kühlschrank stellen.

Wenn du essen möchtest, das Sesamöl in einer Pfanne auf mittlerer Stufe erhitzen und den Ingwer braten, bis er weich und goldbraun ist.

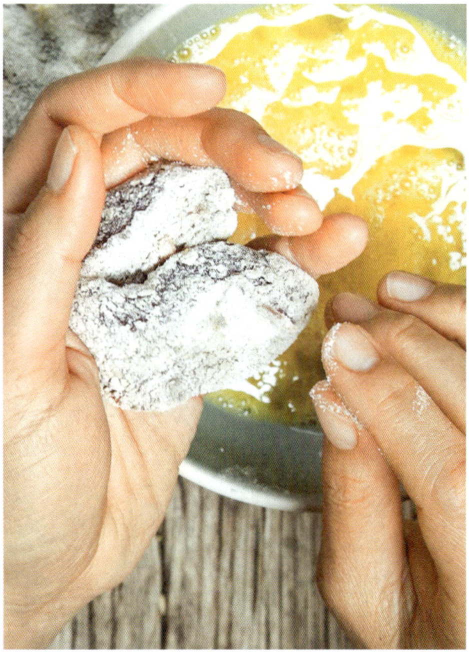

Panierte Nierchen mit Ingwer

Das Mehl, das Ei, das Meersalz, das Maismehl und die Sesamsamen in kleine Schüsseln füllen und nebeneinander auf deine Arbeitsplatte stellen. Die Nierchen aus der Marinade nehmen und nacheinander in Mehl, Ei, Maismehl und Sesamsamen wenden.

Die panierten Nierchen in die Pfanne mit dem Ingwer geben und von allen Seiten goldbraun und knusprig braten (ca. 5 Minuten, nicht zu lange braten).

Mit Gewürzen und Saucen nach Wahl abschmecken und sofort essen. Die Panade aus Maismehl und Sesamsamen wird beim Essen größtenteils abfallen, du kannst sie aber immer wieder unter das Fleisch mischen und mit jeder Gabel Nierchen auch einen Bissen der knusprigen Kruste essen. Du wirst sehen: Es schmeckt köstlich!

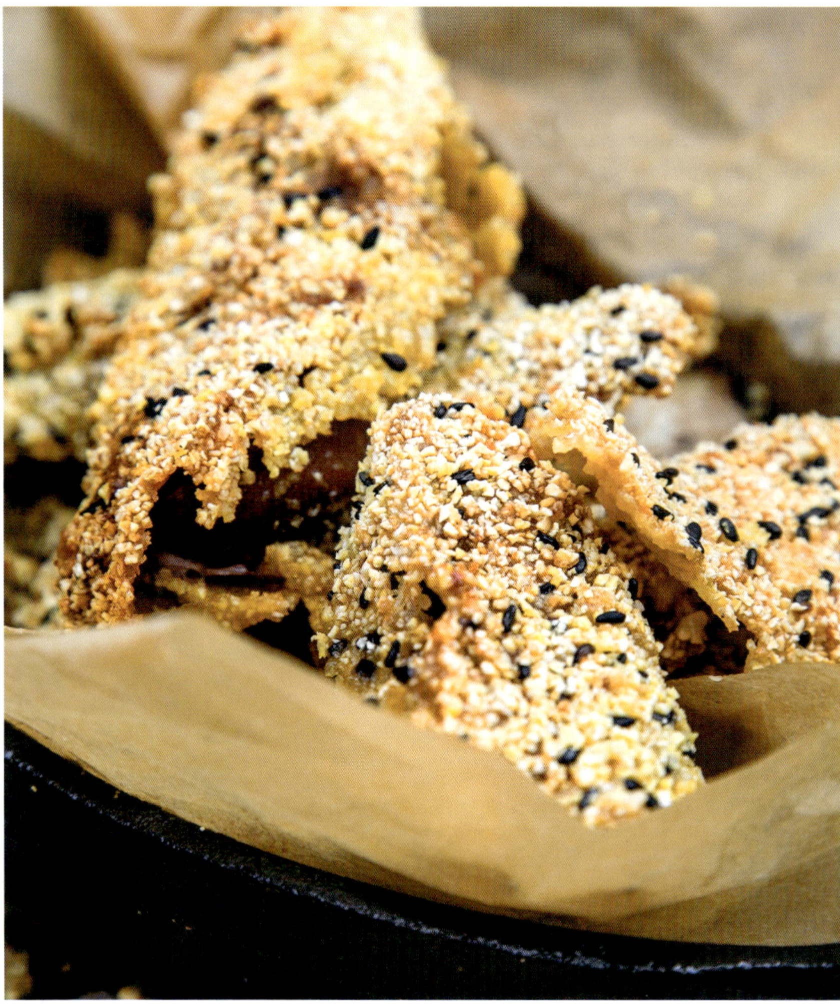

Panierte Nierchen mit Ingwer

MILCH AUS NÜSSEN UND SAMEN UND SMOOTHIES

In Indien trinken junge Mütter nach der Geburt ihres Kindes zur Stärkung viele Tassen warme frische Kuhmilch, die mit einem Löffel Ghee und einem Löffel Honig verfeinert wird. Milch, ein stärkendes und reinigendes, nach der ayurvedischen Ernährungslehre sattvisches, *also harmonisches Nahrungsmittel, wird immer warm getrunken und ist dank ihrer Eigenschaften perfekt für die Zeit nach der Entbindung: süß, weich und wohltuend. Meiner Erfahrung nach wirkt die Kuhmilch, die wir in unseren westlichen Supermärkten kaufen können, allerdings nicht besonders günstig auf das weibliche Verdauungssystem: Ausnahmslos pasteurisiert und meist kalt getrunken, wirkt sie schleimbildend, schwer und kalt auf unseren Körper, ist vieler ihrer wirklich nährenden Eigenschaften beraubt und kann das Verdauungssystem von Mutter und Kind sogar reizen.*

Ich bevorzuge deshalb frisch zubereitete Milch aus Nüssen und Samen, die durch kleine Extras wie Chia-Samen, Datteln, Gewürze und schwarze Sesamsamen angereichert werden: Eine Mischung alter und neuer Ideen aus Ost und West. Mit ihren vielen Proteinen, wunderbaren kaltgepressten Fetten und einigen wichtigen Spurenelementen ist eine selbstgemachte Nussmilch ein wertvoller schneller Nährstofflieferant in flüssiger Form, der Energie spendet, wann immer du sie brauchst. Sie kann bei Zimmertemperatur getrunken oder mit etwas Honig und Vanille aufgewärmt werden, wenn es besonders nahrhaft sein soll. Und sie ist sogar noch einfacher zu bekommen als Kuhmilch! Wenn der Vorratsschrank entsprechend aufgefüllt ist, ist die Milch in wenigen Minuten fertig, ohne dass man dafür extra einkaufen gehen muss. Nussmilch ist perfekt für einen gemütlichen Winterschlaf.

Wenn du Milch liebst und gut verträgst, kannst du in jedem der folgenden Rezepte natürlich auch Vollmilch anstelle von Nussmilch verwenden. (Unpasteurisierte) Roh- oder Vorzugsmilch ist die gesündeste und nährstoffreichste Option, da sie viele intakte Proteine, Enzyme und schützende Eigenschaften enthält und köstlich sahnig schmeckt. Du solltest sie warm trinken, da sie auf diese Weise leichter verdaulich ist, aber beim Aufwärmen immer ein Auge auf den Milchtopf haben: Sie sollte auf 70 Grad erhitzt werden, um eventuelle Keine abzutöten, allerdings zerstört zu starke Hitze einige ihrer empfindlichen Inhaltsstoffe. Rohmilch ist in Biomärkten und Naturkostläden erhältlich.

Andere Möglichkeiten, um Getränke auf Nussbasis zu genießen, sind sättigende Smoothies mit Kokosmilch aus der Dose – Kokos, ein weiteres traditionell wärmendes Nahrungsmittel – oder Shakes aus Kokoswasser und Blattgemüse. Diese mit Blattgemüse oder anderen gesunden Zutaten gemixten, dickflüssigen Smoothies sind ein Hochgenuss und zaubern jeder Mutter, der man ein Glas davon überreicht, ein großes Lächeln auf die Lippen: Ein weiterer Beweis für den Sattva-*Effekt!*

Wenn du noch nie eine Nussmilch selbstgemacht hast, befürchtest du vielleicht, dass es viel Arbeit ist und eine besondere Ausrüstung voraussetzt. Keinesfalls! Ein anständiger Standmixer, eine Schüssel, ein Seihtuch oder ein Nussmilchbeutel und fünf Minuten Zeit (hoffentlich nicht deine) – und fertig ist ein Getränk, das Mamas so glücklich und zufrieden macht wie das Baby, das gerade schläft oder an ihrer Brust seine eigene Portion Milch bekommt.

CASHEW-CHIA-MILCH

In der alten Mayakultur aß man Chia-Samen zur Stärkung: eine Art westliche Parallele zum schwarzen Sesam aus dem Osten. Chia-Samen sind heutzutage sehr leicht zu bekommen, und es macht Spaß, sie für eine etwas sämigere Nussmilch oder einen Smoothie zu verwenden. Sie sind gute Protein- und Fettsäurelieferanten und machen aus dieser besonderen Milch einen köstlichen und sättigenden Snack.

Für 4 Portionen

500 g rohe Cashewkerne, ungesalzen
3 frische Datteln, entkernt (optional)
2 EL Zimtpulver
1 TL gemahlene Vanille (optional)
40 g Chia-Samen, nicht eingeweicht

Alle Zutaten im Standmixer mit 1,7 Liter Wasser 2 bis 3 Minuten durchmixen, bis eine schaumige Milch entsteht.

Nun mithilfe eines Nussmilchbeutels, feinmaschigen Siebs oder Seihtuchs abseihen: Die Vorrichtung über eine große Schüssel halten und langsam die Milch durchseihen, bis alles in der Schüssel ist. Es kann sein, dass du das in mehreren Etappen machen musst, je nachdem wie viel Nussmilch in deinen Nussmilchbeutel, das Sieb oder Seihtuch passt. Den übrigen Nussschrot kann man zum Backen verwenden, auf den Komposthaufen werfen – oder für eine andere Gelegenheit einfrieren.

Sofort genießen. Hält sich 2 oder 3 Tage im Kühlschrank.

SCHWARZE MANDELMILCH

Schwarze Sesamsamen sind ein wichtiger Bestandteil eines traditionellen *Zuo Yuezi*-Vorratsschranks für die Zeit nach der Entbindung: Sie fördern den Milchfluss, ein langes Leben *und* Schönheit: Gleich dreifach gut! Ich trinke sie am liebsten mit Mandelmilch – ein Schuss Kokosmilch macht dieses Elixier extra cremig. Für eine süße, duftige Ergänzung, die perfekt zu den Mandeln und zum schwarzem Sesam passt, kannst du ein paar Tropfen Rosenwasser hinzufügen: Das Resultat ist sehr exotisch und sinnlich.

Für 4 Portionen

560 g rohe Mandeln (siehe Tipp)
3 EL schwarze Sesamsamen
Eine Prise Meersalz
1 EL Süßungsmittel nach Wahl, zum Beispiel: Honig, frische Datteln, Kokosblütenzucker, Ahornsirup, Stevia; je nach Geschmack auch mehr
1 EL Kokosmilch oder Kokosöl (oder etwas anderes, was diese Milch besonders cremig und etwas dickflüssig machen kann; optional)
Ein paar Tropfen Rosenwasser, für die duftige Note (optional)

Falls die Mandeln im Voraus eingeweicht wurden, Wasser abgießen. Alle Zutaten im Standmixer mit 1,7 Liter Wasser 2 bis 3 Minuten durchmixen, bis eine schaumige Milch entsteht.

Nun mithilfe eines Nussmilchbeutels, feinmaschigen Siebs oder Seihtuchs abseihen: Die Vorrichtung über eine große Schüssel halten und langsam die Milch durchseihen, bis alles in der Schüssel ist. Es kann sein, dass du das in mehreren Etappen machen musst, je nachdem wie viel Nussmilch in deinen Nussmilchbeutel, das Sieb oder Seihtuch passt. Den übrigen Nussschrot kannst du für deine Lieblings-Cookies oder die Saftigen Schokobrownies (Seite 219) verwenden oder auch im Müsli essen.

Die fertige Milch in ein Einmachglas oder einen Krug gießen. Sofort servieren; oder im Tee, in der Zeremoniellen heißen Schokolade (Seite 230) oder als Basis für Smoothies verwenden. Reste halten sich 2 bis 3 Tage im Kühlschrank.

TIPP: *Wenn du am Vorabend daran denkst, kannst du die Mandeln auch über Nacht einweichen. So ist es einfacher, sie zu mixen, und sie werden leichter verdaulich – aber dieser Schritt ist nicht unbedingt nötig.*

SCHOKO-HASELNUSS-MILCH

Haselnüsse, Hanfsamen und Kakao vereinen sich hier zu einer Schokomilch für Große. Dieses wunderbare Superfood-Dreigespann bringt dir neben dem Energieschub (durch den Kakao) eine Extraportion Proteine (durch die Hanfsamen) und erspart dir das Tief, das einem Kaffee oder Latte macchiato immer folgt. Verwende sie als Basis für Smoothies oder mach sie dir warm – für eine blitzschnelle heiße Schokolade! Hanfsamen kann man fertig gemahlen kaufen oder selbst in einer sauberen Gewürz- oder Kaffeemühle mahlen. Ich habe gleich zwei Mühlen zuhause: eine für die Kaffeebohnen, die andere für Gewürze und Samen.

Für 4 Portionen

550 g Haselnusskerne
3 EL Hanfsamen
3 EL Leinsamenmehl
3 EL Kakao- oder Carobpulver
Eine Prise Meersalz
75 ml Honig

Alle Zutaten im Mixer mit 1,7 Liter Wasser 2 bis 3 Minuten durchmixen, bis eine schaumige Milch entsteht.

Nun mithilfe eines Nussmilchbeutels, feinmaschigen Siebs oder Seihtuchs abseihen: Die Vorrichtung über eine große Schüssel halten und langsam die Milch durchseihen, bis alles in der Schüssel ist. Es kann sein, dass du das in mehreren Etappen machen musst, je nachdem wie viel Nussmilch in deinen Nussmilchbeutel, das Sieb oder Seihtuch passt. Den übrigen Nussschrot kannst du, wenn du ihn im Kühlschrank aufbewahrst, auch 1 bis 2 Tage später zum Backen verwenden oder einfach auf den Kompost werfen.

Diese Nussmilch schmeckt ganz frisch am besten. Reste halten sich im Einmachglas oder in einem Krug bis zu 3 Tage im Kühlschrank.

TIPP: *Hanfsamen ruhig so oft wie möglich verwenden – sie verleihen sowohl herzhaftem Essen (Congees und Gemüse) als auch Süßem (Desserts und Smoothies) eine Extraportion Proteine und Omega-3-Fettsäuren.*

AVOCADO-KOKOS-SMOOTHIE MIT LIMETTE

Dieser Smoothie erfrischt und wärmt zugleich. Er ist voller gesunder gesättigter Fettsäuren, die aus ihm eine cremige, nahrhafte und befeuchtende Energiebombe machen – mit der frischen Note einer würzigen Limette! Neben frischer Guacamole und meiner Schokomousse (Seite 211) ist dieser Smoothie ein echtes Argument dafür, immer ein paar Avocados auf Vorrat zu haben.

Für 2 Portionen

½ Avocado, entkernt und ohne Schale
500 ml fettreduzierte Kokosmilch
2½ EL Honig
1 EL Limettensaft
Eine Prise Meersalz
Ungesüßte Kokosraspeln und/oder Limettenabrieb zum Garnieren (optional)

Avocado, Kokosmilch, Honig, Limettensaft und Meersalz in den Standmixer geben und kräftig durchmixen, bis ein cremiger Smoothie entsteht. Wenn du möchtest, mit Kokosraspeln und Limettenabrieb dekorieren.

TIPP: *Die Konsistenz dieses Smoothies kann in die Richtung eines cremigen Puddings gehen. Du kannst sie nach Lust und Laune variieren und dafür etwas mehr oder weniger Kokosmilch verwenden. Wenn du wirklich einen Pudding möchtest, kannst du einen Esslöffel Bio-Gelatine mit in den Mixer geben und dann den fertigen Smoothie kurz stehen lassen oder den Smoothie ganz einfach mit einer weniger flüssigen oder Vollfett-Kokosmilch zubereiten.*

ERDNUSS-BEEREN-SMOOTHIE

Hier kommt ein Smoothie für das Kind in dir: die erwachsene Version eines Toasts mit Erdnussbutter und Marmelade – nur ohne Toast und zum Trinken. Er steckt randvoll mit reichhaltigen Proteinen, macht satt und erdet mit einer Mischung aus süßen und nussigen Aromen. Falls du ein Sommerbaby hast, das sich gerade an deinen schwitzenden Körper kuschelt, könnte es eine gute Idee sein, gefrorene Früchte zu verwenden. Achte einfach darauf, ob ein kälterer Smoothie dich zu stark abkühlen lässt, und reagiere dementsprechend, wenn es so sein sollte.

Für 3 Portionen

75 g Erdnussmus
1 frische Banane, geschält
150 g frische Beeren
1 EL Leinsamenmehl
500 ml fettreduzierte Kokosmilch oder Nussmilch nach Wahl
1 EL Honig

Alles in den Standmixer geben und kräftig durchmixen, bis ein cremiger Smoothie entsteht. Wenn man einen besonders schönen Smoothie möchte, kann man die Gläser vor dem Servieren innen mit einer Spirale aus Fruchtmus verzieren. Dann den Smoothie hineingießen: Jedes Kind im Haus – und auch das Kind in dir – wird sich über den gestreiften Smoothie freuen!

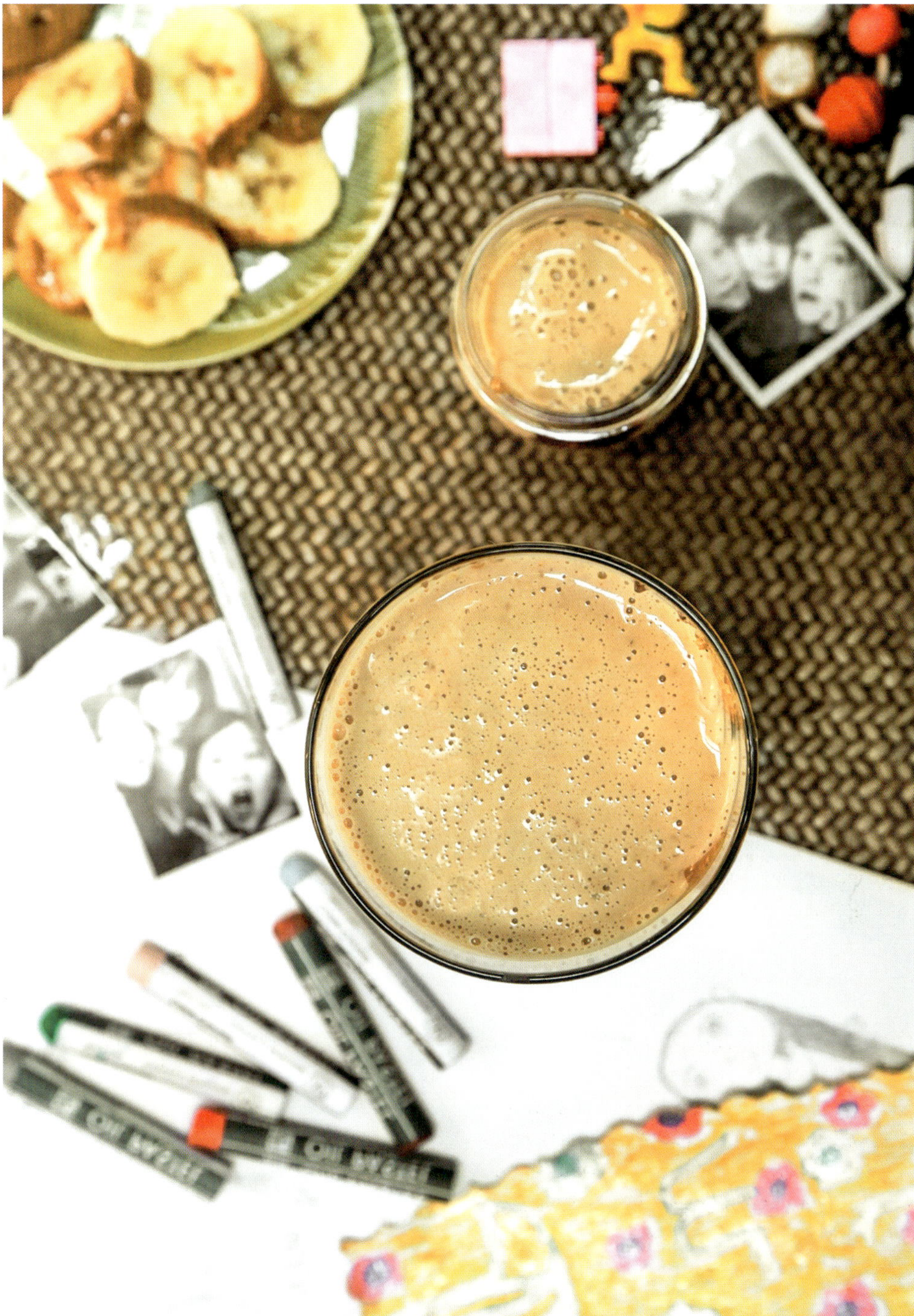

Erdnuss-Beeren-Smoothie

GRÜNER GUTE-LAUNE-SMOOTHIE

Wenn wir Mamas diesen Smoothie mit ihrer Ladung von MotherBees-Gerichten vorbeibringen, freuen sie sich wie verrückt (eine angemessene Reaktion, angesichts des kleinen Wunders an ihrer Seite!). Der Smoothie ist so herzhaft wie eine Gemüsesuppe und diese Kombo magischer Pflanzenzutaten eine unserer Spezialitäten: Sie macht so süchtig, dass ich persönlich sogar noch die Reste aus dem Mixer schlecke. Die Menge an verwendetem Blattgemüse solltest du an deine Verdauung anpassen, da Grünkohl blähend wirken kann, wenn man nicht daran gewöhnt ist. Petersilie verleiht dem Ganzen einen frischen, grasigen Geschmack, der vielleicht für manche Smoothie-Anfänger zu intensiv sein könnte.

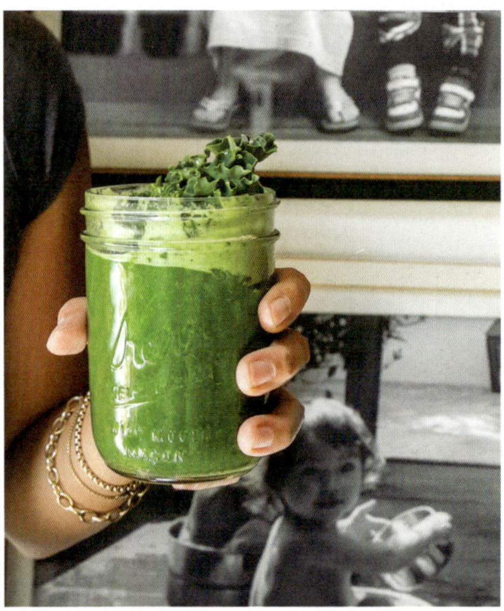

Grüner Gute-Laune-Smoothie

Für 2–3 Portionen

- 1–2 Handvoll Spinat oder Grünkohl (falls du jungen Grünkohl auftreiben kannst: Er schmeckt köstlich)
- 500 ml Kokoswasser
- 1 EL Mandel-, Sonnenblumen- oder Erdnussmus
- ½ frische Banane
- 5–10 g Petersilienblätter
- 1 EL schwarze Sesamsamen
- 1 EL Maca-Pulver (optional)
- 1 El Spirulina-Pulver (optional)
- ½ TL Bienenpollen (optional)

Den Grünkohl von den Strünken befreien (bei jungem Grünkohl ist das nicht nötig). Alle Zutaten im Standmixer kräftig durchmixen, bis ein cremiger Smoothie entsteht. Sofort genießen.

TIPP: *Die optionalen Superfood-Pülverchen sind die Krönung dieses Smoothies: Das malzige Maca-Pulver unterstützt einen stabilen Hormonhaushalt und spendet Energie, die Bienenpollen füllen deine Folsäure- und Vitamin-B-Reserven auf (nach TCM sind sie ein wichtiges Stärkungsmittel). Beginne mit kleinen Mengen und achte darauf, wie dein Körper reagiert.*

DER MÜDIGKEITSFAKTOR

Während deiner Schwangerschaft hast du höchstwahrscheinlich haufenweise angsteinflößende Warnungen wegen des dich erwartenden Schlafmangels gehört, doch nichts kann einen wirklich darauf vorbereiten, was für eine zermürbende Wirkung ein schlafloses Leben hat. Für frischgebackene Eltern ist Schlaf – bzw. Schlafmangel – ein Riesenthema: Achte einmal darauf, wie schnell sich alle nach den Schlafgewohnheiten deines Babys erkundigen. Und achte auch darauf, wie sehr dich selbst auf einmal die Schlafgewohnheiten anderer Babys interessieren

Wenn du dich plötzlich in einer Situation wiederfindest, in der du dir so etwas Ähnliches wie eine Nachtruhe stückchenweise zusammenflicken musst, solltest du wissen: Du bist nicht allein! Denn das alles ist eigentlich nur Biologie. Neugeborene brauchen zwischen acht- und zwölfmal am Tag Essen und schlafen meist drei bis vier Stunden am Stück. Für ihr winziges Verdauungssystem ist das sinnvoll, wirft aber alles über den Haufen, was dein Körper an erholsamen Schlafgewohnheiten verinnerlicht hat.

Der menschliche Schlaf besteht aus verschiedenen Phasen. Einschlafphase, Leichtschlafphase und der Beginn der Tiefschlafphase sind NREM-Phasen (vom englischen „non-Rapid Eye Movement", es finden keine schnellen Augenbewegungen statt). In ihnen erholt sich der Körper, und das Immunsystem wird gestärkt. Die REM-Phase ist die letzte Schlafphase: Hier verarbeitet dein Gehirn alle Eindrücke des Tages, was intensive Träume auslöst. Bis die REM-Phase beginnt, dauert es in etwa 90 Minuten. Wenn du in einer dieser Phasen aufwachst, musst du nochmal ganz von vorne anfangen und verpasst vielleicht die wichtige REM-Phase. Der menschliche Schlaf bleibt weiterhin ein rätselhaftes Phänomen, doch Forschungen haben gezeigt, dass uns die REM-Phase bei der Anwendung neugelernter Informationen hilft und unser deklaratives oder Wissensgedächtnis – dem Ort, an dem faktenbasiertes Wissen gespeichert wird – dabei unterstützt, reibungslos zu funktionieren. Die REM-Phase beeinflusst auch das prozedurale oder Verhaltensgedächtnis, das speichert, *wie* man bestimmte Dinge tut. Bekommt ein Mensch nicht genügend REM-Schlaf, beginnt sein Körper früher mit dieser Phase, und zwar jedes Mal wenn er einschläft – bis sich die Situation wieder ändert.

Wenn du während deiner Schul- oder Studienzeit manchmal ganze Nächte durchgelernt hast oder ab und zu Einschlafprobleme hast, kennst du vielleicht schon das nervöse Dröhnen, das bleierne Müdigkeit begleitet – aber so schlimm war es wahrscheinlich noch nie. Schon allein dein schreiendes Baby ist wie ein schriller Wecker ohne Schlummerfunktion, doch auch der Energieverlust durchs Stillen und Hormonschwankungen machen dir zu schaffen. Denn sie lassen dich aufwachen, wenn du wirklich mal schlafen *könntest*. Möglicherweise bekommst du rote, brennende Augen, fühlst dich benommen und bekommst Heißhunger auf süßes, salziges und fettiges Essen. Du frierst, bist griesgrämig oder melancholisch.

Was nun? Im Babyratgeber steht, dass du immer schlafen solltest, wenn auch dein Baby schläft. Doch wenn du Probleme hast, tagsüber zu schlafen, könnte es schwierig für dich sein, abzuschalten, sobald dein Kleines die Augen schließt.

Idealerweise springt dein Netzwerk aus Familienmitgliedern und Freunden in den allerersten Wochen ein, wenn dein Körper noch zuvorderst mit Erholung beschäftigt ist und wirklich regelmäßig Schlaf braucht. Schon ein Nachbar, der deine älteren Kinder zur Schule mitnimmt, oder eine Freundin, die ein paar Ladungen Schmutzwäsche für dich wäscht, ermöglichen dir mehr Schlaf. Zumindest überforderst du deinen ohnehin schon strapazierten Körper nicht noch mit weiteren Punkten auf deiner To-do-Liste. Genau jetzt ist also der Zeitpunkt, um Aufgaben abzugeben und Hilfe anzunehmen. Und zum Glück legen sich die unangenehmen Folgen von Schlafmangel, wenn man nur eine oder zwei Stunden pro Tag länger schläft.

SNACKS

Als Mutter eines Neugeborenen wirst du mehr Dinge mit nur einer Hand erledigen können, als du es dir jemals hättest träumen lassen. Das betrifft auch das Essen. Manchmal brauchst du einen schnellen Imbiss, den du ohne Teller oder Löffel essen kannst, um mit minimalem Aufwand bis zur nächsten warmen Mahlzeit durchzuhalten. Die folgenden Snacks helfen dir dabei, die Löcher in deinem Bauch zu stopfen, ohne auf Salzbrezeln, Chips oder anderes ungesunde Knabbereien zurückgreifen zu müssen, die du in bestimmten Moment zwar vielleicht gerne essen würdest, deinen Körper aber nicht mit Nährstoffen versorgen.

Du kannst dir schon in den letzten Wochen vor der Entbindung einen Schwung Granola vorbereiten – es fühlt sich unglaublich heimelig an und riecht auch so! – oder einen hilfsbereiten Menschen bitten, dir ein Glas davon oder eine Ladung gesunder Cracker zu machen. Diese Snacks sind Geschenke, bei denen schon die Zubereitung Spaß macht und die nie überflüssig sind. Außerdem hast du so etwas zuhause, das du lieben Besuchern anbieten kannst, die du hereinbitten möchtest.

Darüber hinaus findest du in den folgenden Rezepten auch einige Ideen für ganz einfache, wärmende Nahrungsmittelkombinationen, die schon nach wenigen Bissen Zufriedenheit und gesunde Nährstoffe in deinem Körper verströmen. Denn es ist ja so: Die eine deiner zwei Hände sorgt für dein Baby, die andere für dich.

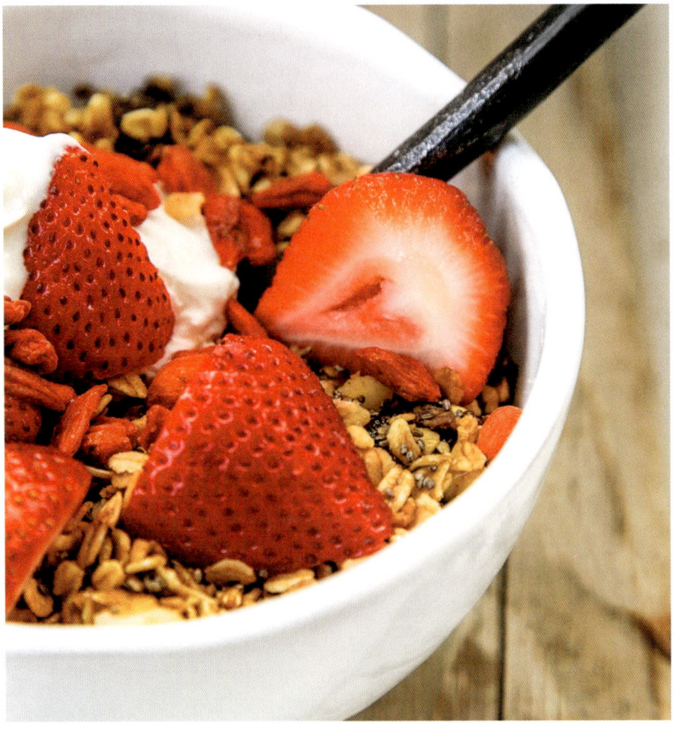

Kokos-Feigen-Granola

KOKOS-FEIGEN-GRANOLA

Granola selbst zu machen, ist eine wirklich heimelige Tätigkeit. Du öffnest den Vorratsschrank und machst dich an die Arbeit – mit gesunden, natürlichen Zutaten. An dieser Variante mag ich besonders die Mischung von Würzigkeit und Süße und die feinen Unterschiede in der Textur. Nasche es direkt aus der Dose oder löffele es mit ein bisschen Milch, Nussmilch oder Joghurt. Nach der Geburt deines Kindes wird dir außerdem entgegenkommen, dass Feigensamen natürlich abführend wirken und Haferflocken viele Ballaststoffe enthalten.

Für 10–12 Portionen

500 g Haferflocken
100 g gekochtes Getreide, zum Beispiel Wildreis, Hirse, Quinoa oder Buchweizen (optional, siehe Tipp)
90 g Kokosraspeln, ungesüßt
220 g getrocknete Feigen, grob gehackt
120 ml Honig, Reismalz oder Ahornsirup (nichts Festes, das Süßungsmittel muss hier flüssig sein)
170 g gesalzene Butter oder Kokosöl, plus ein wenig mehr zum Einfetten der Backbleche
Abrieb einer unbehandelten Orange
1 TL Meersalz
1 TL Zimtpulver
¼ TL gemahlene Vanille

Den Backofen auf 150°C vorheizen. Zwei große Backbleche einfetten (oder mit Backpapier auslegen – was dir lieber ist).

In einer großen Schüssel Haferflocken, gekochtes Getreide, falls verwendet, Kokosraspeln und Feigen vermischen.

In einem Topf bei mittlerer Hitze Honig und Butter langsam und unter häufigem Rühren schmelzen. Vom Herd nehmen und Orangenschale, Salz, Zimt und gemahlene Vanille unterrühren. In die Haferflockenmischung gießen und verrühren, bis sich alles gleichmäßig verteilt hat. Auf den vorbereiteten Backblechen ausbreiten.

Ein Blech auf die obere Schiene, das andere auf die untere Schiene des Backofens schieben. Etwa 30 Minuten backen. Nach 15 Minuten die Position der Backbleche tauschen, um sicherzustellen, dass das Müsli gleichmäßig geröstet wird. Häufig wenden und dabei die Mischung von den Außenkanten nach innen und von innen nach außen schieben, damit außen nichts anbrennt. Das Müsli ist fertig, sobald es eine schöne goldbraune Farbe hat.

Die Bleche herausnehmen und das Granola auskühlen lassen. Sofort genießen oder bis zu 2 Wochen in einem luftdichten Behälter aufbewahren.

TIPP: *Gekochtes Getreide zu verarbeiten, ist optional, aber sehr zu empfehlen – es ist eine tolle Methode der Resteverwertung und verleiht deinem Granola eine einzigartige Konsistenz und eine Extraportion Proteine.*

NUSSGRANOLA MIT SCHWARZEM SESAM UND KOKOS

Diese Variante für Leckermäuler ist dekadent *und* gesund zugleich und enthält zudem ein uraltes östliches Heillebensmittel – schwarzen Sesam. Das Granola hält sich bis zu zwei Wochen, deshalb kannst du dich ruhig trauen, gleich etwas mehr vorzubereiten. Es ist goldrichtig, wenn dich ein Heißhunger auf etwas Süßes überfällt, und enthält die perfekte Menge Honig, um diesen auf eine gesunde Weise zu stillen.

Für 8 Portionen

120 ml Kokosöl oder gesalzene Butter, plus ein wenig mehr zum Einfetten der Backbleche
360 g Haferflocken
60 g Nüsse deiner Wahl, gehackt
30 g schwarze Sesamsamen
20 g Kokosraspeln, ungesüßt
500 g Erdnuss-, Mandel- oder Sonnenblumenmus (oder eine Mischung aus allem)
1 TL Meersalz (wenn du ungesalzenes Nussmus verwendest)
60 ml Honig, nach Geschmack auch mehr
50 g ungesüßtes Kakaopulver
¼ TL gemahlene Vanille
1 TL Zimtpulver
½ TL Piment oder gemahlene Muskatnuss (optional, aber köstlich)
85 g Bitterschokolade, gehackt (optional)

Den Backofen auf 150°C vorheizen. Zwei große Backbleche einfetten (oder mit Backpapier auslegen – was dir lieber ist).

Das Kokosöl in einem kleinen Topf bei mittlerer Hitze schmelzen, bis es flüssig ist.

Unterdessen in einer großen Schüssel Haferflocken, Nüsse, Sesamsamen, Kokosraspeln, Nussbutter, Salz (falls verwendet), Honig, Kakaopulver, gemahlene Vanille, Zimtpulver und Piment oder Muskat (falls verwendet) vermischen. Geschmolzenes Kokosöl in die Haferflockenmischung gießen und verrühren, bis sich alles gleichmäßig verteilt hat. Auf den vorbereiteten Backblechen ausbreiten.

Ein Blech auf die obere Schiene, das andere auf die untere Schiene des Backofens schieben. Etwa 30 Minuten backen. Nach 15 Minuten die Position der Backbleche tauschen, um sicherzustellen, dass das Müsli gleichmäßig geröstet wird. Häufig wenden und dabei die Mischung von den Außenkanten nach innen und von innen nach außen schieben, damit außen nichts anbrennt. Das Müsli ist fertig, sobald es eine schöne goldbraune Farbe hat.

Die Bleche herausnehmen und das Granola dort 8 bis 10 Minuten auskühlen lassen. Dann die Schokolade untermischen, falls verwendet. Hält sich in einem luftdichten Behälter bis zu 2 Wochen.

KÄSECRACKER

Sie sind salzig und so lecker, dass man einfach nicht die Finger von ihnen lassen kann! Hausgemachte Cracker sind perfekt, wenn dich die unbändige Lust auf einen kleinen Snack überkommt. Man kann sie auch ganz problemlos mit glutenfreiem Mehl und verschiedensten Käsesorten backen. Sie sind nicht zu knusprig – nach den traditionellen Verhaltensregeln für die Zeit nach der Entbindung solltest du harte Lebensmittel derzeit ja vermeiden. Außerdem sind sie bei Kindern beliebt, man kann sie mit Dips essen – und auch herausholen, wenn eine Freundin auf ein Pläuschchen vorbeischaut: Hauptsache, sie setzt das Teewasser für euch beide auf!

Für ein großes Backblech

225 g Cheddar oder eine andere Hartkäsesorte wie Emmentaler, gerieben
115 g gesalzene Butter
190 g Mehl oder Kichererbsenmehl
1 TL Meersalz, zum Bestreuen (optional)

Den Backofen auf 190°C vorheizen.

Alle Zutaten in einer Küchenmaschine vermischen, bis grobe Krümel entstanden sind. Langsam 120 bis 240 Milliliter Wasser dazugießen und kneten, bis der Teig eine geschmeidige Konsistenz hat. Zu einer großen Kugel formen, dann in eine Schüssel legen, mit einem sauberen Geschirrhandtuch bedecken und für eine Stunde in den Kühlschrank stellen.

Nun den gekühlten Teig direkt auf Backpapier auswellen, bis er so dünn und gleichmäßig ausgerollt ist wie möglich, ohne Risse zu bekommen. Für dickere, weichere Cracker den Teig etwas dicker ausrollen. Wenn du diese Cracker ein paarmal machst, wirst du bald drauf kommen, welche dir und deiner Familie schmecken.

Den ausgewellten Teig mit einem scharfen Messer in Vier- oder Rechtecke schneiden – so groß oder klein, wie du möchtest. Nach Belieben mit Meersalz bestreuen und so lange backen, bis die Cracker eine goldbraune Farbe haben (ca. 20 Minuten). 10 Minuten auf dem Backblech auskühlen lassen und erst dann zerteilen, falls der Teig sich beim Backen wieder verbunden hat.

Die Cracker halten sich in einem luftdichten Behälter für 1 bis 2 Wochen.

AM ENDE DEINER KRÄFTE

Die Elternschaft wird dir vor Augen führen – und zwar wieder und wieder –, dass du zutiefst und restlos menschlich bist. Dein Sprössling hat die Fähigkeit, die größtmögliche Liebe aus dir herauszuholen und dich gleichzeitig in tiefste Frustration zu stürzen. Wahrscheinlich wirst du dich wundern, wie es möglich ist, in einem Moment von starken, fast überwältigenden Wogen grenzenloser Hingabe überrollt zu werden und im nächsten in Tränen der Verzweiflung auszubrechen? Willkommen im Leben als Mutter!

Auch ein engelgleiches Baby wird dich irgendwann zur Weißglut bringen. Das ist ein ganz normaler Teil des Elternseins, den man aber leider nicht immer kommen sieht. Die Medien haben dich von klein auf mit gestellten Bildern von der Zeit nach der Entbindung bombardiert. Du kennst sie auswendig: Eine lächelnde, ausgeruhte Mama singt einem zufrieden vor sich hin glucksenden Baby in ihren Armen ein Wiegenlied vor. Mama und Kind strahlen und sind wunderschön. Die Atmosphäre im Zimmer ist gemütlich und friedlich – einfach so, als wäre in dieser Welt alles in Ordnung. Hat das auch nur die mindeste Ähnlichkeit mit deiner derzeitigen Umgebung, in der du seit drei Tagen dieselbe, vom Baby angespuckte Yogahose trägst – der einzigen Hose, die dir gerade passt? An dein Schlafzimmer, durch das sich Haufen schmutziger Wäsche ziehen wie unregelmäßig verlaufende Dünen? In dem das durchdringende Babygeschrei im Stundentakt an deinen ohnehin schon strapazierten Nerven zerrt?

Die ersten Wochen als Mama können sich anfühlen wie eine wilde Achterbahnfahrt. Du jonglierst mit einer explosiven Mischung aus Schlafmangel, einem sich höchstwahrscheinlich vernachlässigt fühlenden Partner und einem fordernden Säugling, der so lange schreit, bis er bekommt, was er will (der Säugling hoffentlich, nicht der Partner). So wie bei Erwachsenen sind keine zwei Babys gleich. Dein Baby kann entspannt sein und essen, in die Windeln machen und schlummern wie eine Eins – oder auch nicht. Babys sind oft eine große Herausforderung. Sie fordern unaufhörlich und zu seltsamen Zeiten und sind eher unkommunikative Wesen – also von Natur aus anstrengend. Hat dein Baby darüber hinaus auch noch Koliken, einen leichten Schlaf oder Trinkprobleme (das alles ist bei Neugeborenen ziemlich verbreitet), wird deine Geduld als Mutter bis ins Unermessliche wachsen müssen.

Es wird einen Moment geben – einen von vielen, vielen solchen Momenten –, in dem du glaubst, du kannst das alles nicht mehr aushalten. Du wirst zu müde, zu hungrig, zu erschöpft sein. Es kann daran liegen, dass dein Baby nicht schlafen will, obwohl du schon seit drei Uhr morgens darauf wartest, oder nicht trinken will, auch wenn du weißt, dass es hungrig ist, oder daran, dass es.einfach.nicht.aufhört. zu.schreien! Die Gefühle in diesen Momenten – massiver Frust, Wut, Trauer, Hoffnungslosigkeit – sind Zeichen dafür, dass du am Ende deiner Kräfte bist. Obwohl selten offen darüber gesprochen wird, sind solche Momente ein ganz normaler Teil des Elternseins. Sie bedeuten nicht, dass man eine schlechte Mutter, schwach oder unfähig ist. Jede Mutter hat Momente, in denen sie am Ende ihrer Kräfte ist. Niemand kann ihnen entkommen. Die Umstände sind verschieden, aber das Gefühl ist dasselbe: *Ich halte das einfach nicht mehr aus.*

Genauso wie man erwarten kann, in den ersten vierzig Tagen mit Kind müde und glücklich zu sein, sollte man sich auf emotional schwierige Momente gefasst machen. In diesen Stunden entwickelt man möglicherweise ziemlich negative Gedanken über das Leben als Mutter, das Baby und das Leben im Allgemeinen. Gewöhnlich schämt man sich für solche Gedanken und Gefühle – Mütter wollen ja oft unrealistisch hohen Ansprüchen entsprechen. Man erwartet von uns, dass wir mehr aushalten als je zuvor – und dabei auch noch lächeln. In Müttern steckt zwar jede Menge Superkräfte, aber wir sind keine

Roboter. Starke Gefühle ziehen sich wie ein roter Faden durch die ersten Wochen nach der Geburt, und so wird das auch während deiner gesamten Elternschaft bleiben. Doulas, die Seite an Seite mit den jungen Müttern durch diese Wochen gehen, raten ihren Klientinnen, das Gefühl des Nicht-mehr-Könnens als Wegweiser zu sehen. Bist du am Ende deiner Kräfte, ist das ein Signal, dass du dringend Energie und Liebe für dich selbst benötigst: Du brauchst eine Pause. Mit einem erstklassigen Netzwerk um dich herum wirst du dich nun an jemanden wenden und sagen können: „Ich brauche Hilfe".

Denke daran, dass wir unsere Kinder früher immer gemeinschaftlich erzogen haben. Junge Mütter waren umgeben von einer Gruppe liebender, fähiger Menschen, die den Stress des Elternseins ein wenig lindern konnten. Heutzutage leben wir oft weit weg von unserer Großfamilie und kümmern uns alleine um alles. Doch das müssen wir nicht. Wenn du dich auf einmal in einer Situation wiederfindest, in der du nicht mehr weiterweißt – und das *wird* dir bestimmt einmal passieren –, dann sende einen Hilferuf an eine Person aus deinem Netzwerk. Schon ein einfacher Anruf oder eine SMS, in der steht: „Ich brauche jetzt unbedingt eine Pause", hat eine magische Wirkung. Und Lösungen sind manchmal überraschend einfach: Eine Dusche von 10 Minuten, eine Fußmassage von 20 Minuten, ein Nickerchen von einer halben Stunde. Vielleicht brauchst du auch einfach nur jemanden, der das Baby für ein Weilchen im Arm hält, während du dich unterhalten kannst, oder jemanden, der dich fest umarmt und dir eine Schüssel heiße Suppe in die Hand drückt.

Bald wirst du verstehen, dass es ein ganz natürlicher Teil der Mutterschaft ist, die eigene Belastungsgrenze zu erreichen und sich Hilfe zu holen, um weitermachen zu können. Dein Baby wird in die Windeln machen, pupsen, Bäuerchen machen und weinen. Die Sonne wird auf- und untergehen. Du wirst glücklich, selig, traurig und frustriert sein. Das alles ist real. Das alles ist okay. Deine Aufgabe ist nun, jede Art von Selbstkritik abzustellen und dich einfach nur um Unterstützung zu kümmern, wenn es schwierig wird.

LEGE DIR EINE NEUE GEWOHNHEIT ZU: BITTE UM HILFE, WENN DU AM ENDE DEINER KRÄFTE BIST

Wenn du dazu neigst, dich in Momenten der Überforderung – oder Einsamkeit – zusammenzureißen, dann sind die ersten vierzig Tage die Gelegenheit, dir eine neue Gewohnheit zuzulegen. Sage dir selbst (und schreibe es dir zur Erinnerung vielleicht auch auf ein Blatt Papier, das du an deinen Badezimmerspiegel kleben kannst): *Wenn ich am Ende meiner Kräfte bin, bitte ich andere um Hilfe, Liebe und Aufmerksamkeit – so lange, bis alles wieder in Ordnung ist.* Es gibt immer jemanden, der helfen kann. Versuche nicht, dich alleine durchzuboxen!

Jede Mutter hat Phasen, in denen sie einfach nur fertig ist und eine Pause braucht. In solchen Momenten, in denen man sich leer oder gereizt fühlt, sollte man andere um Hilfe bitten. Doch in unserer Kultur herrscht die Meinung, dass das ein Zeichen von Schwäche ist. Meine Arbeit besteht darin, Müttern bewusstzumachen, dass ihr Hilfsbedürfnis etwas ganz Normales ist.

LINDSEY GERMAIN, DOULA, SAN FRANCISCO BAY AREA, KALIFORNIEN

BLAUBEERPFANNKUCHEN MIT HAFER

Diese Pfannkuchen zuzubereiten, macht Spaß, und sie kommen in meinem Haushalt, wo drei Kinder immer wieder eine Extraportion Energie brauchen, um bis zum Mittagessen durchzuhalten, oft auf den Tisch. Auch für die Mamas, die ich bekoche, sind sie eine leckere Mahlzeit. Die im Haferschrot enthaltenen Nährstoffe lassen den Blutzuckerspiegel langsamer ansteigen als gewöhnliche Haferflocken, was eine länger anhaltende Energieversorgung bewirkt. Für diejenigen, die sich weizenfrei ernähren, sind diese Blaubeerpfannkuchen ein besonderer Leckerbissen: Vielleicht hast du dich schon lange nach einem Teller Pfannkuchen gesehnt, aber nicht gewusst, dass man sie auch aus Hafer machen kann!

Für 6–8 Portionen

160 g Haferschrot
1 Prise Meersalz
4 EL gesalzene Butter oder Kokosöl, plus ein wenig mehr zum Servieren
60 ml Milch nach Wahl
¼ TL gemahlene Vanille
1 TL Oliven- oder Avocadoöl
120 ml Joghurt oder Kefir
2 große Eier
100 g glutenfreies Mehl (oder mehr, falls nötig; andere Optionen sind Kichererbsen- oder Mandelmehl)
½ TL Backpulver
150 g frische Blaubeeren
1 Banane, geschält, geviertelt und in Scheiben geschnitten
1 TL Chia-Samen, fein gehackte Walnüsse oder Hanfsamen (optional, für etwas mehr Biss)
Ahornsirup, Honig oder eingekochte Früchte zum Servieren (optional)

Den Haferschrot in einem Topf mit 500 Milliliter Wasser aufgießen, Salz hinzufügen. Bei mittlerer bis starker Hitze aufkochen, herunterschalten, kurz umrühren und 20 Minuten weich kochen, wobei der Deckel zu drei Vierteln auf dem Topf aufliegen sollte. Vom Herd nehmen, 2 Esslöffel Butter unterrühren und beiseitestellen.

Nun in einer großen Schüssel die Milch, die gemahlene Vanille, das Olivenöl und den Joghurt verrühren, dann die Eier hineinschlagen und verquirlen, bis ein glatter Teig entsteht. Mehl und Backpulver unterrühren, dann die Blaubeeren, Bananenscheiben und Chia-Samen, falls verwendet, hinzufügen. Die Hafermischung unterheben und gut verrühren. Die Konsistenz sollte eher dickflüssig als flüssig sein. Falls nötig, etwas mehr Mehl hinzufügen.

Die zwei übrigen Esslöffel Butter bei mittlerer Hitze in einer beschichteten Pfanne schmelzen. Wenn die Pfanne heiß genug ist, den Teig in die Pfanne schöpfen und entweder einen großen oder zwei bis drei kleine Pfannkuchen braten. Bei mittlerer Hitze auf jeder Seite 3 bis 4 Minuten goldbraun braten und wenden, sobald der Pfannkuchen beginnt, Blasen zu werfen. Auf einem Teller stapeln und warm stellen. (Die Kochzeit verkürzt sich, je heißer die Pfanne ist, deshalb gut aufpassen). Für jede neue Portion vor dem Braten ein wenig Butter in die Pfanne geben.

Die Pfannkuchen warm servieren – mit einem Stückchen Butter und, wenn du möchtest, Ahornsirup oder Honig. Köstlich sind sie auch mit Mandel- oder Erdnussmus bestrichen. Pfannkuchen kann man auch für einige Tage im Kühlschrank aufbewahren oder einfrieren.

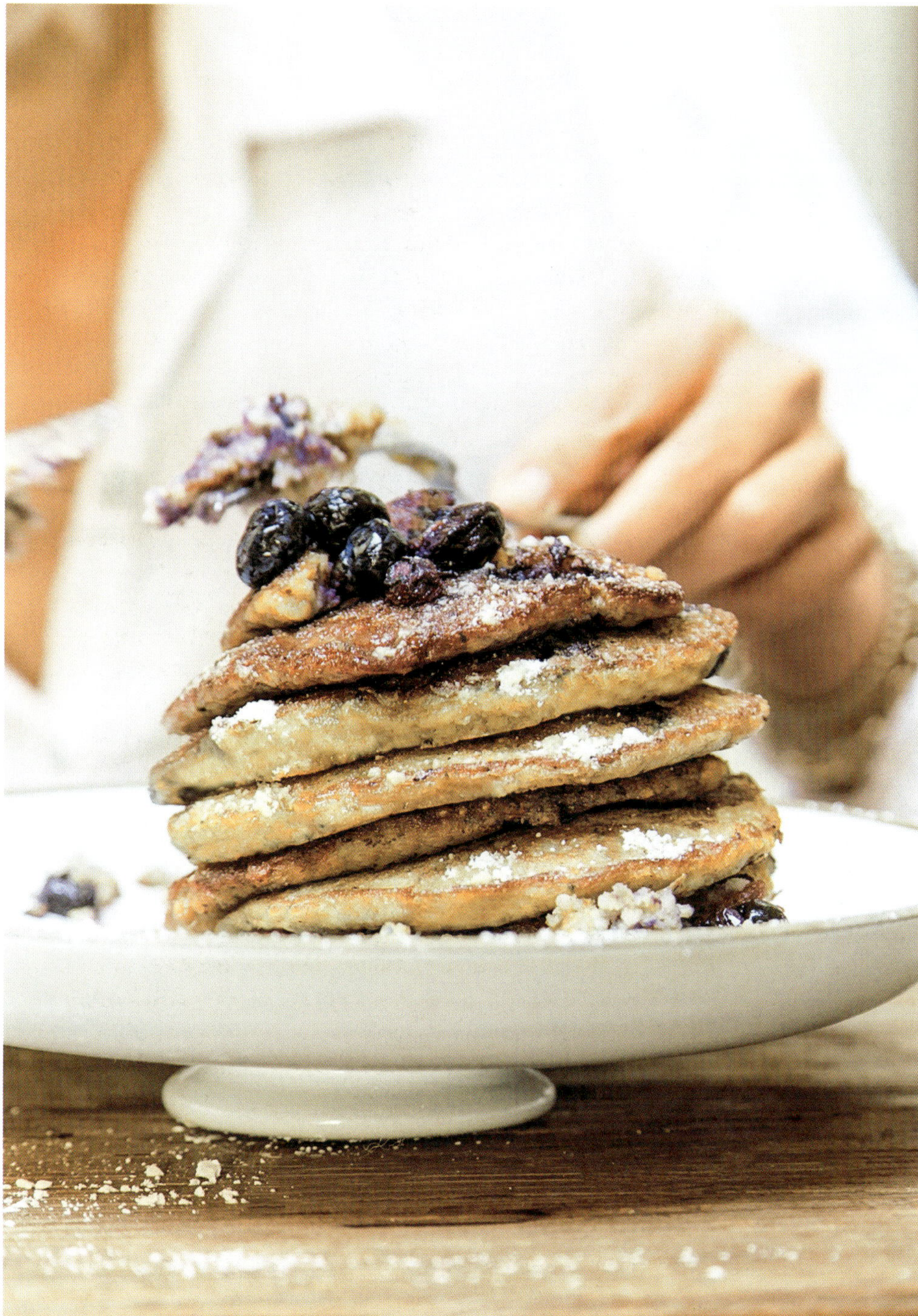

Blaubeerpfannkuchen mit Hafer

SÜSSES

Mütter müssen gefeiert werden! Eine junge Mutter ist prachtvoll, kurvig, liebevoll, zärtlich und stark – von so viel Schönheit kann man kaum die Augen lassen. Zwischen all dem Windelnwechseln fühlen sich viele Mütter allerdings oft ganz anders. Die exquisiten Desserts auf den folgenden Seiten sind dazu da, dich an deine sinnliche Seite zu erinnern. Tauche deinen Löffel in eine köstliche Vanillecreme, lass dir ein wenig Schokoladenmousse auf der Zunge zergehen. Beiße in eine weiche Kokosmakrone. Die Desserts sind eine Erinnerung daran, dass das Leben schön ist. Sie werden mit Honig zubereitet – einem der verführerischsten natürlichen Nahrungsmittel, das in der chinesischen Medizin übrigens als Allheilmittel gilt – oder mit Kokosblütenzucker. Beide Süßungsmittel sollten nur in Maßen genossen werden, enthalten aber wichtige Mineralien und andere nützliche Spurenelemente.

„Süß" ist eine Geschmacksrichtung, die in den Heilkünsten genutzt wird, um Menschen zu erden, wenn sie übermäßig nervös oder ängstlich sind, darüber hinaus wirkt sie befeuchtend. Die folgenden Rezepte sind schnell zubereitet, ein würdiger Ersatz für die derzeit viel zu kalte Eiscreme oder die überzuckerten Fertigsüßwaren. Du kannst sie mit gutem Gewissen genießen, denn sie stecken voller Zutaten, die neben dem Vergnügen auch deiner Gesundheit dienen.

Wenn es sich so anfühlt, als wäre die begehrenswerte Frau, die du einmal warst, für immer in einem Meer aus Jogginghosen und Zopfgummis verschwunden, dann nimm dir fünf Minuten, um dich selbst zu verwöhnen. Denn bald kehrt sie zurück. Bis dahin gibt es Schokolade!

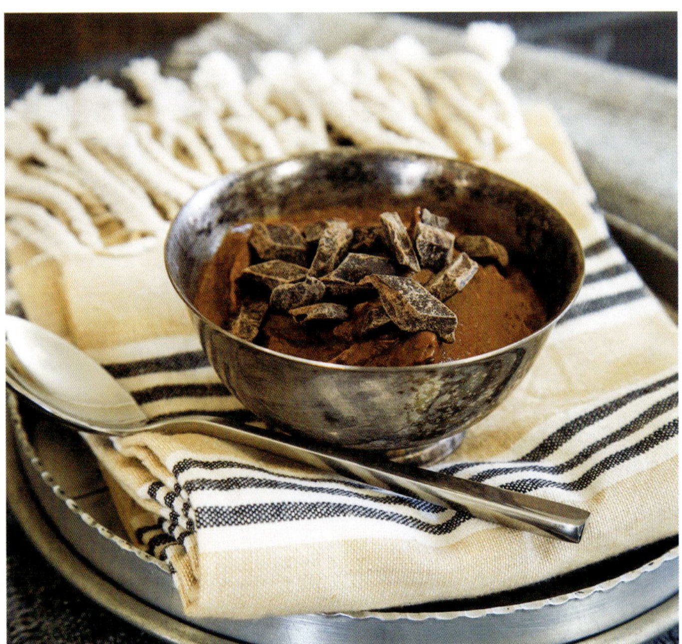

Schokoladenmousse

SCHOKOLADENMOUSSE

Diese Mousse ist dekadent und cremig – und auf ihre Hauptzutat würdest du niemals von selbst kommen: Es ist deine Freundin, die Avocado! Ich schmuggle diese Mousse gerne in den Kühlschrank einer frischgebackenen Mutter, damit sie immer mal wieder ein paar Löffel naschen kann, wenn sie ein verführerisches Dessert gebrauchen könnte. Du hast meine ausdrückliche Erlaubnis, sie genau so zu genießen, wie du möchtest – mit einem Löffel Mandelmus, mit Kokosraspeln und frischen Beeren oder über ein paar Löffel Granola in einem Förmchen: der schnellste Mini-Schokocremekuchen der Welt!

Für 6–8 Portionen

2 reife Avocados
60 ml Honig, Kokosblütenzucker oder Ahornsirup
50 g Kakaopulver (ebenso gut ist Carobpulver oder eine Kombination aus beiden)
1 EL Kokosöl
¼ EL gemahlene Vanille
½ EL Salz
60 ml Wasser, Kokosmilch oder Nussmilch deiner Wahl (bzw. so viel, wie du brauchst, um die gewünschte Konsistenz zu erreichen)
60 g Mandel- oder Erdnussmus (optional)
1 TL Bio-Gelatine (optional)
Optionale Toppings: Gehackte Nüsse, Schokostückchen, Kokosraspeln, getrocknete Früchte (zum Beispiel Maulbeeren, getrocknete, in Scheibchen geschnittene Feigen oder Goji-Beeren), Bienenpollen

In einer Küchenmaschine oder in einem Standmixer die Avocados, den Honig, den Kakao, das Kokosöl, die gemahlene Vanille und das Salz mit 60 Milliliter Wasser (oder Nuss- oder Kokosmilch) kräftig durchmixen, bis eine homogene und sahnige Creme entsteht. Wenn sie dir noch zu dickflüssig erscheint, kannst du nach und nach ein wenig mehr Wasser oder Milch hinzufügen. Dabei darauf achten, dass die Mousse nicht zu flüssig wird.

Mit den Toppings deiner Wahl servieren. Reste (falls es überhaupt welche gibt!) halten sich mehrere Tage in einem luftdichten Behälter im Kühlschrank.

TIPP: *Die Gelatine ist in diesem Rezept optional, verleiht der Mousse aber eine cremigere Konsistenz und eine Extraportion Nährstoffe.*

VANILLE-KOKOS-MAKRONEN

Kugelrund und süß – Kokosmakronen sind sinnlich und verlockend wie der kurvige Körper einer frischgebackenen Mutter. Sie sind locker und weich – das essbare Äquivalent eines zufriedenen Seufzers – und stecken voller Proteine (vom Eiweiß) und gesunder Fette (von der Kokosnuss). Sie machen auf eine gute Weise satt, haben aber vorrangig einen Effekt: Glückseligkeit. Für die ganz besondere, herzerwärmende Note kann man ein paar Tropfen Rosenwasser hinzufügen; es passt perfekt zur Vanille.

Für etwa 12 Stück

6 Eiweiß (die Eidotter anderweitig verwenden, zum Beispiel für Pudding oder Mayonnaise)
½ TL Meersalz
120 ml Honig
1 EL gemahlene Vanille
385 g Kokosraspel
2 oder 3 Tropfen Rosenwasser (nach Belieben)

Den Backofen auf 175°C vorheizen. Ein Backblech mit Kokosöl oder Butter einfetten.

Das Eiweiß mit dem Salz steif schlagen. Honig, gemahlene Vanille, Kokosraspel und, falls verwendet, Rosenwasser kurz und vorsichtig unterheben. Achtung: Nicht zu viel rühren, sonst fällt der Eischnee zusammen.

Jeweils einen Esslöffel der Makronenmasse auf das Backblech setzen und beim Hochnehmen des Löffels einen kleinen Berggipfel formen.

8 Minuten backen, dann prüfen, ob die Makronen schon eine leicht goldene Farbe haben. Falls nicht, weitere 4 Minuten backen. (Je nach Backofen dauert es 10 bis 12 Minuten, bis sie fertig sind.) Die Makronen aus dem Ofen nehmen, wenn sie außen ein wenig golden und innen noch weich sind.

Auf dem Blech oder einem Backofenrost abkühlen lassen und noch warm oder bei Zimmertemperatur servieren.

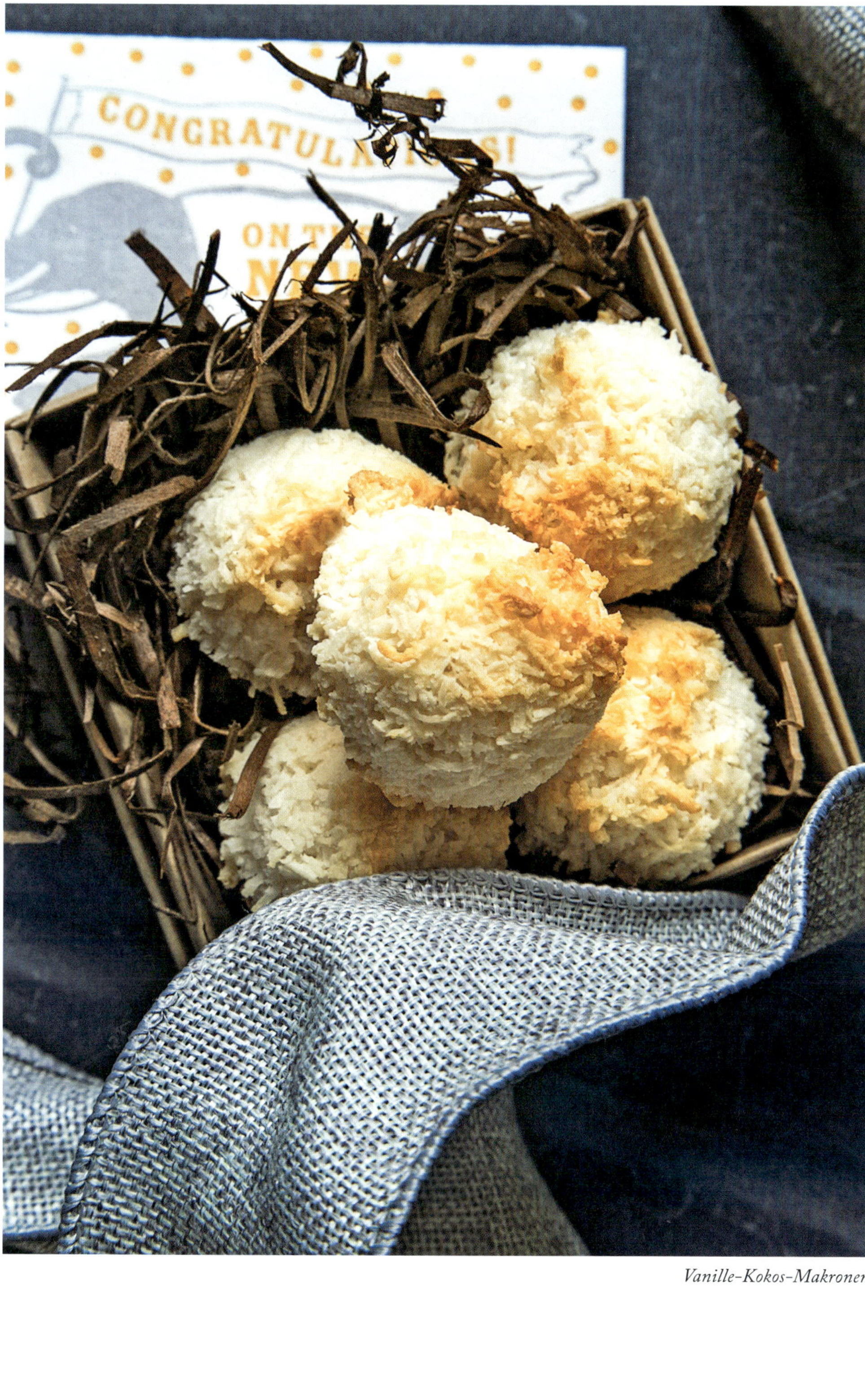

Vanille-Kokos-Makronen

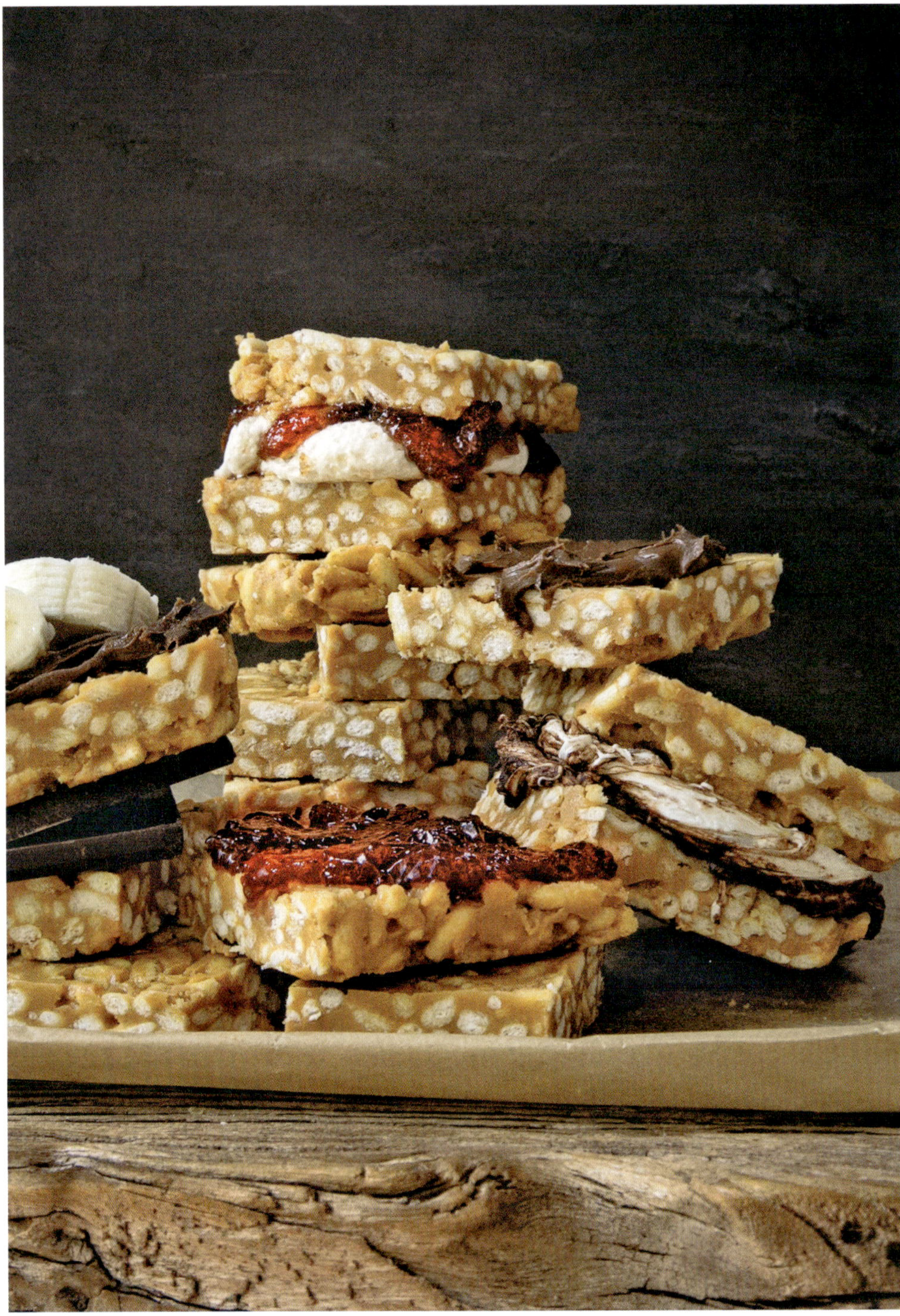

Knusprige Nuss-Honig-Reisschnitten

KNUSPRIGE NUSS-HONIG-REISSCHNITTEN

Nichts lässt einen so schnell erwachsen werden wie die Geburt eines Kindes. Diese Leckerbissen erlauben dir, dich zumindest wieder wie ein Kind zu fühlen. Sie sind im Handumdrehen gemacht und weitaus gesünder als die zuckrigen Süßigkeiten, die man im Supermarkt kaufen kann. Goji-Beeren, Rosinen oder süß-knusprige Feigenstückchen runden diese Schnitten wunderbar ab.

Für ein großes Backblech (22 x 24 cm)

250 g Erdnuss-, Sonnenblumen- oder Mandelmus
115 g gesalzene Butter
120 ml Honig
30 g Bio-Puffreis
Eine Prise Meersalz
Optionale Zutaten: Schokoladenstückchen, gehackte Erdnüsse, Kokosraspeln, Trockenfrüchte nach Wahl

Das Nussmus, die Butter und den Honig in einem kleinen Topf bei mittlerer Hitze unter ständigem Rühren schmelzen, bis eine homogene Flüssigkeit entsteht.

Den Puffreis in einer Schüssel mit einer Prise Salz vermischen, dann die Nussmischung hinzufügen und alles verrühren, bis der Puffreis gleichmäßig überzogen ist. Nun die gewünschten weiteren Zutaten untermischen. Die entstandene Mischung gleichmäßig auf dem Backblech verteilen und leicht andrücken. Jetzt mehrere Stunden in den Kühlschrank stellen. Sobald die Nussmischung sich hart anfühlt, in Quadrate schneiden und genießen. Bei Zimmertemperatur werden sie weicher, deshalb am besten bis zum Verzehr im Kühlschrank aufbewahren.

KOKOSCREME MIT GEWÜRZEN

Dieser Nachtisch ist wie noch nicht gefrorenes Eis: eine opulente Creme, die auf der Zunge zergeht. Das Rezept ist kinderleicht und enthält neben der Kokosmilch reine und nährstoffreiche Bio-Gelatine, welche die Creme stocken lässt. Genieße sie, denn Eidotter, Kokosmilch und Gelatine sind in diesen Tagen die perfekten Zutaten. Mein Rezept kann nach Belieben variiert und die fertige Creme nach Wunsch dekoriert werden. Beispielsweise kann man sie in kleine Förmchen geben und mit einer karamellisierten Zuckerkruste servieren.

Für 6–8 Portionen

1 TL gemahlene Bio-Gelatine
480 ml Kokosmilch
50 g Kokosblütenzucker oder 85 ml Honig
½ TL gemahlene Vanille
1 TL Zimtpulver
1 TL gemahlener Piment oder
½ TL gemahlene Muskatnuss oder Nelken
4 große Eidotter

In einer kleinen Schüssel die Gelatine mit einem Esslöffel Wasser auflösen, zur Seite stellen.

Kokosmilch mit Zucker, Vanille und den Gewürzen in einem Topf verrühren. Bei mittlerer Hitze vorsichtig zum Kochen bringen und etwa 5 Minuten köcheln lassen, dabei gelegentlich umrühren, damit die Milch nicht überkocht oder anhängt.

Unterdessen die Eidotter in eine mittelgroße Schüssel geben, dann nach und nach 120 Milliliter der heißen, Kokosmilchmischung mit dem Schneebesen unterrühren. 1 bis 2 Minuten schaumig schlagen.

Diese Eiermischung bei niedriger Hitze zu der restlichen Kokosmilchmischung gießen. Mit dem Schneebesen etwa 5 Minuten rühren, bis die Creme andickt und auf dem Kochlöffel anhängt. Die aufgelöste Gelatine untermischen und sorgfältig einrühren. Vom Herd nehmen und auf 6 bis 8 Förmchen verteilen. Es gibt keine vorgeschriebene Menge für jedes Förmchen, mache sie genau so groß oder klein, wie es dir gefällt.

Die Förmchen für mindestens 4 Stunden in den Kühlschrank stellen, damit die Creme fest wird. Falls man sie nicht gleich aufisst, hält sie sich mit Plastikfolie bedeckt im Kühlschrank mehrere Tage.

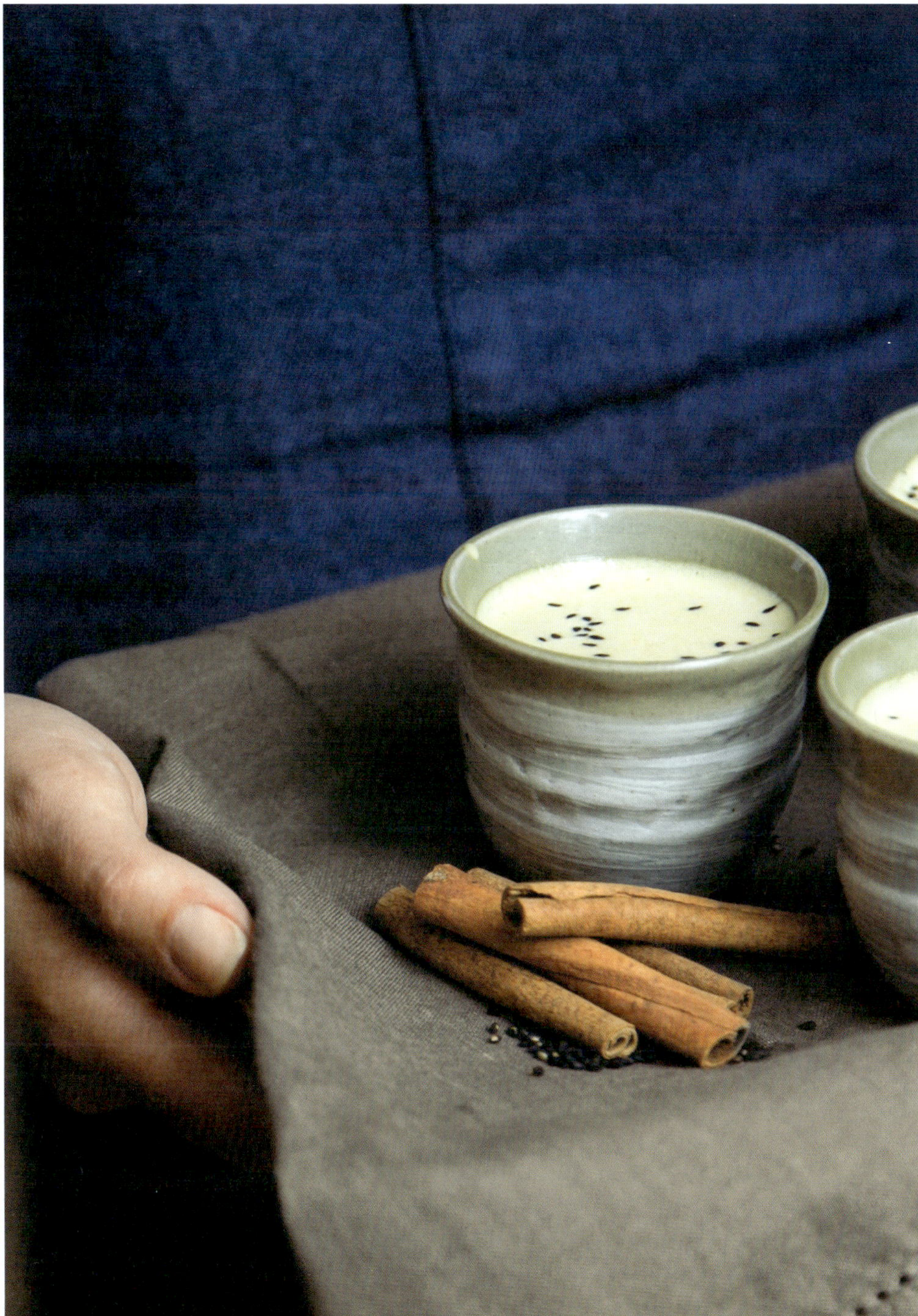

Kokoscreme mit Gewürzen

BEWEGUNG ODER STOPP-TASTE?

„Fitnesstraining" oder „Abnehmen" gehören nicht zum Vokabular der ersten vierzig Tage. Diese kurze und so zarte Zeitfenster ist einfach nicht der Moment, um sich „wieder in Form" zu bringen oder dir deinen Körper von vor der Schwangerschaft „zurückzuholen" – egal was die Klatschblätter im Supermarkt über gertenschlanke Promi-Mamas schreiben (für die man nur hoffen kann, dass sie in diesen ersten Tagen nicht ins Fitnessstudio gehen!). Ganz im Gegenteil: Es ist die Zeit, um sich zurückzunehmen und sich ganz auf das Gesundwerden zu konzentrieren. Die allermeisten Ärzte und Hebammen raten dazu, in den ersten sechs Wochen höchstens gemütlich spazieren zu gehen und keinesfalls schwere Gegenstände zu heben, um die Rückbildung der Gebärmutter nicht zu gefährden.

Wenn du gerne Sport treibst und es liebst, draußen zu sein, wird dir die Vorstellung nicht gefallen, dich in deiner Bewegungsfreiheit einschränken zu müssen. Doch das letzte Wort sollte dein Körper haben: Viele Frauen berichten, dass sogar zu häufiges und zu frühes Gehen Blutungen verstärken kann. Lass die ersten vierzig Tage nach der Entbindung fast komplett vergehen, damit sich die „Tore" deines Körpers wieder schließen können, bevor du dich nach draußen aufmachst. Trage dein Baby ganz nah an deinem Körper, falls du in diesen Wochen das Haus verlässt, sorge dafür, dass auch du warm und gemütlich eingemummelt bist (denke an die indischen Frauen, die sogar im Sommer Kleidung aus Wolle tragen!), und bleibe nicht allzu lange draußen.

Wenn man sich nach Bewegung sehnt, meint man oft die gute Laune, die sich beim Sport einstellt. Genau deshalb empfehle ich jungen Müttern gerne zwei einfache, „herzöffnende" Yogapositionen, deren positive Wirkung auf die Stimmung sofort spürbar ist (und die auch direkt neben dem Babybettchen funktionieren). Nach diesen herzöffnenden Asanas wirst du dich besser fühlen, weil sie Rachen, Brust und den unteren Rücken weiten, die Ausschüttung stärkender Hormone anregen und die Ausschüttung von Stresshormonen abschwächen.

„Hasta Uttanasana", die „Haltung mit hochgestreckten Armen" ist eigentlich ein Teil des Sonnengrußes und sieht in etwa so aus, als würdest du als Marathonläuferin gerade euphorisch die Zielgerade erreichen. Stelle dich dafür zunächst aufrecht hin, die Füße hüftbreit auseinander, stemme die Hände in die Hüften und richte den Brustkorb auf. Strecke nun die Arme in V-Form nach oben, beuge dich leicht nach hinten, schaue nach oben – und lächle. Untersuchungen haben gezeigt, dass nach zwei Minuten in dieser Position der Testosteronspiegel um 25 Prozent steigt, während der Spiegel des Stress verursachenden Cortisols um 15 Prozent sinkt. Zusätzlich stärkt die Übung das Selbstvertrauen und das Selbstbewusstsein. Beginne damit, die Position mehrmals am Tag 20 Sekunden zu halten, und steigere dann langsam die Zeit, wenn du möchtest.

Rolle für die zweite Position deinen Gymnastikball an die Wand, setze dich auf den Boden und drücke den Rücken dagegen. (Eventuell die Beine überkreuzen.) Lehne dich nun zurück, lege den Hinterkopf auf den Ball und lass die Arme sanft zur Seite fallen. Gib all dein Gewicht an den Ball ab und fühle, wie sich dein Brustkorb öffnet und dein Nacken immer länger wird. Schließe die Augen und atme durch die Nase ein und durch den Mund aus. Du kannst die Position so lange halten, wie du möchtest. Sie allein bringt Körper und Geist schon große Erleichterung: Denn du sorgst für dich, indem du (buchstäblich) gar nichts tust.

SAFTIGE SCHOKOBROWNIES

Diese gluten- und laktosefreien Brownies sind gesunde Leckerbissen – reichhaltig und schokoladig. Sie stecken voller gesunder Fettsäuren und Proteine, die dabei helfen, den Blutzuckerspiegel auszubalancieren. Kinder und Erwachsene werden sie gleichermaßen lieben – und wahrscheinlich alle das Rezept haben wollen!

Für 12 große oder 24 kleine Brownies

70 g Kakaopulver
130 glutenfreies Mehl deiner Wahl (oder Nussschrot, der beim Herstellen von selbstgemachter Nussmilch übriggeblieben ist, siehe Seiten 196–197)
180 ml Honig oder Ahornsirup
240 g Mandel-, Erdnuss- oder Cashewmus
2 große Eier
180 ml Mandelmilch oder Nussmilch deiner Wahl
TL gemahlene Vanille
1 TL Backpulver
½ TL Meersalz
170 g Bitterschokolade
130 g gehackte Bitterschokolade, für ein extra schokoladiges Aroma (optional)
50 g Kokosraspeln oder gehackte Walnüsse (optional)

Den Backofen auf 165°C vorheizen. Eine rechteckige Backform (ca. 33 x 23 Zentimeter) mit Kokosöl einfetten.

Das Kakaopulver in eine Schüssel geben und Mehl, Honig, Nussmus, Eier, Mandelmilch, Vanille, Backpulver und Salz hinzufügen. Langsam und gründlich verrühren – dabei aufpassen, dass dir nicht eine Kakaowolke in die Nase steigt, wie es mir selbst schon passiert ist!

Die 170 Gramm Schokolade im Wasserbad schmelzen und anschließend vom Herd nehmen. Die geschmolzene Schokolade in die Schüssel gießen, gehackte Schokolade und Kokosraspeln oder Walnüsse, falls verwendet, hinzufügen. Mehrmals umrühren, bis sich alles grob vermischt hat. In die vorbereitete Backform gießen und gleichmäßig mit einem Holzlöffel oder Teigschaber verteilen.

Die Backform in den Ofen schieben und 15 Minuten backen. Das Backblech um 180 Grad drehen und weitere 15 Minuten backen. Die Brownies sind fertig, sobald die Ränder fest sind, während das Innere noch feucht und schmelzend ist. Sollte das Innere noch zu flüssig sein, für ein paar weitere Minuten backen und aufpassen, dass die Ränder nicht verbrennen. (Sollten sie am Ende der Backzeit für deinen Geschmack doch etwas zu dunkel geworden sein, kannst du sie mit einem Messer abschneiden.)

10 Minuten in der Backform auskühlen lassen, erst dann auseinanderschneiden und herausnehmen, da sie sonst leicht zerfallen. (Ich persönlich schaffe es aber nie, so lange zu warten, und muss immer schon vorher ein paar probieren!)

Heiße Getränke

Im traditionellen Zuo Yuezi *kommt dem Teekessel eine zentrale Rolle zu, denn viel Tee zu trinken, ist eine der wesentlichen Verhaltensregeln für die Zeit nach der Entbindung. Junge Mütter schlürfen daher den ganzen Tag heiße oder warme Getränke. Es geht nicht nur um die Flüssigkeit, die in diesen Wochen unglaublich wichtig ist. Tees sind der einfachste und offensichtlichste Weg, um dem Inneren Wärme zu schenken. Heißes Wasser besänftigt den „Wind", der in dein leeres „Kinderzimmer" – die Gebärmutter – gelangen, durch das ganze Haus deines Körpers wehen und Beschwerden und Erschöpfung verursachen kann. Und schließlich spielen natürlich auch die Zutaten, mit denen der Tee aufgegossen wird, aufgrund ihrer heilenden Wirkung eine große Rolle.*

Die weisen Frauen, die eine junge Mutter traditionellerweise begleiteten, wussten, dass Mutter Natur besondere Geschenke bereithält. Ihre Blätter, Früchte, Wurzeln und Kräuter können entspannend oder regenerierend auf einen erschöpften Körper wirken, den Milchfluss anregen, den Geist beruhigen oder sogar Energie spenden, wenn man müde ist. Diese Wunder der Natur sind die perfekte Volksmedizin: günstig zu beschaffen und sicher in der Anwendung.

Warmer Tee kann von Sonnenaufgang bis Sonnenuntergang (und wieder bis zum Sonnenaufgang) dein steter Begleiter sein. Du kannst ihn auch auf Zimmertemperatur abkühlen lassen und statt Wasser trinken. Vielleicht wird es dich überraschen, dass die hier vorgestellten Tees auch solch alltägliche Dinge wie Hafer oder Brennnessel enthalten. Doch genau sie sind oft unterschätzte Verbündete, wenn wir Frauen uns etwas Gutes tun wollen.

Es ist eine uralte, weibliche Kunst, Kräuter zu sammeln, in Dosen zu sortieren und aufzubewahren und sie schließlich mit kochendem Wasser aufzugießen. Du wirst dich dem Zauber dieses erdverbundenen Rituals nicht entziehen können – den aromatischen Dampfschwaden und dem wohligen Gefühl, das sich in deinem Bauch, deinen Brüsten oder deinem Kopf ausbreiten wird – sogar, wenn du durch und durch urban bist. Eine Sensibilität dafür zu entwickeln, wie dein Körper auf verschiedene Tees reagiert, bringt dir nicht nur einen direkten Nutzen, etwa einen stärkeren Milchfluss oder einen tieferen Schlaf. Du erarbeitest dir gleichzeitig eine gewisse Intuition, ein sicheres Bauchgefühl, das dir als Mutter sehr zugutekommt.

TEES UND KRÄUTERAUFGÜSSE

Kräuter mit heißem Wasser aufzugießen, ist der einfachste Weg, um an ihre heilenden Kräfte zu kommen. Überbrüht man eine kleine Menge eines bestimmten Krauts für nur wenige Minuten, nimmt das Wasser die heilsamen Öle der Pflanze auf, und es entsteht ein milder Tee mit einer durchaus spürbaren medizinischen Wirkung. Verlängert man die Ziehzeit auf die Dauer von mehreren Stunden, verstärken sich Aroma und Wirkung. Du wirst Freude am ausgewogenen Geschmack der sanfteren Version haben und merken, dass länger gezogene Tees viel intensiver schmecken. Kräuterkundige wissen, dass in letzteren auch Mineralien, Vitamine und sogar Proteine aus den Blättern gelöst sind. Es gibt außerdem die Möglichkeit, Tees zu einem sogenannten „Dekokt" zu kochen – eine Methode, die in der TCM seit jeher angewandt wird. So werden die folgenden beiden Tees hergestellt.

BRENNNESSEL-FENCHEL-TEE

Die Brennnessel, ein Frühlingsbote mit einem angenehm vollen und aromatischen Geschmack, spendet dem Körper Energie und unterstützt die Leber beim Ausleiten von Schadstoffen, die beispielsweise durch Arznei- oder Narkosemitteln in deinen Körper gelangt sind. Fenchel ist ein klassisches Kraut für die Zeit der Entbindung: Seine Phytoöstrogene wirken ausgleichend auf den Hormonspiegel, regen den Milchfluss an und lindern Magen- und Darmprobleme, bei Mama und Baby. Aus all diesen Gründen ist diese Mischung für die ersten vierzig Tage unerlässlich.

Für 6 Portionen

30 g getrocknete Brennnesselblätter
30 g getrocknete Fenchelsamen

In einem Topf 1,5 Liter Wasser aufkochen, die Brennnesselblätter und Fenchelsamen hinzufügen, herunterschalten und 30 Minuten bis eine Stunde zugedeckt köcheln lassen.

Abseihen und warm genießen.

Hält sich bis zu 3 Tage im Kühlschrank.

VARIANTE: Sobald das Wasser kocht, 200 Gramm Gerste zu der Brennnessel-Fenchel-Mischung hinzufügen, nochmals einen Viertelliter Liter Wasser dazugießen und alles bei niedriger Hitze zugedeckt 30 Minuten köcheln lassen, bis die Gerste weich ist. Sollte der Tee zu dickflüssig werden, nach und nach ein wenig kochendes Wasser dazugießen.

ROTER-DATTEL-TEE MIT GOJI-BEEREN

Dies ist der *Zuo Yuezi*-Tee par excellence und meiner Meinung nach durch sein wunderbares, wärmendes Zutaten-Duo ein tägliches Muss für alle Mamas! Am besten hast du den ganzen Tag eine große Flasche von diesem Tee griffbereit. Er ist süß und herb zugleich, und die purpurroten Früchte erinnern dich an dein wachsendes, gefühlvolles Herz, das deine Fürsorge verdient.

Für 4–6 Portionen

160 g Rote Datteln (siehe Seite 134)
60 g Goji-Beeren
Süßungsmittel nach Wahl: Honig, Ahornsirup, Kokosblütenzucker (trocken oder als Sirup) oder Stevia (optional)

In einem Topf 1,5 Liter Wasser aufkochen. Die Roten Datteln halbieren und zu dem kochenden Wasser hinzufügen, herunterschalten und eine Stunde zugedeckt köcheln lassen. 20 Minuten vor Ende der Kochzeit die Goji-Beeren und das Süßungsmittel hinzufügen. (Für mich reicht schon die Süße der Roten Datteln, deshalb verwende ich persönlich keines.)

Abseihen und den ganzen Tag über immer mal wieder eine Tasse trinken. Hält sich bis zu einer Woche im Kühlschrank.

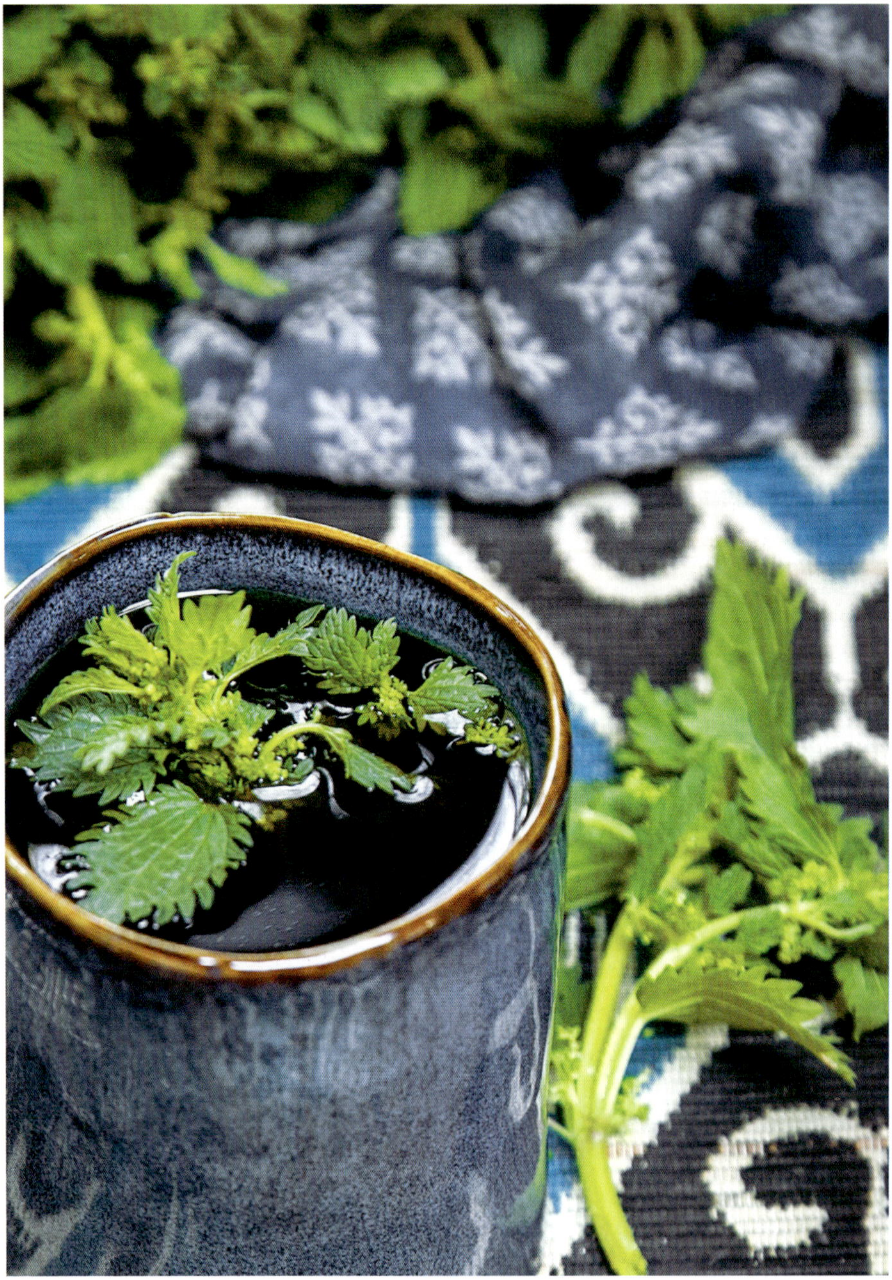

Brennnesseltee

KRÄUTERAUFGÜSSE MIT LANGER ZIEHZEIT

Die folgenden Kräuteraufgüsse sind altbewährte Klassiker für die Zeit nach der Entbindung – in einem leicht neuen Gewand mit einigen geschmacklichen Überraschungen. Viele der verwendeten Kräuter sind natürliche Galaktagoga *– sie fördern den Milchfluss.*
Zur Zubereitung: Alle Zutaten in ein großes Einmachglas (1 Liter) geben, mit einem Liter kochendem Wasser aufgießen und dann fest verschließen. Nach 4 bis 8 Stunden abseihen.

TIPP: *Diese Tees am besten aufgießen, bevor man schlafen geht, damit sie am nächsten Morgen fertig sind. Tagsüber heiß oder zimmerwarm trinken, den Rest in den Kühlschrank stellen.*

BRENNNESSELTEE

Verbessert den Milchfluss und die Muttermilch, ist reich an Eisen und Proteinen. Nachdem man diesen Tee getrunken hat, spürt man förmlich die Energie im Körper kribbeln – ein nahezu euphorisches Gefühl! Wenn es Frühling ist und frische Brennnesseln auf dem Bauernmarkt erhältlich sind, kann man auch diese verwenden. Dieser Kräuteraufguss ist toll für das dritte Trimester und nährt dich auch in der Zeit nach der Geburt.

20 g getrocknete Brennnesselblätter
2 Zitronenscheiben (kurz vor dem Trinken in den fertigen Tee geben)

BENDEDIKTENKRAUTTEE

Ein weiterer, den Milchfluss fördernder Kräuteraufguss, der emotional stabilisierend wirkt und depressive Verstimmungen lindert. Bockshornklee ist ein klassisches Heilkraut zur Anregung der Milchproduktion.

30 g getrocknetes Benediktenkraut
40 g Bockshornkleesamen

HIMBEERBLÄTTERTEE

Kräftigt die Gebärmutter sowohl vor als auch nach der Entbindung, verbessert den Milchfluss und die Muttermilch. Himbeerblätter sind ein wohlschmeckendes Kraut und ein klassischer Begleiter für die Schwangerschaft. In der letzten Zeit vor und nach der Entbindung genießen.

15 g getrocknete Himbeerblätter
2 Zimtstangen

HERZGESPANNTEE

Der ideale Kräuteraufguss, um nach der Entbindung Krämpfe oder traumatische Gefühle abzumildern. Wirkt darüber hinaus gut gegen Gebärmutterschmerzen und stimmungsaufhellend. Bei starken Blutungen nur mäßig verwenden. Dieser Tee ist für die Zeit der Schwangerschaft *nicht* geeignet.

30 g getrocknetes Herzgespann

INGWER-KURKUMA-TEE MIT HONIG

Kurkuma ist ein wunderbares Nahrungsmittel! Die Wurzel verfügt über eine wunderbar entzündungshemmende und antibakterielle Wirkung und passt geschmacklich perfekt zu Honig und Ingwer. Dieser Tee stärkt nach den Anstrengungen der Entbindung den ganzen Körper. Mit ein wenig heißer Kokosmilch verfeinert, wird ein etwas cremigeres, dickflüssigeres Getränk daraus.

Für 4 Portionen

1 Stück Ingwer (2,5 cm), geschält und gerieben (etwa 3 EL)
1 Stück frischer Kurkuma (2,5 cm), geschält und gerieben (etwa 3 EL)
2 EL Apfelessig
60 ml Honig, nach Geschmack auch mehr

In einem Topf 1,2 Liter Wasser aufkochen. Den Herd ausschalten und Ingwer, Kurkuma und Essig in den Topf geben. 10 Minuten zugedeckt ziehen lassen.

Sobald du den Tee trinken möchtest, den Honig einrühren. Hält sich bis zu einer Woche im Kühlschrank.

TIPP: *Frischen Kurkuma findest du in Asialäden und in manchen Biomärkten. Falls du keinen bekommst, kannst du stattdessen einen Teelöffel Kurkumapulver verwenden.*

DAS GLEICHGEWICHT IM TRUBEL FINDEN

Obwohl der komplexe Balanceakt des modernen Mutterseins ganz wesentlich zum Leben gehört, verfügt unsere Gesellschaft nicht über angemessene Strukturen zur Unterstützung arbeitender Mütter. Wenn du, wie Millionen andere Frauen, in naher Zukunft mit beruflichen Verpflichtungen, der Fürsorge für deine Kinder, deiner Partnerschaft, dem Haushalt und den vielfältigen Anforderungen eines wirklich sehr vollen Alltags zurechtkommen musst, hilft ein besonderes Augenmerk auf deine eigenen Bedürfnisse. Sobald dein Leben wieder an Fahrt aufnimmt, ist es doppelt wichtig, weiterhin auf die Ernährung und eine ausreichende Versorgung mit Flüssigkeit zu achten (vor allem, wenn du länger stillst), Müdigkeit zu erkennen und dich an deine Liebsten zu wenden, wenn du mal Dampf ablassen, weinen oder richtig lachen musst. Nimm deinen gesunden Proviant einfach mit, wenn du in die Welt hinausziehst. Du kannst dir zum Beispiel einen Grünen Gute-Laune-Smoothie mixen und in einem Isolierbecher mitnehmen. Das Gleiche gilt für die Hühnersuppe mit Roten Datteln und Ingwer, Brennnessel-Fenchel-Tee oder alle Arten Congee. Und nimm dir ein paar Minuten Zeit, wenn dich einmal heftige Gefühle quälen sollten. In solch einem Fall wirken auch ein paar Tropfen eines beruhigenden ätherischen Öls (etwa Lavendel) Wunder, das du in deinen Handflächen verreibst und tief einatmest.

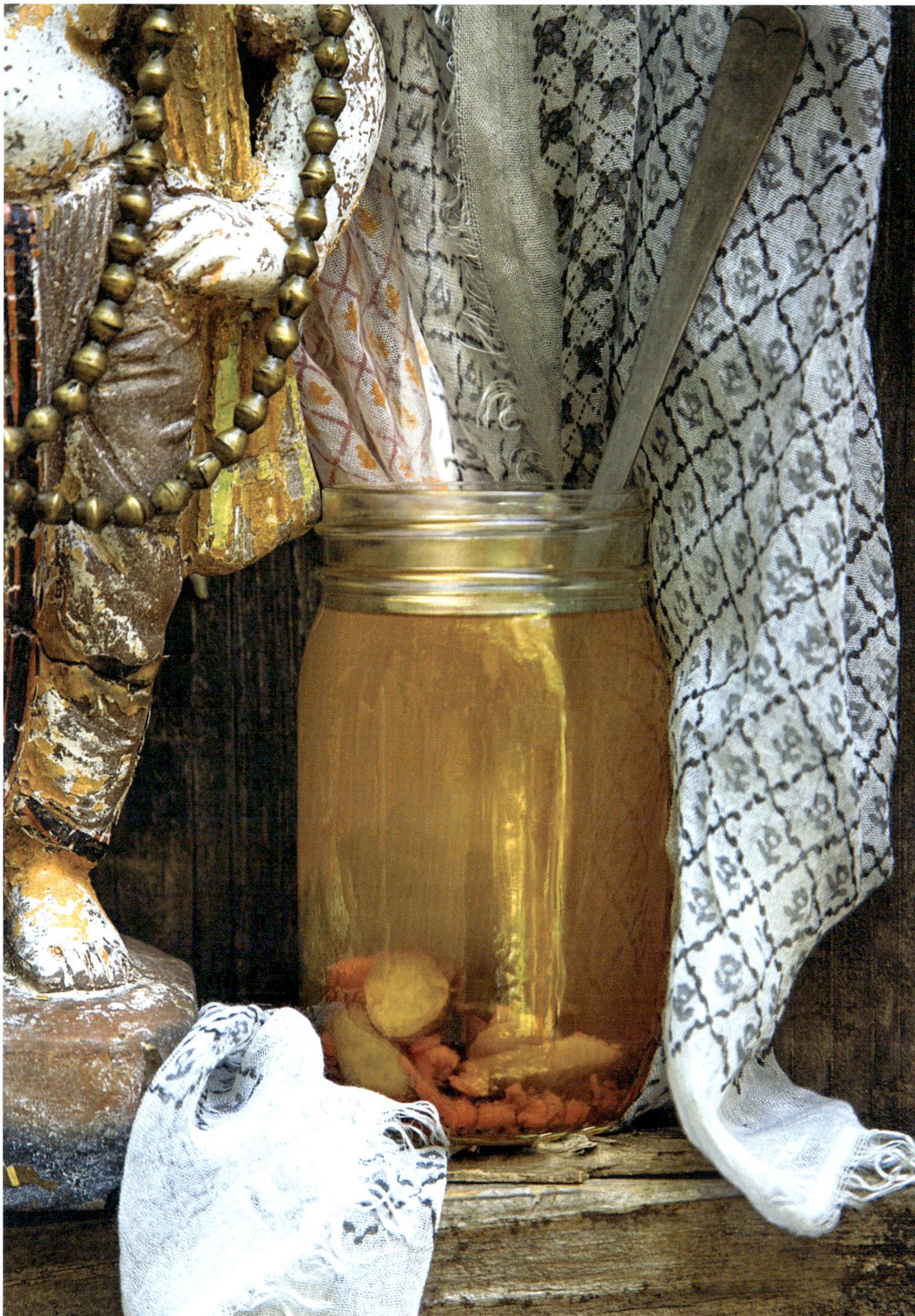

Ingwer-Kurkuma-Tee mit Honig

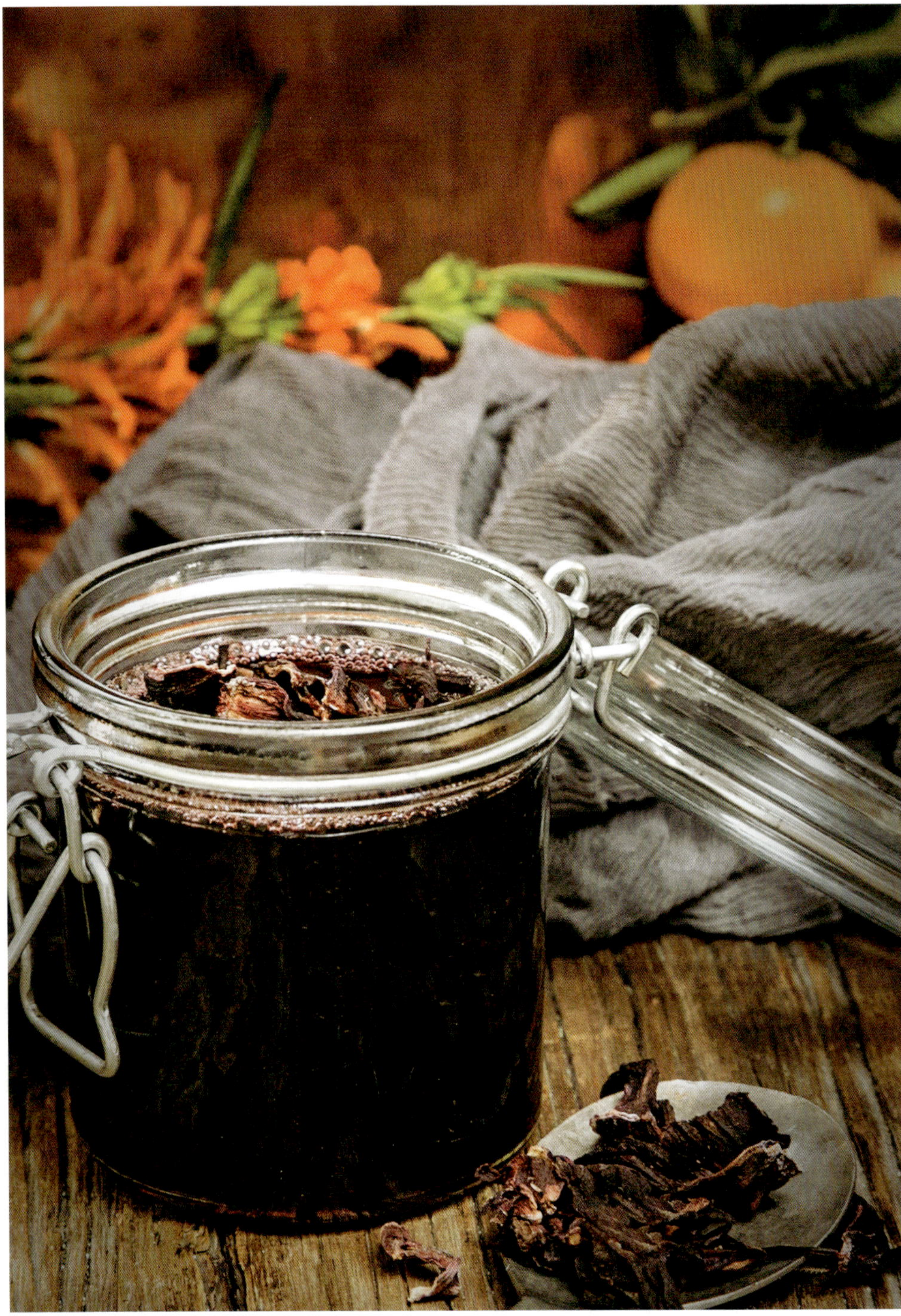

Hibiskusblütentee mit Ingwer und Zimt

HAFERTEE MIT INGWER UND ZIMT

Dieses Getränk ist inspiriert von *Horchata*, der mexikanischen Reismilch. Es stimuliert den Kreislauf und wärmt. Der reichlich enthaltene Hafer regt den Milchfluss an.

Für 4 Portionen

90 g Haferflocken
40 g Haferschrot
1 Stück Ingwer (ca. 4 cm), geschält und halbiert
3 Zimtstangen oder 2 EL Zimtpulver, plus etwas mehr zum Bestreuen
1 Prise Meersalz
1–2 EL Honig, nach Geschmack auch mehr

In einem Topf 1,7 Liter Wasser aufkochen. Hafer, Ingwer, Zimtstangen und Salz hinzufügen, herunterschalten und 30 Minuten köcheln lassen, dabei den Deckel zu drei Vierteln auflegen. Darauf achten, dass das Wasser im Topf nicht weniger wird, falls nötig etwas mehr Wasser dazugießen. Vorsicht, dass der Tee nicht überkocht.

Sobald das Wasser eine milchig-weiße Farbe angenommen hat und das Ganze etwas angedickt ist, abseihen und den Hafer für eine andere Gelegenheit aufbewahren (zum Beispiel für ein Congee oder Kekse). Den Tee in einen Glaskrug oder direkt in deine Tasse gießen, mit Honig süßen. Mit etwas Zimtpulver bestreuen und warm genießen!

Hält sich im Kühlschrank bis zu 3 Tage. Kann mit etwas kochendem Wasser warm gemacht werden: Einfach nur umrühren – und fertig!

HIBISKUSBLÜTENTEE MIT INGWER UND ZIMT

Süß, blumig und würzig: Dieser duftige, wärmende Tee hat eine wunderbar weibliche Note. Er schmeckt heiß oder bei Zimmertemperatur getrunken köstlich.

Für 4 Portionen

4 Zimtstangen
35 getrocknete Hibiskusblüten
1 Stück Ingwer (ca. 2,5 cm), geschält
4–5 EL Honig oder Agavensirup (optional)

In einem Topf einen Liter Wasser mit den Zimtstangen aufkochen.

Herunterschalten, die Hibiskusblüten hinzufügen und 30 Minuten zugedeckt köcheln lassen.

Vom Herd nehmen, den Ingwer hineinreiben und alles zusammen 20 Minuten ziehen lassen. Abseihen, nach Wunsch süßen und über den Tag verteilt immer mal wieder eine Tasse trinken.

KREUZKÜMMEL-BOCKSHORNKLEE-TEE

Diese Mischung aus zwei Gewürzen, die sonst eher zum Kochen exotischer Gerichte verwendet werden, ist ein erfrischender Gegensatz zu den süßeren Tees in deinem Repertoire. Beide Gewürze sind dafür bekannt, den Milchfluss zu unterstützen und das Verdauungssystem zu beruhigen. Sehr geeignet, um ihn vor dem Stillen zu trinken.

Für 4 Portionen

150 g Kreuzkümmelsamen oder 25 g gemahlener Kreuzkümmel
150 g Bockshornkleesamen
1 EL Honig oder Kokosblütenzucker, nach Geschmack auch mehr (optional)

In einem Topf einen Liter Wasser aufkochen.

Vom Herd nehmen, die Kreuzkümmel- und Bockshornkleesamen hinzufügen und zugedeckt 2 bis 4 Stunden ziehen lassen.

Abseihen, nach Wunsch süßen und über den Tag verteilt immer mal wieder eine Tasse trinken.

TIPP: *Bei diesem Tee nicht zu viel süßen: Er wirkt verdauungsfördernd, und der bittere Geschmack bringt deine Verdauungssäfte zum Fließen.*

GEISSRAUTE-HAFERKRAUT-TEE

Geißraute wird wegen ihrer positiven Wirkung auf den Milchfluss und die Qualität der Muttermilch seit jeher von Hebammen geschätzt. Hier wird dieses natürliche *Galaktagogum* mit Haferkraut kombiniert, das eine wunderbar beruhigende Wirkung auf das Gemüt besitzt. Dieser Tee schmeckt ziemlich grasig und erdig.

Für 4 Portionen

20 g Geißraute
10 g Haferkraut
1 EL Honig oder Kokosblütenzucker, nach Geschmack auch mehr (optional)

In einem Topf einen Liter Wasser aufkochen.

Vom Herd nehmen, Geißraute und Haferkraut hinzufügen und zugedeckt 2 bis 4 Stunden ziehen lassen.

Abseihen, nach Wunsch süßen und über den Tag verteilt immer mal wieder eine Tasse trinken.

LUXURIÖSE GETRÄNKE

Die beiden folgenden Getränke werden heiß getrunken, sind süß und machen rundum zufrieden. Zaubere dir eine Portion, wenn du Lust auf einen üppigen Leckerbissen hast oder etwas Trost in flüssiger Form gebrauchen könntest.

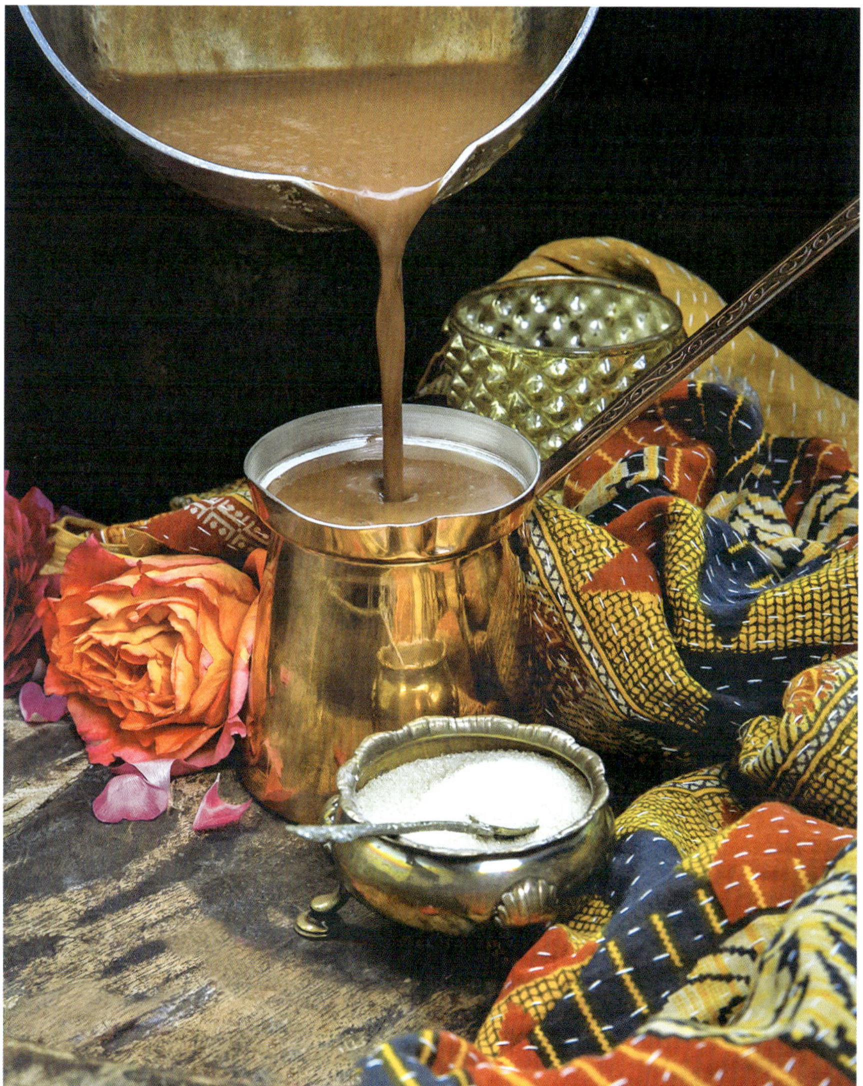

Zeremonielle heiße Schokoloade

SCHLAFTRUNK

Ich verordne Müttern dieses beruhigende und ausgleichende warme Getränk, wenn sie Schwierigkeiten haben, sich zu entspannen und Ruhe zu finden. Warme Milch sowie Honig, Kamille und Lavendel helfen beim Beruhigen der Nerven und sagen dem Körper, dass es Schlafenszeit ist.

Für 2 Portionen

500 ml Milch deiner Wahl
2 EL Kamillenblüten
2 EL Lavendelblüten
1 EL Honig

Die Milch in einem Topf vorsichtig aufkochen. Dann die Blüten in den Topf (oder direkt in die Tassen mit der heißen Milch geben) und 4 bis 5 Minuten ziehen lassen. Mit Honig süßen und genießen – ein guter Moment, um den Tag Revue passieren zu lassen und dankbar zu sein.

ZEREMONIELLE HEISSE SCHOKOLADE

Zu diesem absolut wunderbaren, mexikanisch angehauchten Elixier hat mich Shell Walker Luttrell aus Arizona inspiriert, Hebamme und Gründerin des Stillnetzwerks „Eats on Feets“. Sie geht bei jeder Frau, die sie betreut, direkt nach der Entbindung in die Küche und zaubert still und leise ein Gebräu aus heißem Kakao und Maismehl. Kann man sich eine bessere Art vorstellen, die außerordentliche Leistung einer Mutter zu feiern? Durch die Zugabe von Maismehl wird diese heiße Schokolade reichhaltiger. Denn einer satten Mutter fällt es viel leichter, ihre ganze Aufmerksamkeit dem erstaunlichen Wesen zu schenken, das sie gerade zur Welt gebracht hat. Genieße diese heiße Schokolade in deinen ersten vierzig Tagen – und auch darüber hinaus.

Für 2 Portionen

500 ml fettreduzierte Kokosmilch oder Mandelmilch
3 EL ungesüßtes dunkles Kakaopulver (oder Carobpulver)
Eine Prise Meersalz
½ TL Chilipulver
1 EL Maismehl
1 EL Kokosöl, Ghee oder gesalzene Butter
1 EL Zimtpulver
Honig, Ahornsirup oder Kokosblütenzucker zum Süßen (optional)
1 schmaler Streifen Orangenschale (optional)

Die Milch in einem Topf bei mittlerer Hitze erwärmen. Unterdessen in einer Tasse die restlichen Zutaten gut vermischen. Langsam in die Milch einrühren.

Wenn sich das Kakaopulver und die Süßungsmittel aufgelöst haben und der Geschmack so für dich stimmt, heiß genießen. Es kann sein, dass noch ein paar Maismehlklümpchen in der heißen Schokolade schwimmen – sie verleihen diesem Getränk eine angenehme Textur (was ich persönlich sehr gerne mag), verschwinden aber, wenn du es im Standmixer kräftig durchmixt.

KÖRPERPFLEGE

Die Nahrung, die du zu dir nimmst, ist nur ein Aspekt von Fürsorge und Pflege. Genauso wichtig sind Berührungen von anderen Menschen und die Liebe, mit der du jeden einzelnen Teil deines Körpers beschenkst. Denn wenn ein verletzliches Neugeborenes konstante Aufmerksamkeit von dir benötigt, kann es schnell sein, dass sich dein Körper nur noch vorkommt wie eine einzige Zapfsäule, die ansonsten nichts mehr zu melden hat.

Die folgenden, nicht essbaren Rezepte helfen dir dabei, das innere Gleichgewicht wiederzufinden, und laden dich dazu ein, mit dir selbst in Kontakt zu bleiben – durch kleine, tägliche Pflegerituale. Mit ein paar einfachen Zutaten aus dem Vorratsschrank kannst du Körper, Geist und Sinne verwöhnen und empfindliche Haut beim Heilen unterstützen. In den 20 Minuten, die du in einem Sitzbad verbringst, hast du Gelegenheit, deinem Körper zu danken. Und wenn du deinen Bauch mit einem pflegenden Öl einreibst, dann denke daran, was deine Gebärmutter erst kürzlich geleistet hat.

Die Herstellung der folgenden Körperpflegeprodukte ist ein schönes Projekt, das du gemeinsam mit Freundinnen in Angriff nehmen kannst – zum Beispiel im Rahmen eines Treffens vor oder nach der Geburt des Babys. Vielleicht lässt du eine Freundin deine Füße baden, peelen und einölen – und auch deine Fußnägel lackieren, wieso eigentlich nicht? Von anderen verwöhnt zu werden, ist das Recht einer jeden Mutter und erweckt den Teil von ihr wieder zum Leben, der sich wunderschön und wertvoll fühlt – zwei der heilsamsten und beglückendsten Gefühle, die man haben kann.

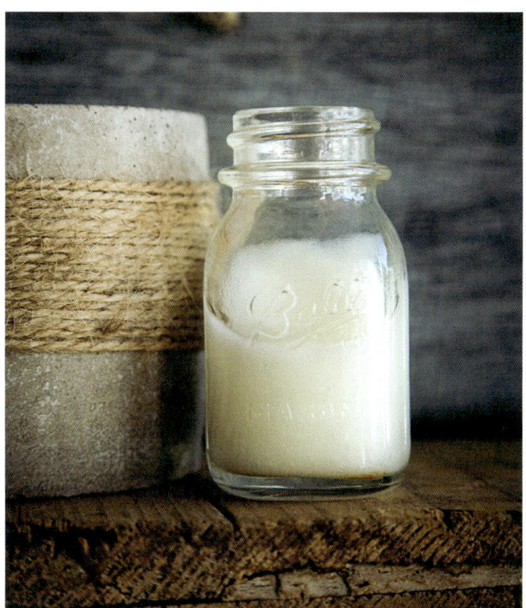

Rosen-Kokos-Körperöl

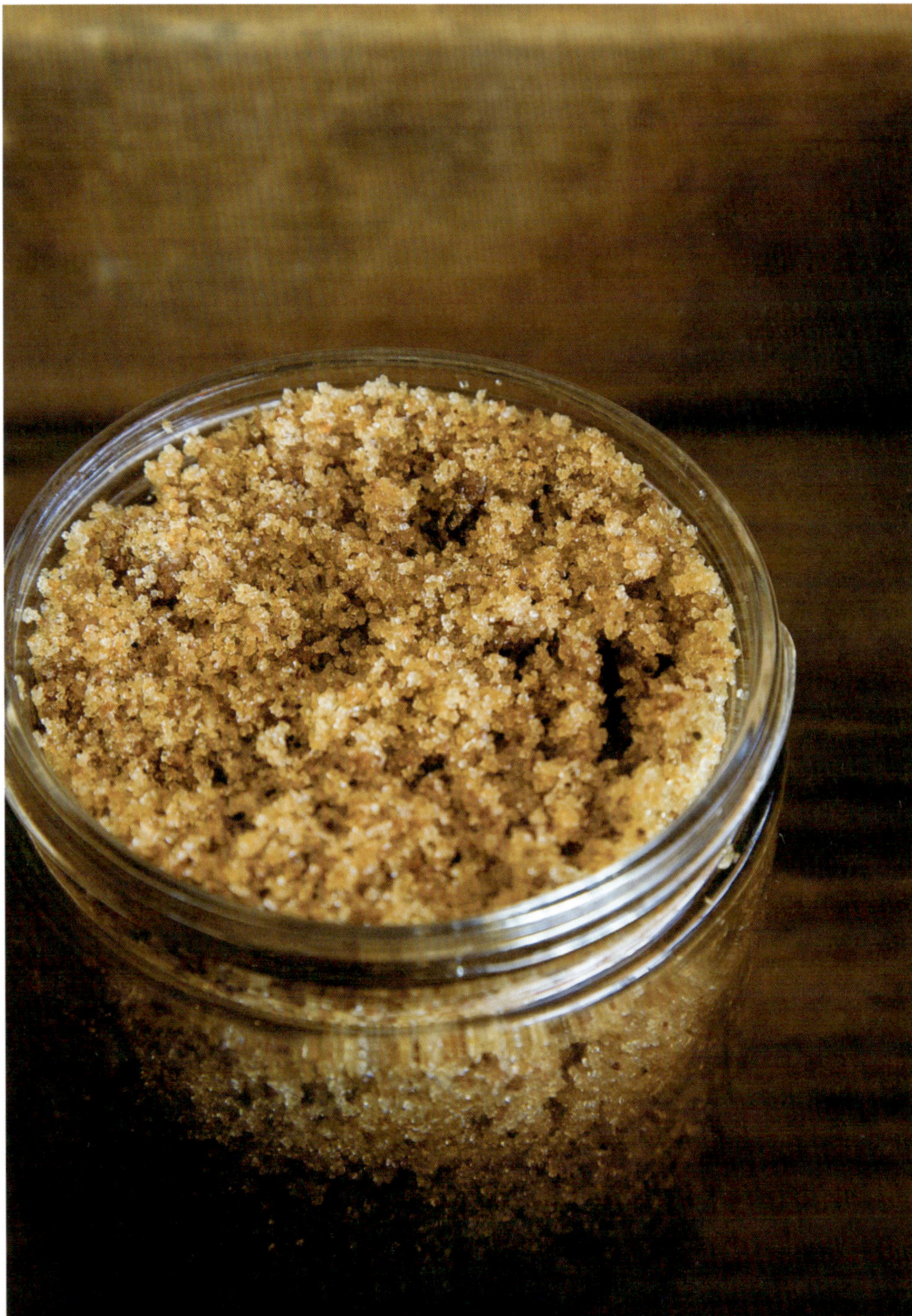

Lebkuchenpeeling

LEBKUCHENPEELING

Gewürze aus deinem Vorratsschrank verbinden sich hier zu einem winterlichen, zuckersüßen Peeling, das so köstlich nach Ingwer und Kuchen duftet, dass dir das Wasser im Munde zusammenlaufen wird. Wenn du dich unter der Dusche damit einreibst, wird deine Haut wunderbar gepeelt, gereinigt und mit Feuchtigkeit versorgt – und es ist sanft genug, um sogar deine Gesichtshaut zum Strahlen zu bringen. Ich verwende es darüber hinaus gerne für Fußpeelings, die Teil einer luxuriösen Fußmassage für Mamas sein können. Ich stelle mir gerne vor, dass jede Mama von einer Freundin oder ihrem Partner mit solch einem süßen Ritual verwöhnt wird. Man braucht dazu keine Vorkenntnisse über Reflexzonen, denn auch eine von einem Amateur durchgeführte Fußmassage kann stimulierend auf den ganzen Körper wirken, Energien dorthin lenken, wo sie fehlen, und Verspannungen lösen.

Für 2 Gläser (à 300 ml)

220 g brauner Zucker
200 g Rohrohrzucker oder Kokosblütenzucker (oder eine andere gröbere Zuckersorte)
120 ml Avocado-, Mandel- oder Jojobaöl
120 ml Kokosöl, geschmolzen (siehe Tipp auf der nächsten Seite)
1 TL gemahlene Vanille
1 EL gemahlener Ingwer
1 TL Zimtpulver
1 TL gemahlener Piment
1 TL gemahlene Nelken
½ TL gemahlene Muskatnuss

Alle Zutaten in einer großen Schüssel verrühren, bis alles gleichmäßig vermischt ist. In Einmachgläser mit großer Öffnung füllen, Deckel aufdrehen.

Unter der Dusche großzügig für den Körper oder auch für Gesicht und Lippen verwenden – aber nicht öfter als dreimal pro Woche (man muss sich nicht jeden Tag peelen!). Die Gläser danach immer wieder gut verschließen, damit das Peeling nicht austrocknet.

ROSEN-KOKOS-KÖRPERÖL

Deinen Körper vor dem Baden mit warmem Öl zu massieren, ist ein Ritual, das du alleine durchführen kannst – egal ob du zwei oder 20 freie Minuten hast. Die Haut mit natürlichen Ölen zu verwöhnen, fühlt sich unglaublich gut an, und geht ganz buchstäblich unter die Haut: Es beruhigt das Nervensystem. Die Öle beschwichtigen den lästigen Wind, den die Entbindung in deinem Inneren entfesselt hat und der Angst und Unwohlsein auslösen kann. In Indien heißt diese Ölmassage *Abhyanga,* und es wird dabei jeder Teil des Körpers, Vorder- und Rückseite, mit raschen Bewegungen eingeölt, die an den Gelenken in kreisende Bewegungen übergehen. Wenn man möchte, schließt man auch die Kopfhaut mit ein. Diese Massage wirkt beruhigend und erdet. (Der Tradition folgend sollte man dabei in einem warmen Raum auf einer Badezimmermatte stehen und das Öl für mindestens 10 Minuten einwirken lassen bevor man duscht oder badet).

Natürliche Öle vor oder nach dem Baden zu verwenden, hat auf Körper und Geist eine gleichermaßen magische Wirkung. Diese Mischung auf Basis von Kokosöl hat den Duft von Rosen (und zwar wegen des Rosenwassers, das du sonst zum Kochen verwendest) und ist mein Lieblingsmitbringsel für das Badezimmer junger Mütter. Es ermuntert dazu, einen Gang zurückzuschalten und sich ein paar Minuten für sich selbst zu nehmen, während sich jemand anderes um das Baby kümmert. Der Duft von Rosen öffnet das Herz – lass deine Hände kurz darauf ruhen und lausche darauf, was es dir zu sagen hat.

Für ein kleines Glas (à 180 ml)

3 EL raffiniertes Kokosöl
120 ml Mandel- oder Jojobaöl
1 EL Rosenwasser in Lebensmittelqualität (erhältlich in manchen Lebensmittelläden und online)

Sollte das Kokosöl fest sein, bei niedriger Hitze vorsichtig schmelzen lassen und aufpassen, dass es nicht zu rauchen beginnt.

Das geschmolzene Öl in einem kleinen Einmachglas mit Mandelöl und Rosenwasser vermischen. Es wird wunderbar nach Rosen und Kokosnuss duften! Das Einmachglas verschließen und griffbereit haben, damit du es oft verwendest.

TIPP: *In heißen Sommermonaten ist Kokosöl eher flüssig, wenn es kalt wird, eher fest. Damit es auch bei kalten Temperaturen flüssig bleibt, das Glas neben einer Wärmequelle aufbewahren.*

BEINWELL-SITZBAD

Die meisten Hebammen und Geburtshelfer werden irgendwann Sitzbäder ansprechen, ein gutes Heilmittel zur Beruhigung der zarten Haut um den Damm. Dafür setzt man sich in ein Behältnis, das wenige Zentimeter hoch mit warmem Wasser gefüllt ist und hautberuhigende Kräuter enthält. Du kannst dir fertige Kräutermischungen besorgen, es ist aber auch ganz einfach, sie selbst herzustellen. Beinwell und Ringelblume sind bekannt für ihre hautberuhigende Wirkung, Lavendel entspannt. Diesen „Körpertee“ kannst du auf dreierlei Weisen verwenden: für ein Sitzbad, zur Herstellung von kühlenden Pads gegen Schwellungen und zum Befüllen einer Sprühflasche, mit der du die gesamte Körperregion zwischen den Beinen reinigen kannst, vor allem, nachdem du auf der Toilette warst.

Für acht kühlende Pads

15 g getrocknete Beinwellblätter
18 g getrockneter Lavendel
5 g Ringelblumenblüten
8 Nachtbinden (optional)

In einem Topf 1,5 Liter Wasser aufkochen. Beinwell, Lavendel und Ringelblumenblüten hinzufügen, vom Herd nehmen und 20 Minuten zugedeckt ziehen lassen.

Das Teewasser abseihen und für ein Sitzbad verwenden oder in einer Sprühflasche abfüllen.

Zur Herstellung von kühlenden Pads eine Binde nach der anderen in das Teewasser legen. Jede Binde vorsichtig ausdrücken, damit überschüssiges Wasser herausläuft. Nebeneinander auf ein Backblech legen und einfrieren. Sobald sie gefroren sind, in einen Gefrierbeutel mit Zippverschluss umfüllen und im Gefrierfach aufbewahren. Gegen Schwellungen in den ersten zwei bis drei Tagen nach der Entbindung die kühlenden Pads jeweils 7 bis 10 Minuten verwenden.

Nachwort: Für die Zeit danach

Wenn die ersten vierzig Tage vorüber sind, fühlst du dich vielleicht wieder wie du selbst – oder besser gesagt: Wie eine neue Version deiner selbst. Du hast dein stilles Versprechen eingelöst und eine Zeit dezidierter Ruhe und Regeneration verbracht. Du hast dir selbst gegeben, was bereits Generationen von Frauen vor dir durchlebt haben: eine Verschnaufpause, eine Zeit für Integration und Anpassung – zwischen einem Kapitel deines Lebens und dem nächsten.

Die Zeit zuhause, das gute, nährende Essen und der Raum, den du geschaffen hast, um dich an dieses neue Leben als Mutter zu gewöhnen: All das hat sich ganz sicher ausgezahlt. Gut gemacht! Du hast unbekanntes Gelände beschritten, gelernt, wie man stillt – oder herausgefunden, was ein guter Ersatz dafür ist – und wie du dein Kleines beruhigen, wiegen und wickeln kannst. Dinge, die dir früher fremd und beängstigend erschienen, sind jetzt ganz vertraut. Du hast Reserven an Geduld und Mitgefühl in dir entdeckt, von denen du nichts ahntest, und bist tief in die unendlichen Weiten strahlender, reiner Mutterliebe eingetaucht. Auf dem Weg dahin bist du wahrscheinlich oft in Frustration, Einsamkeit, Verwirrung oder Traurigkeit hineingerasselt. Angesichts des großen Paradoxons dieser Zeit kann es sein, dass du einige oder alle diese Gefühle im Laufe eines einzigen Tages gespürt hast – oder im Laufe einer Stunde.

Wahrscheinlich bist du jetzt bereit, von dem glucksenden Bündel in deinen Armen aufzusehen und deinen Blick nach draußen zu richten. Wenn die ersten vierzig Tage für dich ein Kokon waren, dein Schutzraum, in dem du durcheinander sein und dich verändern durftest, bist du jetzt bereit, als jemand Neues herauszutreten, die Flügel auszubreiten und dich der Welt als die Mutter zu zeigen, die du geworden bist. Aber die 40 ist nur eine Richtlinie – keine feste Deadline oder eine Ziellinie, die überschritten werden muss. 40 Tage bzw. etwa sechs Wochen sind der ungefähre Zeitrahmen, nach dem junge Mütter sich allmählich stärker und energetischer fühlen und mehr Vertrauen in ihre eigenen Fähigkeiten als Mutter haben. Vielleicht ist für dich 50 oder 60 die magische Zahl, oder du bist schon nach Tag 35 bereit, in die Welt hinauszuziehen. Es gibt kein Richtig oder Falsch, nur einen Zeitraum, der für dich persönlich stimmig ist.

Wenn du dich in Richtung dessen aufmachst, was dich nun erwartet, wirst du für diesen nächsten Schritt gut gewappnet sein. Die Dinge, die du in den letzten sechs Wochen gelernt hast – andere um Hilfe zu bitten, einen Topf mit dampfender, köstlicher Suppe zu füllen, deinen Körper (und auch deinen Geist und dein Herz) wertzuschätzen, dich um deine Beziehung zu kümmern –, werden dich durch

DIE FÜNF SÄULEN DER ERSTEN VIERZIG TAGE

1. AUSZEIT
2. WÄRME
3. UNTERSTÜTZUNG
4. RUHE
5. RITUAL

dein ganzes Leben als Mutter begleiten. Und obwohl all die Rezepte, Rituale und Tipps in diesem Buch auf die besonderen Bedürfnisse von Müttern nach der Entbindung zugeschnitten sind, entfalten sie nicht nur in dieser Zeit ihre Wirkung. Du kannst jedes Gericht, jede weise Aussage der Experten und jeden Vorschlag zur Erhaltung deiner körperlichen Gesundheit und deines psychischen Wohlbefindens mit in die nächsten Jahre nehmen. Sie befinden sich jetzt in deinem persönlichen Werkzeugkasten. Es sind Hilfsmittel, auf die du zurückgreifen kannst, falls du einmal am Ende deiner Kräfte bist und dich überwältigt, erschöpft, ängstlich oder unsicher fühlst.

Der Pulsschlag dieser Reise, von den Vorbereitungen im dritten Trimester bis zum Abschluss der ersten vierzig Tage, war deine innere Stimme, der Ort in dir, der dir sagt, wie du dich in einem bestimmten Moment wirklich fühlst. Auf diesem Weg weiterzumachen – denn ihre Botschaften werden umso klarer, je mehr Aufmerksamkeit du ihr widmest –, ist ein wichtiger Teil deines Erfolgs und Glücks als Mutter. „Die fünf Säulen der ersten vierzig Tage" unterstützen dich dabei. Diese fünf zeitlosen Ideale stammen aus den uralten Traditionen ganz vielfältiger Kulturen, und sie werden dir in dieser Zeit ein zuverlässiger Begleiter sein – und auch danach. Wenn du plötzlich nicht mehr weiterweißt und sich irgendetwas nicht mehr richtig anfühlt, dann höre auf dich selbst und überprüfe, welche Unterstützung du aus ihnen ziehen kannst.

Wenn du die Marke deiner ersten vierzig Tage überschreitest, solltest du im Kopf haben, dass sich dein Baby immer noch in einer Übergangsphase befindet, seinem „vierten Trimester", und viel Liebe und Aufmerksamkeit braucht. Es wird weiterhin Momente geben, in denen du dich zurückziehen und Freunden oder Familienangehörigen absagen musst, die vorbeikommen oder dich überreden wollen, etwas mit ihnen zu unternehmen. Du wirst wahrscheinlich weiterhin Hilfe brauchen und andere fragen müssen, ob sie dir mit dem Baby, deinen anderen Kindern oder im Haushalt aushelfen können. (Das ist immer okay. Menschen helfen gern!) Das kann auch bedeuten, nach anderen Frauen mit Kindern im gleichen Alter Ausschau zu halten, um Freundschaften zu knüpfen. Vielleicht, indem du zum Treffen einer lokalen Stillgruppe gehst, wo Frauen bei allen Fragen zum Stillen Unterstützung bekommen (und wo es auch in Ordnung ist, einfach nur ruhig mit dem Baby dazusitzen und zuzuhören). Möglicherweise ist es erforderlich, dass du dich konstant und auch über die ersten vierzig Tage hinaus um dein inneres Feuer kümmerst, um deine Energievorräte aufzufüllen, vor allem, wenn du stillst. *Wärme* bleibt wichtig und wird das auch noch für eine längere Zeit sein (vielleicht für immer). Die Mutter eines immer größer werdenden Babys zu sein, macht müde. Du kannst extremer Erschöpfung vorbeugen, indem du deinem Partner oder anderen lieben Menschen ein Zeichen gibst, wenn du *Ruhe* brauchst. Dein selbstgebasteltes Stoppschild kannst du so viele Jahre an der Schlafzimmertür hängen lassen, wie du willst: Ruhe, bitte! Mama schläft. Und genauso wie dir dein Körper sein Ruhebedürfnis signalisiert, kann es sein, dass deine Beziehung nach Aufmerksamkeit schreit. Momentan ist dein Baby die Blüte, die ganz natürlich den Großteil deiner Aufmerksamkeit auf sich zieht, aber füreinander Zeit zu haben, ist die beste Methode, um die Wurzeln eures Familienbaumes mit ausreichend Wasser zu versorgen. Lass dich auf deinen Partner ein und schaffe Raum für kleine, verbindende Momente: Ein paar Minuten nebeneinander zu liegen und zu atmen oder eine gemeinsame Mahlzeit kann eurer Beziehung die dringend benötigte neue Energie verleihen.

Bald wirst du eine routinierte Mutter sein und plötzlich merken, dass du dich wohl dabei fühlst, mit einem Baby im Arm durch die Welt zu marschieren, und ein mütterliches Selbstvertrauen ausstrahlst, das schon die alten Weisen kannten. Noch ehe du dich versiehst, wirst du einem Kleinkind hinterherrennen, auf die Bedürfnisse eines Schulkindes achten und einen Jugendlichen durch seine Jahre als Teenager begleiten. Während sich dein Kind fortwährend verändert, können dir *Rituale,* kleine Momente, in denen du dir selbst die Ehre erweist, festen Stand auf schwankendem Boden verleihen. Rituale bedeuten, Zeit und Raum für Dinge zu schaffen, die sich *für dich* gut anfühlen: ein Spaziergang in der Natur, in der Sonne zu sitzen, sich selbst mit Kokosöl einzureiben, sich Zeit für ein paar Minuten konzentrierten Atmens zu nehmen, eine professionelle Massage zu buchen, zu einer Yogastunde zu gehen oder auch nur einen Teller warme Suppe zu löffeln. Wenn mit deinem Kind auch deine Verpflichtungen immer größer werden, werden solche Rituale zu einer notwendigen Selbstfürsorge, die man ständig betreiben muss, um gesund und stark zu bleiben. Du bist der Mittelpunkt deiner Familie, ihr Dreh- und Angelpunkt, und darum ist deine Lebenskraft so wichtig. In den nächsten vierzig Tagen und danach solltest du dich selbst mit dem gleichen Maß an Liebe bedenken, wie du es bei deinen Liebsten tust. Achte auf deine Ernährung, Ruhe und dein Wohlbefinden.

Und wenn es passt, dann gib dieses Buch an andere Mütter und werdende Mütter weiter. Sprich mit deinen Freunden und deiner Familie darüber, erzähle davon, trage seine Botschaft in die Welt hinaus – und lass die Leute wissen, dass die ersten vierzig Tage ein lebenslanges Geschenk sind: für Mutter und Kind.

Alphabetisches Rezeptverzeichnis